中国药事管理与法规

（第2版）

主　编　陈永法

副主编　蒋　蓉

U0380198

东南大学出版社
SOUTHEAST UNIVERSITY PRESS

南京

图书在版编目（CIP）数据

中国药事管理与法规 / 陈永法主编 . — 2 版 . — 南
京：东南大学出版社，2021.1 (2023.4重印)
ISBN 978-7-5641-9279-2

Ⅰ . ①中… Ⅱ . ①陈… Ⅲ . ①药政管理 – 中国 – 教材
②药事法规 – 中国 – 教材 Ⅳ . ① R95

中国版本图书馆 CIP 数据核字（2020）第 242605 号

中国药事管理与法规（第 2 版） **Zhongguo Yaoshi Guanli Yu Fagui（Di Er Ban）**

主　　编	陈永法
出版发行	东南大学出版社
社　　址	南京市玄武区四牌楼 2 号（邮编：210096）
出 版 人	江建中
责任编辑	张　慧
经　　销	全国各地新华书店
印　　刷	江阴金马印刷有限公司
开　　本	787mm×1092mm　1/16
印　　张	15.5
字　　数	530 千字
版　　次	2021 年 1 月第 2 版
印　　次	2023 年 4 月第 2 次印刷
书　　号	ISBN 978-7-5641-9279-2
定　　价	50.00 元

东大版图书若有印装质量问题，请直接与营销部联系。电话（传真）：025-83791830

前 言

《中国药事管理与法规》一书自 2012 年第一版出版后，得益于其内容的精炼易懂、丰富实用，受到药学从业人员及医药院校的广泛好评。近十年，我国药事法规及药物政策体系在实践中不断发展完善，产生了较多新的管理理念及制度成果。为了使更多的医药从业人员或医药类专业在校学生能够从法规、政策的学习中收获职业能力及理论知识，编者根据最新的药事法规及药物政策体系对第一版进行了修订更新。新版教材共分十三章，内容包括药品上市许可持有人制度、药品研发及上市注册管理、药品生产 GMP 管理及药品质量公告制度、药品流通 GSP 管理、药品追溯制度、药品信息管理、药品不良反应监测与上市后再评价制度、药物警戒制度、中药管理、特殊管理药品、药品分类管理、药品召回制度、药师管理、医药知识产权保护等国家药物政策。

新版教材的编写延续了原版教材的主要特点：

实用性：新版教材的编写依然不拘泥于相关理论的阐述，内容精炼，实用性强。在全面介绍我国当前药事法规及药物政策的基础上，思路清晰、重点突出地为药学从业人员如何依法合规的开展药事活动提供理论及经验指导。

易学性：新版教材在每章的开端仍然设有教学目标、教学要求的温馨提示，各章节后列有思考题，可使学生非常容易的总结每章的主要内容，掌握学习重点，进而提高学习效率及效果。

知识性：新版教材根据每章的内容，设置了相应的知识链接，有利于学生知识面和视野的拓展及开阔。

在编纂过程中，本教材的内容与观点参考了部分学者与专家的文献和著作，本书编者在此特别向吴蓬、邵蓉、杨世民、孟锐、邵明立、梁毅、丁锦希、丁静、黄泰康、邵瑞琪、唐镜波、宋晓亭、孙东雅、王瑞莲、崔怡等教授及专家学者致谢，其他参考书籍与文献列于书后，在此也一并表示感谢。

本教材的编纂还要感谢赵艳蛟、杨勇、印杰、王毓丰等同学的辛勤整理及校对工作。

由于药事法规发展迅速、修订频繁，加之编者水平有限，谬误在所难免，敬请各位专家、师生及广大读者批评指正，以便再版时一并更正。

编 者

2020 年 12 月

目 录

第一章 绪 论

第一节 药事管理概述 ……………………………… 1
一、药事管理概念、内容与特点 ……………… 1
二、药事管理组织体系 ……………………… 3

第二节 国家药物政策相关制度 ………………… 12
一、国家药物政策概述 ……………………… 12
二、基本药物与基本药物制度 ……………… 14
三、医药卫生体制改革与发展相关政策内容 ……… 18
四、农村药品市场管理 ……………………… 19

第二章 药事法律体系

第一节 药事法概述 ……………………………… 24
一、药事管理立法 …………………………… 24
二、药事法概念及其渊源 …………………… 25
三、药事法的效力等级 ……………………… 26

第二节 我国药事法律体系 ……………………… 27
一、我国药事法律体系概况 ………………… 27
二、我国药品相关法律及其实施条例 ……… 28
三、药品管理各环节法律法规规范 ………… 29
四、其他药事管理相关重要法律制度法律规范 ……… 31

第三章 药品注册管理

第一节 药物研发与注册概述 …………………… 33
一、新药的定义及注册分类 ………………… 33
二、新药研发的基本程序及特点 …………… 34

第二节　药品注册概述 ·············· 36
　　一、药品注册相关术语及分类 ·········· 36
　　二、药品注册管理机构 ··········· 37
　　三、药品注册管理法律规范 ·········· 38
　　四、药品注册管理基本制度和要求 ·········· 39

第三节　药品上市注册管理 ·············· 41
　　一、药物临床试验注册管理 ·········· 41
　　二、药品上市许可管理 ··········· 43
　　三、药品关联审评审批 ··········· 45
　　四、药品注册核查 ··········· 45
　　五、药品注册检验 ··········· 46
　　六、药品注册审批结论 ··········· 48

第四节　药品加快上市注册程序 ·············· 48
　　一、突破性药物治疗程序 ·········· 48
　　二、附条件批准程序 ··········· 49
　　三、优先审评审批程序 ··········· 49
　　四、特别审批程序 ··········· 50

第五节　药品上市后变更与再注册 ·············· 51
　　一、药品上市后研究和变更 ·········· 51
　　二、药品再注册 ··········· 51

第六节　药品注册监督管理与法律责任 ·············· 52
　　一、监督管理 ··········· 52
　　二、法律责任 ··········· 53

第四章　药品生产管理

第一节　药品生产质量管理 ·············· 55
　　一、GMP 制度的发展与演变 ·········· 55
　　二、GMP 的内容和特点 ·········· 56
　　三、我国实施 GMP 的重要意义 ·········· 57

第二节　药品生产监督管理 ·············· 58
　　一、开办药品生产企业的管理 ·········· 58
　　二、药品生产许可证管理 ·········· 59
　　三、药品委托生产管理 ·········· 60

第三节　2010 版 GMP 的主要内容 ·············· 61
　　一、质量管理 ··········· 62

二、机构与人员 ································· 63

三、厂房与设施 ································· 64

四、设备 ·· 66

五、物料与产品 ································· 67

六、确认与验证 ································· 68

七、文件管理 ···································· 69

八、生产管理 ···································· 70

九、质量控制与质量保证 ··············· 70

十、委托生产与委托检验 ··············· 72

十一、产品发运与召回 ··················· 72

十二、自检 ······································· 72

第五章　药品流通管理

第一节　药品流通管理概述 ··················· 74

一、药品经营企业管理概述 ··········· 74

二、GSP 制度概述 ·························· 76

第二节　药品流通监督管理 ··················· 78

一、药品经营许可证管理 ··············· 78

二、药品流通监督管理 ··················· 80

第三节　现行 GSP 的主要内容 ·············· 81

一、药品批发的质量管理 ··············· 81

二、药品零售的质量管理 ··············· 89

第四节　药品电子商务 ·························· 93

一、互联网药品交易服务概念 ········ 93

二、互联网药品交易服务形式 ········ 93

三、互联网药品交易服务资质管理 ·· 93

第六章　医疗机构药事管理

第一节　医疗机构药事管理概述 ············· 96

一、医疗机构药事管理的概念和范畴 ·· 96

二、医疗机构药学服务模式的发展 ·· 97

三、医疗机构药事管理部门及其职责 ·· 97

第二节　医疗机构药品的质量管理 ········· 100

一、医疗机构的药品采购 ·············· 100

二、医疗机构的药品仓储 ·············· 102

第三节 医疗机构处方和调剂管理 ·················104
一、医疗机构处方管理 ·····················104
二、医疗机构药品调剂管理 ·················107

第四节 医疗机构的制剂管理 ···················108
一、医疗机构配制制剂管理 ·················109
二、医疗机构制剂注册管理 ·················109
三、医疗机构制剂配制质量管理 ·············110
四、医疗机构制剂配制监督管理 ·············113

第七章 药品信息管理

第一节 药品标识物管理 ·····················114
一、药品包装和药包材管理 ·················114
二、药品名称管理 ·························117
三、药品说明书和标签管理 ·················118

第二节 药品广告管理 ·······················124
一、药品广告的审查标准 ···················125
二、药品广告审批程序 ·····················126
三、法律责任 ·····························128

第三节 互联网药品信息服务管理 ···············129
一、互联网药品信息服务的定义及分类 ·········129
二、互联网药品信息服务管理 ···············130
三、互联网药品信息服务的法律责任 ···········132

第八章 药品不良反应监测与上市后再评价

第一节 药品不良反应监测 ···················134
一、药品不良反应 ·························134
二、药品不良反应监测 ·····················137
三、药品不良反应报告制度 ·················138

第二节 药品上市后再评价 ···················140
一、药品上市后再评价概述 ·················140
二、药品上市后再评价的组织机构 ···········141
三、药品上市后再评价内容、实施及处理方式 ········141

第九章　中药管理

第一节　中药与野生药材资源管理 ·············143
一、中药管理概述 ·············143
二、中药管理有关规定 ·············145
三、野生药材资源保护管理 ·············147

第二节　《中药材生产质量管理规范》（GAP） ·············149
一、《中药材生产质量管理规范》简介 ·············149
二、GAP主要内容介绍 ·············150

第三节　中药品种保护 ·············152
一、中药品种保护的法规文件 ·············152
二、中药品种保护的范围和等级划分 ·············153
三、中药品种保护申请的类别和程序 ·············153
四、中药品种保护的保护措施 ·············154

第四节　《中医药法》 ·············156
一、《中医药法》概述 ·············156
二、《中医药法》的特点 ·············156
三、《中医药法》的核心内容 ·············157

第十章　特殊药品管理

第一节　麻醉药品和精神药品的管理 ·············162
一、麻醉药品和精神药品的定义及分类 ·············162
二、麻醉药品和精神药品监督管理法规体系及部门
　　职责 ·············164
三、麻醉药品和精神药品的管理 ·············165

第二节　医疗用毒性药品管理 ·············170
一、医疗用毒性药品的定义及分类 ·············170
二、医疗用毒性药品的管理 ·············171

第三节　放射性药品管理 ·············172
一、放射性药品的定义及品种 ·············172
二、放射性药品的管理 ·············173

第十一章　医药知识产权保护

第一节　医药知识产权概述 ·············175
一、医药知识产权的主要种类 ·············175

二、我国医药企业的知识产权管理 ·················176
三、我国医药知识产权保护体系 ·················176

第二节 医药专利保护 ·························177
一、医药专利概述 ·························178
二、医药专利的申请与审批 ·················179
三、医药专利权的保护 ·····················182

第三节 医药商标保护 ·························185
一、医药商标概述 ·························185
二、医药商标注册的申请和授权 ·············186
三、医药商标权的保护 ·····················188

第四节 医药商业秘密保护 ·····················190
一、医药商业秘密的定义和特征 ·············190
二、医药商业秘密的类型和内容 ·············191
三、医药商业秘密的保护方式 ···············192
四、医药商业秘密保护的特点 ···············194

第五节 医药未披露数据保护 ···················194
一、医药未披露数据的定义、内容和特征 ·······194
二、医药未披露数据保护的定义及法律渊源 ·····195

第十二章 药师管理

第一节 药学技术人员的分类及基本要求 ···········198
一、药学技术人员的含义 ···················198
二、药学技术人员的配备依据 ···············198
三、药学技术人员的分类及基本要求 ·········200
四、执业药师制度 ·························201
五、临床药师 ·····························205

第二节 药师的职责及职业道德 ·················207
一、药师的含义和职责 ·····················207
二、职业道德 ·····························208

第十三章 其他重要法律制度

第一节 药品分类管理制度 ·····················211
一、药品分类管理制度的发展历程 ···········211
二、药品分类管理制度的主要内容 ···········212

第二节　药品储备制度 ·············215
一、药品储备制度的发展历程 ·········215
二、药品储备制度的主要内容 ·········216

第三节　药品召回制度 ·············219
一、我国药品召回制度的发展历程 ·····219
二、药品召回制度的主要内容 ·········219

第四节　药品质量公告制度 ·········222
一、药品质量公告制度的发展历程 ·····222
二、药品质量公告制度的主要内容 ·····223

第五节　药品上市许可持有人制度 ·····224
一、药品上市许可持有人制度的发展历程 ·····224
二、药品上市许可持有人制度的主要内容 ·········225

第六节　药品追溯制度 ·············228
一、药品追溯制度的发展历程 ·········228
二、药品追溯制度的主要内容 ·········229

第七节　药物警戒制度 ·············230
一、药物警戒制度的发展历程 ·········230
二、药物警戒制度的主要内容 ·········231

第八节　短缺药品清单管理制度 ·····231
一、短缺药品清单管理制度的发展历程 ·····231
二、短缺药品清单管理制度的内容 ·····231

第九节　药品安全信息统一公布制度 ·····232
一、药品安全信息统一公布制度的发展历程 ·········232
二、药品安全信息统一公布制度的内容 ·········232

第十节　基本药物制度 ·············233

参考文献 ·····························234

第一章
绪 论

　　药品是与人类健康息息相关的特殊商品，加强药品的监督管理，保障公众用药安全、有效、经济、合理是维护公众身体健康的一项重要工作，也是促进我国药学事业健康发展的必然要求。

第一节　药事管理概述

本节术语　药事管理、药品、药事管理组织体系

一、药事管理概念、内容与特点

（一）药事管理概念

　　药事管理，是指为了保证公民用药安全、有效、经济、合理、方便、及时，在宏观上国家依照宪法通过立法，政府依法通过施行相关法律，以及制定并施行相关法规、规章，在微观上药事组织依法通过施行相关的管理措施，来对药事活动进行必要的管理。

　　因此，药事管理包括宏观管理和微观管理两方面。宏观药事管理指国家依法对药品及药事活动主体（单位或个人）的监督管理，包括药品监督管理、基本药物管理、药品储备管理、药品注册管理、医疗保险用药与定点药店管理；微观药事管理指药学事业中各药事组织内部的管理，包括药品研究与开发质量管理、药品生产管理、药品流通管理、药学服务质量管理、药品储备管理、医疗保险用药销售管理。

（二）药品概念

　　《中华人民共和国药品管理法》对药品的定义是：药品是指用于预防、治疗、诊断人

的疾病，有目的地调节人的生理机能并规定有适应证或者功能主治、用法和用量的物质，包括中药、化学药和生物制品等。

据此可知，药品首先要有明确和积极的使用目的与方法，既包括传统药物（中药材、中药饮片、中成药），又包括现代药（化学药品、生物制品等）。我国《药品管理法》中的药品专指人用药品。

（三）药品分类

药品的分类方法有很多，根据不同的分类方法可将药品分为不同的类别。以下介绍 6 种分类方法下的药品分类：

1. 根据药学的历史发展

根据药学的历史发展可分为现代药和传统药。现代药在我国主要指化学药品（化学原料及其制剂）、抗生素、生化药品、放射性药品、血清、疫苗、血液制品和诊断药品等；传统药在我国主要指中药和民族药。

2. 根据药品用途

根据药品用途可分为感冒药、退烧药、胃药、泻药、催眠药等。

3. 根据药品使用途径和安全管理角度

药品根据其使用途径和安全管理角度可分为处方药和非处方药（OTC）。处方药是指凭执业医师或执业助理医师处方才可调配、购买和使用的药品；非处方药是指由国务院药品监督管理部门公布的，不需要凭执业医师或执业助理医师处方，消费者可以自行判断、购买和使用的药品。此外，根据药品的安全性，非处方药分为甲类、乙类（更加安全）。

4. 根据国家对药品注册管理的规定

根据国家对药品注册管理的规定可分为新药、仿制药和医疗机构制剂。新药是指未曾在中国境内外上市销售的药品，已上市药品改变剂型、改变给药途径的，按新药管理但不发放新药证书；仿制药是指与原研药品质量和疗效一致的药品；医疗机构制剂是指医疗机构根据本单位临床需要经批准而配制、自用的固定处方制剂，不得上市销售。

5. 根据药品的社会价值和功能

根据药品的社会价值和功能可分为基本药物和基本医疗保险用药。基本药物是指能够适应基本医疗卫生需求，剂型适宜、价格合理，能够保障供应，公众可公平获得的药品；基本医疗保险用药是指纳入《国家基本医疗保险药品目录》中的药品。这些药品是临床必需、安全有效、价格合理、使用方便、市场能够保证供应的药品，并具备下列条件之一：①《中华人民共和国药典》（现行版）收载的药品；② 符合国家药品监督管理部门颁发标准的药品；③ 国家药品监督管理部门批准正式进口的药品。

6. 根据药品使用时可能产生危害的程度

根据药品使用时可能产生危害的程度可分为一般药品和特殊管制药品，其中特殊管制药品包括麻醉药品、精神药品、医疗用毒性药品及放射性药品。

（四）药品特性

药品的特性包括质量特性和商品特性两方面。药品质量特性是指药品与满足预防、治疗、诊断人的疾病，有目的地调节人的生理机能的要求有关的固有特性，具体表现为安全性、有效性、稳定性和均一性。药品商品特性是指药品与其他商品相比的明显特征，主要表现为生命关联性、双重性、高质量性、消费被动性、公共福利性、品种多样性。

1. 药品与人们的生命密切相关

药品的一个最基本的特征就是与人的生命密切相关。使用药品的目的在于预防、治疗、诊断人的疾病，有目的地调节人的生理机能，药品是一种挽救生命、保持健康的重要手段，而使用不当则会给人的生命健康带来巨大的损害。药品与人的生命相关的紧密程度远大于其他商品。

2. 药品作用的双重性

药品作用的双重性表现为一方面它可治病救人，另一方面它也具有不良反应。因此药品管理非常重要，管理有方、用之得当，可以治病救人，造福人类；若疏于管理、使用不当，则可致病，危害人体健康，甚至危及生命。据世界卫生组织（WHO）统计，20 世纪 90 年代由于用药不当造成的患者死亡人数超过所有传染病所致死亡人数的 10 倍。所以我们在宣传某一种药品时，既要介绍该药品的功效，同时也要强调使用中可能产生的不良反应及注意事项。

3. 药品的高质量性

由于药品与人的生命有直接关系，确保药品质量尤为重要。药品作为商品只有合格品与不合格品之分，而没有优质品与等外品的划分。《药品管理法》规定，药品应当符合国家药品标准。也就是说，低于规定质量标准可能降低甚至失去药品的疗效。因此，法定的国家药品标准是保证药品质量和划分药品合格与不合格的唯一依据。此外，药品的高质量性还体现在国家为规范药品的研制、生产、流通、使用等行为，实行严格的质量监督管理（GLP、GCP、GMP、GSP、GAP 等），确保药品质量。

4. 药品消费的被动性

由于药品的使用以挽救生命、保持健康为目的，在大多数情况下，价格对于消费者用药需求的影响与其他商品（如服装、电器）相比要小得多，加上在专业知识和信息方面的劣势地位以及药品价格不透明等原因，使消费者在购买、使用药品（尤其是处方药）时，只能被动地接受医生开具处方上的药品并支付相应的价格。

5. 药品的公共福利性

药品预防和治疗疾病的特性关系到人的生命权和健康权，关系到一个国家人民的健康水平，具有高度的公共福利特征。对基本医疗保险药品目录中的药品进行限价，以提高药物的可及性是世界各国普遍的做法。2003 年的《TRIPS 协定与公共健康多哈宣言》确认了 WTO 成员使用强制许可和平行进口等措施的权利，并通过政治和法律途径增强了发展中国家获得药物的能力。

6. 品种多样性

人类疾病受到自然环境（如地域、季节、气候等）和社会环境的影响，其种类在不断变化与增多，这就客观需要多种药品来防治疾病。

二、药事管理组织体系

（一）药事管理组织体系概述

药事管理组织体系是一个复杂的综合性概念，往往指一定社会制度下药事工作的组织管理方式、方法和制度，是国家关于药事管理的机构设置、职能配置和运行机制等方面的制度。

一般来说，药事管理组织体系可分为：① 国家药事管理组织体系，指国务院以及各级政府设置的药品监督管理部门和药品检验机构等；② 药学机构自身的药事管理组织体系，药品研制、生产、流通、使用等单位的管理组织体系以及药学教育和科技管理组织体系等。本章主要介绍国家药事管理组织体系的相关内容。

药品监督管理组织体系属于国家药事管理组织体系范畴，主要由药品行政监督管理组织体系和技术监督管理组织体系两部分组成。药品监督管理组织体系的主要职能是依据法律、法规的授权，按照法定的程序和标准，对药品、药事组织和相应从业人员进行必要的监督管理，其核心职能是对药品质量的监督管理。我国药品监督管理组织体系经历了以下几个阶段的历史变迁：

1. 实行省以下垂直管理

2000 年 6 月国务院批准了原国家药品监督管理局的《药品监督管理体制改革方案》，药品监督管理行政体制实行省以下垂直管理，以突出药品监管的独立性，改变"多头管药"的状况。

但是这种医药分头管理的状况也出现了一系列的问题。由于药监局与卫生部的职能划分不清楚，职能交叉问题常有出现。比如，由于医院隶属卫生部管理，药监部门对医院制剂以及医院药品使用等方面的监管权限受到制约。同时，也导致在食品卫生方面出现监管混乱、职责不明等问题。

2. 实行地方政府分级管理，同级卫生部门指导监督

鉴于监管漏洞的出现，国家在 2008 年 3 月通过的《国务院机构改革方案》（十一届人大第一次会议）中明确规定了国家食品药品监督管理局改由卫生部管理，以理顺食品药品管理体制。而对地方药监系统，2008 年 11 月 10 日，国务院办公厅下发了《关于调整省级以下食品药品监督管理体制有关问题的通知》，要求将现行食品药品监督管理机构省以下垂直管理改为由地方政府分级管理，业务上接受上级主管部门和同级卫生部门的指导与监督；各省级食品药品监督管理机构作为省级政府的工作机构，由同级卫生部门管理。

按照中央改革的大方向，各地药监局应该会并入当地卫生厅（局），并且取消垂直管理。但由于各地药事管理工作的实际情况、经济发展水平等方面存在的诸多差异，药监机构改革模式也不尽相同：大多数地区取消了药监系统的垂直管理，但药监部门仍然独立于卫生部门；而部分地区将药监系统并入卫生部门甚至合署办公；同时也有部分地区药监系统仍然保留垂直管理体制，如上海市。

3. 组建国家食品药品监督管理总局，恢复为国务院直属机构

在 2013 年新一轮的大部制改革中，国家为加强食品药品监督管理，提高食品药品安全质量水平，将国务院食品安全委员会办公室的职责、国家食品药品监督管理局的职责、国家质量监督检验检疫总局的生产环节中食品安全监督管理职责、国家工商行政管理总局的流通环节中食品安全监督管理职责进行整合，组建了国家食品药品监督管理总局（SFDA），为国务院直属机构。同时将工商行政管理、质量技术监督部门相应的食品安全监督管理队伍和检验检测机构划转食品药品监督管理部门。本次改革建立了统一权威的食品药品安全监管机构，对生产、流通、消费环节的食品安全和药品的安全性、有效性实施

统一监督管理，标志着中国食品药品安全监督管理体制走向新的里程。

尽管这一监管体系在维护市场秩序、提升监管效能中发挥了积极显著的作用，但在实际运行过程中，也逐步显现出职能交叉、协调不畅所带来的市场监管执法标准不统一、执法力量分散、基层力量薄弱、专业能力不强等问题。

4. 组建国家药品监督管理局，隶属国家市场监督管理总局

为改革市场监管体系、实行统一的市场监管，2018 年 3 月 21 日中共中央在《深化党和国家机构改革方案》中取消了原国家食品药品监督管理总局的设置，将国家工商行政管理总局的职责、国家质量监督检验检疫总局的职责、国家食品药品监督管理总局的职责、国家发展和改革委员会的价格监督检查与反垄断执法职责、商务部的经营者集中反垄断执法以及国务院反垄断委员会办公室等职责整合，重新组建了国家市场监督管理总局，作为国务院直属机构。考虑到药品监管的特殊性，单独组建国家药品监督管理局，负责药品、化妆品、医疗器械的注册并实施监督管理，由国家市场监督管理总局管理（见图 1-1）。市场监管实行分级管理，药品监管机构只设到省一级，药品经营销售等行为的监管由市县市场监管部门统一承担。

新的机构设置将过去分散式的各部门监管整合为统一的集中监管。在新的监管格局下，将更有利于充实监管力量，提高监管覆盖面，发挥监管资源规模优势，加强基层机构和队伍建设，有效解决分散而治、职能交叉等问题。

（二）药品行政监督管理组织体系

药品行政监督管理组织体系主要是指国务院和省、自治区、直辖市政府设置的药品监督管理部门以及地市、县级的市场监督管理部门。具体包括：

① 国家药品监督管理部门：国家药品监督管理部门主管全国药品监督管理工作。该部门负责药品管理的主要业务机构有药品注册管理司、药品监督管理司等。

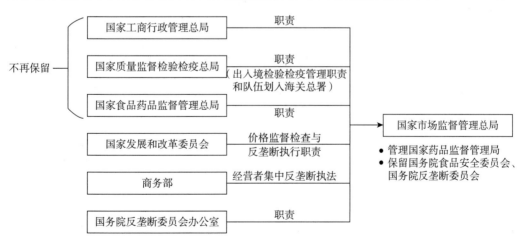

图 1-1 2018 年机构改革组建国家市场监督管理总局示意图

② 省、自治区、直辖市药品监督管理部门：省级药品监督管理部门为省级政府的工作机构，履行法定的药品监督管理职能。

③ 市、县市场监督管理机构：市、县级根据需要设置市场监督管理机构，为市政府

的工作机构，统一承担药品经营销售等行为的监管，业务上接受上级主管部门的指导与监督。

1. 国家药品监督管理局

（1）职责

① 负责药品（含中药、民族药，下同）、医疗器械和化妆品安全监督管理。拟订监督管理政策规划，组织起草法律法规草案，拟订部门规章，并监督实施。研究拟订鼓励药品、医疗器械和化妆品新技术新产品的管理与服务政策。

② 负责药品、医疗器械和化妆品标准管理。组织制定、公布国家药典等药品、医疗器械标准，组织拟订化妆品标准，组织制定分类管理制度，并监督实施。参与制定国家基本药物目录，配合实施国家基本药物制度。

③ 负责药品、医疗器械和化妆品注册管理。制定注册管理制度，严格上市审评审批，完善审评审批服务便利化措施，并组织实施。

④ 负责药品、医疗器械和化妆品质量管理。制定研制质量管理规范并监督实施。制定生产质量管理规范并依职责监督实施。制定经营、使用质量管理规范并指导实施。

⑤ 负责药品、医疗器械和化妆品上市后风险管理。组织开展药品不良反应、医疗器械不良事件和化妆品不良反应的检测、评价和处置工作。依法承担药品、医疗器械和化妆品安全应急管理工作。

⑥ 负责执业药师资格准入管理。制定执业药师资格准入制度，指导监督执业药师注册工作。

⑦ 负责组织指导药品、医疗器械和化妆品监督检查。制定检查制度，依法查处药品、医疗器械和化妆品注册环节的违法行为，依职责组织指导查处生产环节的违法行为。

⑧ 负责药品、医疗器械和化妆品监督管理领域对外交流与合作，参与相关国际监管规则和标准的制定。

⑨ 负责指导省、自治区、直辖市药品监督管理部门工作。

⑩ 完成党中央、国务院交办的其他任务。

（2）机构设置：如图1-2所示的国家药品监督管理局机构体系，设有以下机构：综合和规划财务司、政策法规司、药品注册管理司（中药民族药监督管理司）、药品监督管理司、医疗器械注册管理司、医疗器械监督管理司、化妆品监督管理司、科技和国际合作司（港澳台办公室）、人事司、机关党委、离退休干部局。

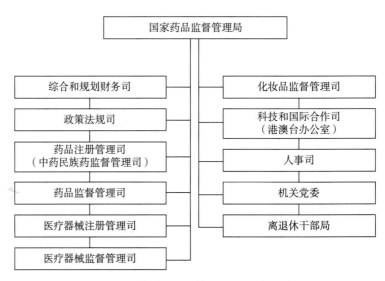

图1-2 国家药品监督管理局内设机构示意图

2. 省级药品监督管理局

（1）职责

① 负责药品（含中药、民族药，下同）、医疗器械和化妆品安全监督管理。组织实施相关法律法规，拟订监督管理政策规划，组织起草相关地方性法规、规章草案，并监督实施。研究拟订鼓励药品、医疗器械和化妆品新技术新产品的管理和服务政策。

② 负责药品、医疗器械和化妆品标准的监督实施。监督实施国家药典等药品、医疗器械、化妆品标准和分类管理制度。依法制定地方中药材标准、中药饮片炮制规范并监督实施，配合实施基本药物制度。

③ 负责药品、医疗器械和化妆品相关许可和注册管理。负责药品、医疗器械和化妆品生产环节的许可，医疗机构制剂配制许可，药品批发许可，零售连锁总部许可，以及互联网药品和医疗器械信息服务资格审批、互联网销售第三方平台备案。依法负责医疗机构制剂、医疗器械注册、化妆品备案。

④ 负责药品、医疗器械和化妆品质量管理。监督实施生产质量管理规范，依职责监督实施研制、经营质量管理规范，指导实施使用质量管理规范。

⑤ 负责药品、医疗器械和化妆品上市后风险管理。组织开展药品不良反应、医疗器械不良事件和化妆品不良反应的监测、评价和处置工作。依法承担药品、医疗器械和化妆品安全应急管理工作。

⑥ 实施执业药师资格准入制度，负责执业药师注册管理工作。

⑦ 负责组织开展药品、医疗器械和化妆品生产环节以及药品批发、零售连锁总部，互联网销售第三方平台监督检查，依法查处违法行为。

⑧ 负责药品、医疗器械和化妆品监督管理领域对外交流与合作。

⑨ 负责管理省（自治区、直辖市）药品监督管理局派出机构。

⑩ 完成省（自治区、直辖市）委、省（自治区、直辖市）政府和省（自治区、直辖市）市场监督管理局交办的其他任务。

（2）机构设置：各省药品监督管理局在具体的机构设置方面有一些细微的差别，但主要职能处（室）是基本相同的，大致包括办公室、政策法规处、药品注册处、医疗器械监管处、药品安全监督处、稽查处、药品流通监管处以及化妆品监管处等。

3. 市、县级市场监督管理局

市、县两级市场监管部门与国家市场监督管理总局的有关职责分工主要包括：

（1）负责药品（含中药、民族药，下同）零售和使用环节、化妆品经营环节、医疗器械经营和使用环节的质量监督管理。组织开展日常监管和专项检查，监督实施《药品经营质量管理规范》（GSP）和医疗器械标准，指导督查零售药店药品经营许可证核发和零售药店《药品经营质量管理规范》认证检查，配合实施基本药物制度。

（2）负责药品零售、医疗器械经营的许可、检查和处罚，以及化妆品经营和药品、医疗器械使用环节质量的检查和处罚的具体工作，承担上级委托下放的许可、备案事项办理及监督管理。

（3）组织实施药品、医疗器械和化妆品上市后风险管理。组织开展药品不良反应、医疗器械不良事件和化妆品不良反应的监测、评价和处置工作，组织实施产品召回。组织开展药品、医疗器械和化妆品质量抽查检验。

（4）办理进口药品通关备案、医疗器械网络销售备案和出口备案。

（5）组织实施执业药师资格准入制度，监督管理执业药师注册工作。

（6）完成市、县委政府和市、县级市场监督管理局交办的其他任务。

（三）药品技术监督管理组织体系

药品技术监督管理组织体系主要是指国务院药品监督管理部门设置的药品检验机构和省、自治区、直辖市及地市级人民政府药品监督管理部门设置的药品检验机构，以及国家和省、自治区、直辖市直属的负责技术业务工作的事业单位。具体包括：

药品检验机构：药品检验机构为同级药品监督管理机构的直属事业单位，承担依法实施药品审批和药品质量监督检查所需的药品检验工作。国家药品监督管理部门设置中国食品药品检定研究院，省级药品监督管理部门设置药品检验所，市级和县级药品检验机构根据工作需要设置。可授予部分药品检验机构行使进口药品检验职能，加挂口岸药品检验所牌子。此外，药品监督管理部门还可以确定药品检验机构，依法承担药品检验工作。

国家药品监督管理部门直属技术机构：设有中国食品药品检定研究院、国家药典委员会、药品审评中心、药品评价中心、药品认证管理中心、执业药师资格认证中心等。

1. 中国食品药品检定研究院（National Institutes for Food and Drug Control）

中国药品生物制品检定所于2010年9月更名为中国食品药品检定研究院，是国家药品监督管理部门的直属事业单位，是国家检验药品生物制品质量的法定机构和最高技术仲裁机构。其主要职能有：

（1）承担食品、药品、医疗器械、化妆品及有关药用辅料、包装材料与容器（以下统称为食品药品）的检验检测工作。组织开展药品、医疗器械、化妆品抽验和质量分析工作。负责相关复验、技术仲裁。组织开展进口药品注册检验以及上市后有关数据收集分析等工作。

（2）承担药品、医疗器械、化妆品质量标准、技术规范、技术要求、检验检测方法的制定和修订以及技术复核工作。组织开展检验检测新技术、新方法、新标准研究。承担相关产品严重不良反应、严重不良事件原因的实验研究工作。

（3）负责医疗器械标准管理相关工作。

（4）承担生物制品批签发相关工作。

（5）承担化妆品安全技术评价工作。

（6）组织开展有关国家标准物质的规划、计划、研究、制备、标定、分发和管理工作。

（7）负责生产用菌毒种、细胞株的检定工作。承担医用标准菌毒种、细胞株的收集、鉴定、保存、分发和管理工作。

（8）承担实验动物饲育、保种、供应和实验动物及相关产品的质量检测工作。

（9）承担食品药品检验检测机构实验室间比对以及能力验证、考核与评价等技术工作。

（10）负责研究生教育培养工作。组织开展对食品药品相关单位质量检验检测工作的培训和技术指导。

（11）开展食品药品检验检测国际（地区）交流与合作。

（12）完成国家局交办的其他事项。

2. 省级药品检验所

省级药品检验所承担药品抽查检验、注册检验、进口检验、强制检验、复检、委托检验（含技术服务检验）和部分医疗器械检验，是省级药品监督管理局的直属事业单位，其主要职责有：

（1）承担药品、生物制品、保健食品、化妆品、药品包装材料、洁净区（室）、药用辅料、医疗器械等质量检验（抽验、委托检验、进出口检验）与技术仲裁检验。

（2）新药及新医院制剂的技术复核工作，参与各类标准的起草与修订。

（3）检验用对照品、标准品的协作标定及分发工作。

（4）检验方法及产品质量的科学研究工作。

（5）本辖区内各类检验人员的业务指导和培训。

（6）完成上级主管部门交办的监督任务。

3. 地市级药品检验所和区县级药品检验所

主要职责是承担依法实施药品质量监督检验所需的药品检验工作以及当地药品生产、经营企业和医疗机构的药品检验机构或者人员的业务指导工作。

4. 其他国家药品监督管理技术机构

除中国食品药品检定研究院外，国家药品监督管理部门还设有与药品标准制定，药品安全风险评估，药品安全信用评估，药品安全信息的收集、分析、披露等相关的技术机构。下面主要介绍国家药典委员会、药品审评中心、药品评价中心（不良反应监测中心）和食品药品审核查验中心。

（1）国家药典委员会（Chinese Pharmacopoeia Commission）：国家药典委员会是依法从事国家药品标准制定和修订的技术监督机构，成立于1950年，目前是第十一届药典委员会。药典委员会的常设办事机构实行秘书长负责制，下设办公室、人事处、业务综合处、中药标准处、化药处、生物制品标准处等处室，以及《中国药品标准》杂志社等分支机构。

国家药典委员会的具体职责任务包括：

① 组织编制、修订和编译《中华人民共和国药典》（以下简称《中国药典》）及配套标准。

② 组织制定与修订国家药品标准以及药用辅料、直接接触药品的包装材料和容器的技术要求与质量标准。

③ 参与《中国药典》和国家药品标准执行情况的评估。

④ 负责《中国药典》和国家药品标准的宣传培训与技术咨询工作。

⑤ 参与拟订药品、药用辅料、直接接触药品包装材料和容器标准的管理制度，建立和完善药品标准管理体系及相关工作机制。

⑥ 组织开展药品标准化战略、药品标准管理政策和技术法规研究，承担药品医学临床信息的分析评估工作。

⑦ 开展药品标准相关国际交流与合作，参与国际药品标准适用性认证合作活动和国际药品标准制定和修订工作。

⑧ 负责药品标准信息化建设工作。

⑨ 负责组织《中国药典》配套丛书以及《中国药品标准》等刊物的编辑、出版和

发行。

⑩ 根据《药典委员会章程》，负责药典委员会有关工作会议的组织协调及服务保障工作。

⑪ 承办国家药品监督管理局交办的其他事项。

（2）药品审评中心（Center for Drug Evaluation，CDE）：药品的审批需要经过受理、技术审评和行政审批三个阶段。药品审评中心是负责药品注册过程中技术审评的技术监督管理机构，为药品注册提供技术支持。近年来，为提高药品注册审批的效率，国家药品监督管理部门一直致力于药品注册申请的受理、审评、审批三阶段的权力分离及相互制约工作。目前新药技术审评的权力已完全下放至药品审评中心，而国家药品监督管理局的注册司只负责药品的行政审批，从而有效地遏制了单个部门权力过大的状况。

药品审评中心由主任领导，下设业务管理处、质量管理处（发展研究处）、合规处、临床试验管理处、数据管理处、办公室、人事处、财务处、党委办公室（纪检监察室），以及中药民族药药学部、化药药学一部、化药药学二部、生物制品药学部、药理毒理学部、中药民族药临床部、化学临床一部、化学临床二部、生物制品临床部、统计与临床药理学部 10 个审评部门。

药品审评中心的具体职责任务包括：

① 负责药品临床试验、药品上市许可申请的受理和技术审评。

② 负责仿制药质量和疗效一致性评价的技术审评。

③ 承担再生医学与组织工程等新兴医疗产品涉及药品的技术审评。

④ 参与拟订药品注册管理相关法律法规和规范性文件，组织拟订药品审评规范和技术指导原则并组织实施。

⑤ 协调药品审评相关检查、检验等工作。

⑥ 开展药品审评相关理论、技术、发展趋势及法律问题研究。

⑦ 组织开展相关业务咨询服务及学术交流，开展药品审评相关的国际（地区）交流与合作。

⑧ 承担国家局国际人用药品注册技术协调会议（ICH）相关技术工作。

⑨ 承办国家局交办的其他事项。

（3）药品评价中心（不良反应监测中心）（Center for Drug Reevaluation，CDR）：药品评价中心（国家药品不良反应监测中心）是专门承担基本药物、非处方药物的筛选及药品再评价工作的机构。药品评价中心设置 8 个职能部门，分别为办公室（人事党委处）、综合业务处、化学药品监测和评价一部、化学药品监测和评价二部（生物制品监测与评价部）、中药监测和评价部、医疗器械监测和评价一部、医疗器械监测和评价二部、化妆品监测和评价部。

药品评价中心的具体职责任务包括：

① 组织制定、修订药品不良反应、医疗器械不良事件、化妆品不良反应监测与上市后安全性评价以及药物滥用监测的技术标准和规范。

② 组织开展药品不良反应、医疗器械不良事件、化妆品不良反应、药物滥用监测工作。

③ 开展药品、医疗器械、化妆品的上市后安全性评价工作。

④ 指导地方相关监测与上市后安全性评价工作。组织开展相关监测与上市后安全性评价的方法研究、技术咨询和国际（地区）交流合作。

⑤ 参与拟订、调整国家基本药物目录。

⑥ 参与拟订、调整非处方药目录。

⑦ 承办国家局交办的其他事项。

（4）食品药品审核查验中心（Center for Food and Drug Inspection）：食品药品审核查验中心是负责从事药品审核查验管理工作的机构，其内设办公室、质量管理处、食品检查处、研究检查处、药品化妆品检查处、医疗器械检查处、人事处（党委办公室）、财务处八个职能部门。

食品药品审核查验中心具体职责任务包括：

① 组织制定修订药品、医疗器械、化妆品检查制度规范和技术文件。

② 承担药物临床试验、非临床研究机构资格认定（认证）和研制现场检查。承担药品注册现场检查。承担药品生产环节的有因检查。承担药品境外检查。

③ 承担医疗器械临床试验监督抽查和生产环节的有因检查。承担医疗器械境外检查。

④ 承担化妆品研制、生产环节的有因检查。承担化妆品境外检查。

⑤ 承担国家级检查员考核、使用等管理工作。

⑥ 开展检查理论、技术和发展趋势研究、学术交流及技术咨询。

⑦ 承担药品、医疗器械、化妆品检查的国际（地区）交流与合作。

⑧ 承担市场监管总局委托的食品检查工作。

⑨ 承办国家局交办的其他事项。

国家中药品种保护审评委员会（National Committee on the Assessment of the Protected Traditional Chinese Medicinal Products）

国家中药品种保护审评委员会（同时加挂国家药品监督管理局保健食品审评中心牌子），是承担国家中药品种保护、保健食品、化妆品的技术审评和食品许可指导工作的机构。国家中药品种保护审评委员会办公室内设七个职能部门，分别为：综合处、信息处、中药保护一处、中药保护二处、保健食品一处、保健食品二处和保健食品三处。其具体职责任务包括：

① 负责国家中药品种保护审评委员会的日常工作。

② 负责组织国家中药保护品种的技术审查和审评工作。

③ 配合国家药品监督管理局制定或修订中药品种保护的技术审评标准、要求、工作程序以及监督管理中药保护品种。

④ 负责组织保健食品的技术审查和审评工作。

⑤ 配合国家药品监督管理局制定或修订保健食品技术审评标准、要求及工作程序。

⑥ 协助国家药品监督管理局制定保健食品检验机构工作规范并进行检查。

⑦ 承办国家药品监督管理局交办的其他事项。

（四）药品监督管理其他相关部门

除前文所述的药品监督管理组织外，根据我国现行法律规定的各部门职能划分，还有以下行政机关对药品研发、生产、流通、使用等环节的监督管理承担相应职责（表1-1）：

表 1-1 除药监局外的其他部门对药品监管的职责

行政机构	相应职责
卫生健康管理部门	国民健康政策 协调推进深化医药卫生体制改革 组织制定国家基本药物制度
中医药管理部门	中医药行业管理、中医药科研、教育管理
医疗保障部门	医疗保障制度 药品、医用耗材的招标采购
工信部门消费品司	医药行业管理、国家药品储备管理
知识产权管理部门	药品知识产权、商标管理
公安部门	参与特殊药品的管理 涉药犯罪行为的刑事侦查
科学技术部门	药物科研的管理 参与药物非临床研究的管理
海关	药品出入境的监督管理 征收关税和其他税费 稽查走私

第二节 国家药物政策相关制度

本节术语 国家药物政策、基本药物、医药卫生体制改革

一、国家药物政策概述

在药品领域中有许多不同的参与者，这些参与者包括监管者（保证药品的质量、安全和有效）、生产者（国内的和国际的）、使用者（开处方者和消费者）、卫生规划和管理者、卫生财政机构和研究者。每一位参与者都有其自身的利益目标，这些利益目标可能是相互矛盾的或者相互依赖的。所以，需要一个共同的框架来协调药品领域里这些不同的参与者。许多国家的经验证明药品领域里这些复杂和相互依赖的问题能够在一个共同的框架里得到最好的处理。在这一经验的基础上，WHO 推荐所有国家制定实施一个综合的国家药物政策（National Drug Policy，NDP）。

（一）国家药物政策（NDP）概念

国家药物政策是国家卫生医药政策的基本组成部分，是由政府制定用于指导药品研究、生产、流通、使用和价格等方面管理的重要文件，它明确了政府在医药领域的各项目标和行动的指导原则，旨在使政府各部门及社会各界统一认识、协调行动，实现国家医药卫生政策的总体目标。具体包括三层含义：

（1）国家药物政策是政府在药物领域的义务和行动框架。政府应为药品监管部门设立

一个中长期目标，并明确这些目标的优先次序和实现的主要策略。同时，NDP还应形成一个协调社会各部门的行动框架，包括药品领域的所有参与者，无论是公共部门还是私营部门。

（2）国家药物政策是政府的一个正式文件，是对期望、目的、决定和承诺的正式记录。

（3）国家药物政策的制定是一个系统的磋商过程，一个公正、公开、公平的NDP应该在与所有利益方系统磋商之后确定，应体现社会各利益方的愿望和要求。

（二）国家药物政策目标

从最广义的角度讲，国家药物政策应该促进药品领域的平等和可持续性。国家药物政策总的目标是确保药物：

（1）可获得性：基本药物的公平获得和公众的可支付力。

（2）质量：所有药品的质量可控、安全、有效。

（3）合理使用：医务人员和消费者促进治疗安全和药品的成本－效益使用。

但是，目标的最终定义还取决于一国经济发展水平、文化和历史因素，以及政治价值等。一些国家除了提出与卫生相关的目标，也有一些其他目标。例如，提高国家制药生产能力，提高医药经济效率，保证医药事业的可持续发展。WHO所制定的指导原则旨在帮助一些国家制定和执行一项适合他们国情的综合的政策框架。

（三）国家药物政策框架

根据国家药物政策的三个目标，WHO提出NDP框架包括10个部分：

（1）管理法规和指南的制定：一国药品管理法规涉及药品研究开发、注册、知识产权、生产、储存、供应、进出口、处方信息等诸多方面。

（2）药品选择：主要包括基本药物的遴选原则、遴选过程、遴选标准以及基本药物的使用。此外，还包括传统药和草药的遴选机制。

（3）药品供应：包括采购和生产两方面问题，涉及本地药品的生产与采购、供应体系的策略与替代药、采购机制、流通与储存。

（4）质量保证：药品的质量保证贯穿药物的研制、注册、生产、进口、流通等各个环节，需制定相应的质量管理规范，如GLP、GCP、GMP、GDP[①]等。

（5）合理用药：包括提供客观的药物信息，促进医务人员、消费者的合理用药等方面。

（6）药物经济战略：涉及政府在药品市场中的作用，如鼓励竞争、政府药品筹资（政府筹资、用药者分担费用、健康保险、外援）、提高药品使用效率等。

（7）人力资源开发：包括人力资源开发计划、教育和培训、全国协作网络、启发引导和继续教育。

（8）研究：包括政策性研究和药物研究。

（9）监测和评估：主要涉及NDP各参与方的责任和监测指标的定期评估。

（10）国际技术合作。

NDP是一个综合框架，每个构成要素在达到一个或多个政策目标上都发挥着重要作用。如表1-2所示，国家药物政策的构成要素和主要政策目标有着一定的联系。因此，在

---

① Good Distribution Practice，良好的分销质量管理规范，在我国相应为GSP，即药品流通质量管理规范。

政策的制定上，应该平衡这些不同的目的和目标，从而创造一个完整和一致的实体。例如，通过合理遴选药物、制定可承受的价格、给予持续性的财政支持及建立可靠的医疗和供应体系来实现基本药物的获得。同样，药物的合理使用也取决于许多因素，比如合理选择药物、监督措施、教育战略及财政刺激。

表 1-2　NDP 构成与主要政策目标的关联表

国家药物政策构成与主要政策目标的关系			
要素	目标		
	可获得性	质量	合理使用
基本药物的遴选	*	（*）	*
可负担性	*		
资金筹措	*		
供应系统	*		（*）
监管和质量保证		*	*
合理使用			*
研究	*	*	*
人力资源	*	*	*
监测和评估	*	*	*

＝直接联系；（）＝间接联系

（四）我国国家药物政策目标及内容

根据 WHO 所提出的国家药物政策框架，我国药品监督管理部门结合国家发展实情，制定了我国国家药物政策目标及内容，主要包括以下五点：

（1）改善药品可及性：推行基本药物制度，建立罕用药政策体系，完善药品价格管理政策。

（2）提高药品质量和安全性：加强药品安全监管，保证药品质量。

（3）促进药品合理使用：促进医务人员合理处方、药师指导安全用药、消费者合理使用药物。

（4）促进制药行业持续发展：鼓励引导制药行业创新和研发，合理配置资源。

（5）加快中药发展：促进中药研发，建立中药质量控制标准体系。

二、基本药物与基本药物制度

（一）基本药物概念

世界卫生组织（WHO）于 1977 年提出基本药物（Essential Drug）的概念，认为基本药物是"满足大多数人口的需求并因此应当是在任何时候，以足够的数量、适当的剂型，并且以社会和个人能够负担的价格可以获得的药品"。2002 年 WHO 将基本药物的定义调整为"优先满足公众医疗需求的药物，根据公共卫生的现状，经济有效性、安全性及成本 - 效果比的证论后遴选，在任何时候均应保证有足够的数量、适宜的剂型、可靠的质量及个人和社会能承受的价格"，并更加强调遴选过程中的循证原则，使遴选过程更具科学性和可操作性。

1979 年，我国开始参加 WHO 基本药物行动计划。1996 年，我国首次发布了国家基本药物中成药和化学药品目录，但是，当时"基本药物"在我国只是一个概念，而不是一种有效的公共政策。直到 2009 年 8 月 18 日，原卫生部等 9 部门发布《关于建立国家基本药物制度的实施意见》，才正式启动国家基本药物制度建设工作。实施意见对基本药物进行了明确定义，基本药物是适应基本医疗卫生需求、剂型适宜、价格合理、能够保障供应、公众可公平获得的药品。政府举办的基层医疗卫生机构应全部配备和使用基本药物，其他各类医疗机构也都必须按规定使用基本药物。

（二）国家基本药物制度内容框架

国家建立国家基本药物制度的原则是：坚持以人为本，立足本国国情；坚持政府主导，发挥市场机制；突出改革重点，积极稳妥实施；创新体制机制，广泛动员参与。根据 2009 年原卫生部等 9 部门发布的《关于建立国家基本药物制度的实施意见》及 2018 年国务院办公厅《关于完善国家基本药物制度的意见》，目前我国基本药物制度的政策框架主要包括：

1. 国家基本药物目录管理

（1）国家基本药物目录的遴选原则及要求：国家基本药物遴选应当按照防治必需、安全有效、价格合理、使用方便、中西药并重、基本保障、临床首选和基层能够配备的原则，以满足疾病防治基本用药需求为导向，根据我国疾病谱和用药特点，充分考虑现阶段基本国情和保障能力，坚持科学、公开、公平、公正的原则，以诊疗规范、临床诊疗指南和专家共识为依据，中西药并重，遴选适当数量的基本药物品种，满足常见病、慢性病、应急抢救等主要临床需求，兼顾儿童等特殊人群和公共卫生防治用药需求。强化循证决策，突出药品临床价值；规范剂型规格，能口服不肌注，能肌注不输液。支持中医药事业发展，鼓励医药行业研发创新。

国家基本药物目录中的化学药品、生物制品、中成药，应当是《中华人民共和国药典》收载的，国家药品监管部门、原卫生部公布药品标准的品种。除急救、抢救用药外，独家生产品种纳入国家基本药物目录应当经过单独论证。

下列药品不纳入国家基本药物目录遴选范围：① 含有国家濒危野生动植物药材的；② 主要用于滋补保健作用，易滥用的；③ 非临床治疗首选的；④ 因严重不良反应，国家药品监管部门明确规定暂停生产、销售或使用的；⑤ 违背国家法律、法规，或不符合伦理要求的；⑥ 国家基本药物工作委员会规定的其他情况。

（2）国家基本药物目录的制定：原国家卫生计生委负责组织建立国家基本药物专家库，负责国家基本药物的咨询和评审工作。制定国家基本药物目录的程序为：① 从国家基本药物专家库中，随机抽取专家成立目录咨询专家组和目录评审专家组，咨询专家不参加目录评审工作，评审专家不参加目录制定的咨询工作；② 咨询专家组根据循证医学、药物经济学对纳入遴选范围的药品进行技术评价，提出遴选意见，形成备选目录；③ 评审专家组对备选目录进行审核投票，形成目录初稿；④ 将目录初稿征求有关部门意见，修改完善后形成送审稿；⑤ 送审稿经国家基本药物工作委员会审核后，授权国家卫生和计划生育委员会发布。

（3）国家基本药物目录的调整：优化基本药物目录遴选调整程序，综合药品临床应用实践、药品标准变化、药品新上市情况等因素，对基本药物目录定期评估、动态调整，调整周期原则上不超过3年。对新审批上市、疗效较已上市药品有显著改善且价格合理的药品，可适时启动调入程序。坚持调入和调出并重，优先调入有效性和安全性证据明确、成本效益比显著的药品品种；重点调出已退市的、发生严重不良反应较多、经评估不宜再作为基本药物的，以及有风险效益比或成本效益比更优的品种替代的药品。原则上各地不增补药品，少数民族地区可增补少量民族药。

（4）国家基本药物目录的构成：2009年至今，我国先后发布了2009年、2012年、2018年版《国家基本药物目录》。目前施行的为2018年版基本药物目录，包括化学药品、生物制品、中成药和中药饮片3部分。化学药品和生物制品主要依据临床药理学分类，中成药主要依据功能分类。化学药品和生物制品名称采用中文通用名称和英文国际非专利药名称说明中表达的化学成分的部分，剂型单列；中成药采用药品通用名称。2018版目录共有685个品种，在覆盖临床主要病种的基础上，重点聚焦癌症、儿科、慢性病等病种。

2. 切实保障生产供应

（1）提高有效供给能力：把实施基本药物制度作为完善医药产业政策和行业发展规划的重要内容，鼓励企业技术进步和技术改造，推动优势企业建设与国际先进水平接轨的生产质量体系，增强基本药物生产供应能力。开展生产企业现状调查，对于临床必需、用量小或交易价格偏低、企业生产动力不足等因素造成市场供应易短缺的基本药物，可由政府搭建平台，通过市场撮合确定合理采购价格、定点生产、统一配送、纳入储备等措施保证供应。

（2）完善采购配送机制：充分考虑药品的特殊商品属性，发挥政府和市场两方面作用，坚持集中采购方向，落实药品分类采购，引导形成合理价格。做好上下级医疗机构用药衔接，推进市（县）域内公立医疗机构集中带量采购，推动降药价，规范基本药物采购的品种、剂型、规格，满足群众需求。鼓励肿瘤医院等专科医院开展跨区域联合采购。生产企业作为保障基本药物供应配送的第一责任人，应当切实履行合同，尤其要保障偏远、交通不便地区的药品配送。因企业原因造成用药短缺，企业应当承担违约责任，并由相关部门和单位及时列入失信记录。医保经办机构应当按照协议约定及时向医疗机构拨付医保资金。医疗机构应当严格按照合同约定及时结算货款；对拖延货款的，要给予通报批评，并责令限期整改。

（3）加强短缺预警应对：建立健全全国短缺药品监测预警系统，加强药品研发、生产、流通、使用等多源信息采集，加快实现各级医疗机构短缺药品信息网络直报，跟踪监测原料药货源、企业库存和市场交易行为等情况，综合研判潜在短缺因素和趋势，尽早发现短缺风险，针对不同短缺原因分类应对。对垄断原料市场和推高药价导致药品短缺，涉嫌构成垄断协议和滥用市场支配地位行为的，依法开展反垄断调查，加大惩处力度。将军队所需短缺药品纳入国家短缺药品应急保障体系，通过军民融合的方式，建立短缺急需药品军地协调联动机制，保障部队急需短缺和应急作战储备药材供应。

3. 全面配备优先使用

（1）加强配备使用管理：通过加强用药监管和考核、指导督促医疗机构优化用药目录和药品处方集等措施，促进基本药物优先配备使用，提升基本药物使用占比，并及时调整国家基本药物目录，逐步实现政府办基层医疗卫生机构、二级公立医院、三级公立医院基本药物配备品种数量占比原则上分别不低于90%、80%、60%，推动各级医疗机构形成以基本药物为主导的"1+X"（"1"为国家基本药物目录、"X"为非基本药物，由各地根据实际确定）用药模式，优化和规范用药结构。加强医疗机构用药目录遴选、采购、使用等全流程管理，推动落实"能口服不肌注、能肌注不输液"等要求，促进科学合理用药。

（2）建立优先使用激励机制：医疗机构科学设置临床科室基本药物使用指标，并纳入考核。将基本药物使用情况与基层实施基本药物制度补助资金的拨付挂钩。深化医保支付方式改革，建立健全医保经办机构与医疗机构间"结余留用、合理超支分担"的激励和风险分担机制。通过制定药品医保支付标准等方式，引导医疗机构和医务人员合理诊疗、合理用药。

（3）实施临床使用监测：依托现有资源建立健全国家、省两级药品使用监测平台以及国家、省、地市、县四级监测网络体系，重点监测医疗机构基本药物的配备品种、使用数量、采购价格、供应配送等信息，以及处方用药是否符合诊疗规范。开展以基本药物为重点的药品临床综合评价，指导临床安全合理用药。加强部门间信息互联互通，对基本药物从原料供应到生产、流通、使用、价格、报销等实行全过程动态监测。

4. 降低群众药费负担

（1）逐步提高实际保障水平：完善医保支付政策，对于基本药物目录内的治疗性药品，医保部门在调整医保目录时，按程序将符合条件的优先纳入目录范围或调整甲乙分类。对于国家免疫规划疫苗和抗艾滋病、结核病、寄生虫病等重大公共卫生防治的基本药物，加大政府投入，降低群众用药负担。

（2）探索降低患者负担的有效方式：鼓励地方将基本药物制度与分级诊疗、家庭医生签约服务、慢性病健康管理等有机结合，在高血压、糖尿病、严重精神障碍等慢性病管理中，在保证药效前提下优先使用基本药物，最大程度减少患者药费支出，增强群众获得感。

5. 提升质量安全水平

（1）强化质量安全监管：对基本药物实施全品种覆盖抽检，向社会及时公布抽检结果。鼓励企业开展药品上市后再评价。加强基本药物不良反应监测，强化药品安全预警和应急处置机制。加强对基本药物生产环节的监督检查，督促企业依法合规生产，保证质量。

（2）推进仿制药质量和疗效一致性评价：对通过一致性评价的药品品种，按程序优先纳入基本药物目录。对已纳入基本药物目录的仿制药，鼓励企业开展一致性评价，未通过一致性评价的基本药物品种，逐步调出目录。鼓励医疗机构优先采购和使用通过一致性评价、价格适宜的基本药物。

6. 强化组织保障

（1）加强组织领导：实施国家基本药物制度是党中央、国务院在卫生健康领域作出的重要部署，各级政府要落实领导责任、保障责任、管理责任、监督责任，将国家基本药物制度实施情况纳入政府绩效考核体系，确保取得实效。各相关部门要细化政策措施，健全长效机制，加强协作配合，形成工作合力。

（2）加强督导评估：建立健全基本药物制度实施督导评估制度，充分发挥第三方评估作用，强化结果运用，根据督导评估结果及时完善基本药物制度相关政策。鼓励地方结合实际，重点围绕保障基本药物供应和优先使用、降低群众负担等方面，探索有效做法和模式，及时总结推广。

（3）加强宣传引导：通过电视、广播、报刊、网络新媒体等多种渠道，充分宣传基本药物制度的目标定位、重要意义和政策措施。坚持正确舆论导向，加强政策解读，妥善回应社会关切，合理引导社会预期，营造基本药物制度实施的良好社会氛围。

三、医药卫生体制改革与发展相关政策内容

2009 年我国全面启动新一轮医改，相继发布了《中共中央国务院关于深化医药卫生体制改革的意见》《医药卫生体制改革近期重点实施方案（2009—2011）》《中华人民共和国国民经济和社会发展第十三个五年规划纲要》《中共中央国务院关于深化医药卫生体制改革的意见》和《"健康中国 2030" 规划纲要》等诸多引领性政策文件。2016 年 12 月 27 日国务院印发了《"十三五"深化医药卫生体制改革规划》，以全面深化医药卫生体制改革，推进健康中国建设。

（一）深化医药卫生体制改革目标

到 2017 年，基本形成较为系统的基本医疗卫生制度政策框架。分级诊疗政策体系逐步完善，现代医院管理制度和综合监管制度建设加快推进，全民医疗保障制度更加高效，药品生产流通使用政策进一步健全。到 2020 年，普遍建立比较完善的公共卫生服务体系和医疗服务体系、比较健全的医疗保障体系、比较规范的药品供应保障体系和综合监管体系、比较科学的医疗卫生机构管理体制和运行机制。经过持续努力，基本建立覆盖城乡居民的基本医疗卫生制度，实现人人享有基本医疗卫生服务，基本适应人民群众多层次的医疗卫生需求，我国居民人均预期寿命比 2015 年提高 1 岁，孕产妇死亡率下降到 18/10 万，婴儿死亡率下降到 0.75%，5 岁以下儿童死亡率下降到 0.95%，主要健康指标居于中高收入国家前列，个人卫生支出占卫生总费用的比重下降到 28% 左右。

（二）深化医药卫生体制改革重点任务

根据《国务院关于印发"十三五"深化医药卫生体制改革规划的通知》（国发〔2016〕78 号），"十三五"期间，要在分级诊疗、现代医院管理、全民医保、药品供应保障、综合监管等 5 项制度建设上取得新突破，同时统筹推进相关领域改革。

1. 建立科学合理的分级诊疗制度

坚持居民自愿、基层首诊、政策引导、创新机制，以家庭医生签约服务为重要手段，鼓励各地结合实际推行多种形式的分级诊疗模式，推动形成基层首诊、双向转诊、急慢分治、上下联动的就医新秩序。到 2017 年，分级诊疗政策体系逐步完善，85% 以上的地市开展试点。到 2020 年，分级诊疗模式逐步形成，基本建立符合国情的分级诊疗制度。

2. 建立科学有效的现代医院管理制度

深化县级公立医院综合改革，加快推进城市公立医院综合改革。到 2017 年，各级各类公立医院全面推开综合改革，初步建立决策、执行、监督相互协调、相互制衡、相互促进的管理体制和治理机制。到 2020 年，基本建立具有中国特色的权责清晰、管理科学、治理完善、运行高效、监督有力的现代医院管理制度，建立维护公益性、调动积极性、保障可持续的运行新机制和科学合理的补偿机制。

3. 建立高效运行的全民医疗保障制度

按照保基本、兜底线、可持续的原则，围绕资金来源多元化、保障制度规范化、管理服务社会化三个关键环节，加大改革力度，建立高效运行的全民医疗保障体系。坚持精算平衡，完善筹资机制，以医保支付方式改革为抓手推动全民基本医保制度提质增效。建立起较为完善的基本医保、大病保险、医疗救助、疾病应急救助、商业健康保险和慈善救助衔接互动、相互联通机制。

4. 建立规范有序的药品供应保障制度

实施药品生产、流通、使用全流程改革，调整利益驱动机制，破除以药补医，推动各级各类医疗机构全面配备、优先使用基本药物，建设符合国情的国家药物政策体系，理顺药品价格，促进医药产业结构调整和转型升级，保障药品安全有效、价格合理、供应充分。

5. 建立严格规范的综合监管制度

健全医药卫生法律体系，加快转变政府职能，完善与医药卫生事业发展相适应的监管模式，提高综合监管效率和水平，推进监管法制化和规范化，建立健全职责明确、分工协作、运行规范、科学有效的综合监管长效机制。

6. 统筹推进相关领域改革

健全完善人才培养使用和激励评价机制；加快形成多元办医格局；推进公共卫生服务体系建设。

四、农村药品市场管理

农村药品市场是药品流通的重要组成部分，加强农村药品供应网络和监管网络的建设是当前药品监管的工作重点，也是解决农民用药安全问题的治本之举。

（一）农村药品"两网"建设

1. 农村药品"两网"建设的背景

农村用药问题直接关系到占我国人口总数近 70% 的广大农民的身体健康和生命安全，关系到经济发展和社会稳定的大局，但是长期以来我国农民用药一直存在着"买药难、买药贵、买假药"等问题。全国农民消费的药品不到城市居民的 15%，而 80% 的假劣药品却由农民消费，70% 的药品不合理使用发生在农村。为了解决农民用药问题，加强农村药品监管工作，确保农民用药安全，2003 年 6 月原国家食品药品监督管理局发出《关于开展加强农村药品监督促进农村药品供应网络建设试点工作的通知》（以下简称《通知》），正式启动了全国性农村药品"两网"建设，明确了加强农村药品监督网络建设、促进农村药品供应网络建设（即"两网"建设）试点工作的指导思想、工作目标等，并选择了部分地区进行试点。农村药品"两网"建设的主要内容为在国家药品监督行政主管部门的具体组织领导下，通过"一个加强"（加强农村药品监督网络建设）和"一个促进"（促进农村药品供应网络建设），健全农村医药卫生服务体系，加强农村药品监管，确保农民用药安全、有效、经济和方便。

据原国家食品药品监督管理局统计，截至 2007 年 5 月底，全国 60.1 万个行政村中已有 15.2 万个建立了药品监督网，50.7 万个建立了药品供应网，聘请药品监督协管员 8.46 万人，信息员 74 万人。监督网覆盖率达到 58.18%，供应网覆盖率达到 84.93%。

2. 农村药品供应网

农村药品供应网是指以为农民提供安全、有效、方便、价廉的药品为目的，以现代物流配送为基础，以乡镇卫生院、村卫生室、农村零售药店、药品供应点（柜）等供药终端共同构成的网络。

（1）相关规定：《通知》要求，① 食品药品监管部门要在符合法律和政策规定的前提下，认真结合当地的实际情况，制定鼓励药品连锁和集中配送的政策措施，鼓励药品连锁和集中配送向农村延伸和发展，以连锁和集中配送手段来统一和规范农村药品的购进渠道。对县、乡和镇一级，要实现药品连锁进县到乡的工作目标。② 遵循"市场运作，政府引导"的原则，促进农村药品供应网络的建设。按照法律和政策的要求给予引导，通过政策措施给予鼓励和指导，引导药品经营企业按照市场经济发展的客观规律，因地制宜，向农村发展和延伸，促进农村药品供应网络的建设。③ 采取政策措施倡导和鼓励药品批发企业对乡、村卫生医疗机构和药店实行集中配送药品，实现乡、村药品集中配送和规范农村药品购进渠道的工作目标。

此外，《通知》还建议，在行政村中开办药店的准入条件，可由省（区、市）食品药品监管部门按照《药品管理法》的规定，结合当地发展的实际状况，在保证药品质量和有利于解决农村药品供应、有利于逐步改善和提高农村药品零售药店经营条件的情况下予以确定。为配合药品配送、连锁进县到乡，各省（区、市）食品药品监管部门可以进行建立区域性药品配送站的研究和探索。在进行研究和探索过程中，鼓励将基层的药品批发企业改组成区域性药品配送站。同时，各地在进行探索中，要依法加强监管，对借改制和建立区域性药品配送站之名从事违法药品经营行为的，依法予以查处。

（2）试点工作：2003 年，我国农村药品供应网建设开始在北京市、江西省、陕西省、四川成都市试点，2004 年在全国范围内全面铺开，药品供应网覆盖率逐年提高，农民购药可及性和便捷性大大提高。目前，我国农村药品供应网的建设因地制宜，大体可归纳为二元药品供应网、三元药品供应网、四元药品供应网等 3 种结构形式，基本上实现了对农村药品供应的全覆盖。

① 二元药品供应网基本保证全国多数农村的药品供应。在全国多个省市的药品供应主要是依靠二元供药网，该种形式以农村现有的医疗卫生服务网络作依托，乡村医疗机构（包括乡镇卫生院、村卫生室和个体诊所等）是供药的主渠道，农村零售药店（包括单体药店和零售连锁门店）则作为重要的供药力量。

② 三元药品供应网实现对中小、边远农村药品的有效供应。该种形式中的药品供应点（柜）作为药品经营企业在农村的一种延伸形式，设置主体是药品经营企业或投资个体，或是依托"万村千乡"市场工程，或是联合乡镇卫生院、村卫生室、计划生育服务站

及个体诊所,或是独立开办。主要是为了解决那些人口少、用药量小、不宜设置零售药店的乡村,或交通不便的既没有零售药店也没有村卫生室的边远农村的购药困难。相较第一种形式,由于药品供应点设立门槛较低,成为农村供药市场的一支不可忽视的力量。

③ 四元药品供应网实现对老、少、边、牧、岛、渔地区药品供应的无缝覆盖,针对某些老区、牧区、沿海岛屿等交通不便、人口稀少、人口流动性大的特点而创造性地设立流动药箱构建四元结构的农村药品供应网,满足了这些地区农民的用药需求。

3. 农村药品监管网

药品监管部门在农村的主要工作是整治农村药品市场,规范药品的经营使用行为,打击假劣药品,并适时宣传法律法规和专业知识,发放药品质量通报等。《通知》中要求各级药品监管部门要按照《药品管理法》等有关法律、法规的规定,加强对农村药品质量的监督。

(1)要逐步建立起覆盖县、乡、村的以药品监督部门为主,以药品质量监督协管员、信息员为辅的农村药品质量监督网络,建立健全农村药品质量监督体系,确保对农村药品的监管到位。农村药品监督网络中的信息员、协管员、监督员主要由计生专干、防疫专干、乡镇卫生院、政法专干、公安干警及零售药店的人员等组成。

(2)要结合实施食品、药品放心工程的要求,认真开展对农村药品购销渠道的清理和检查,依法查处违法购销行为,确保农村药品购销渠道规范合法和明晰;要继续加强对过期失效药品、兽药当人药使用清查的力度;要严厉打击农村中制售假劣药品行为,取缔游医药贩兜售药品活动;要加强对农村集贸市场销售中药材的管理,严禁在农村集贸市场销售中药材以外的药品;取缔各种非法的药品集贸市场,净化农村药品市场秩序。

(3)要在推行药品快速鉴别方法应用的基础上,进一步加强对农村药品的质量抽验与监督。

(二)新型农村合作医疗试点工作中有关农村药品市场管理规定

2002年10月,《中共中央、国务院关于进一步加强农村卫生工作的决定》明确指出,要逐步建立以大病统筹为主的新型农村合作医疗制度,以减轻农民因疾病带来的经济负担,提高农民健康水平。而加强农村药品监督,规范农村药品供应,保证农村药品质量,是建立新型农村合作医疗制度的重要基础。原国家食品药品监督管理局等部门于2004年3月20日转发了国务院办公厅的《关于进一步做好新型农村合作医疗试点工作的指导意见》,要求有关地区和部门在认真做好试点工作的过程中,进一步加强农村药品质量的监督,规范农村药品供应网络的管理,采取多种形式保证农民用药安全、有效、经济和方便。指导意见具体如下:

1. 依法做好农村药品的监管

农村是我国药品监督管理工作的重点地区,依法加强农村药品监管是建立新型农村合作医疗制度的重要保证条件。在建立新型农村合作医疗制度、加强农村药品监管工作过程中,各有关部门要按照《药品管理法》《价格法》《反不正当竞争法》《广告法》《执业医师法》《医疗器械监督管理条例》和《乡村医生从业管理条例》等有关法律、法规的规定,加强对农村药品的监管,依法行政,严格农村药品经营的准入条件,规范农村药品销售行为,依法打击农村中非法药品经营活动,确保农村药品的购销行为与渠道规范,确保农村药品质量，严格控制农村药品价格。

2. 多种形式建设农村药品供应网络

农村药品供应必须注重市场对资源配置的基础性作用，必须遵照法律规定，规范药品供应网络的建设，确保农村药品质量可靠和价格合理，保证农民健康，让农民得到实惠。逐步推行农村卫生医疗机构药品集中采购，规范农村卫生医疗机构药品采购渠道。可由乡（镇）卫生院为村卫生机构代购药品，但代购方不得以营利为目的。开展新型农村合作医疗试点的乡（镇）、村卫生医疗机构，也可采取跟标等方式参加县级医疗机构的药品招标采购。加强对农村卫生医疗机构药品储存条件建设的管理。购进药品要严格执行进货检查验收制度，不符合规定的不得购进。储藏药品要符合条件，保证储运过程中的药品质量。购销药品必须要有真实、完整的购销记录，确保农村卫生医疗机构采购药品行为规范、渠道合法。

鼓励药品连锁企业向农村发展和延伸，对乡、村卫生医疗机构和药店实行集中配送。要在试点的基础上，逐步建立面向农村的区域性药品配送中心。

3. 进一步规范农村用药

规范农村用药，是实现农民在新型农村合作医疗制度中用药安全、有效、经济和方便的重要保障。要把规范农村用药与实现新型农村合作医疗制度可持续发展的目标结合起来，切实规范农村卫生医疗机构的用药行为。要按照《药品管理法实施条例》的规定，由省级卫生行政部门会同药品监管部门制定个人设置的门诊部、诊所等医疗机构配备的常用药品和急救药品目录。按照《乡村医生从业管理条例》的规定，由省级卫生行政部门制定乡村医生基本用药目录。

乡村医疗机构开具处方必须使用药品的法定名称，并严格按处方管理制度验、配药品。要积极利用现有农村卫生服务网络，发挥农村县、乡、村医疗卫生机构在农村药品供应中的作用。有条件的地区也可以通过试点探索农民持定点医疗机构开具的处方外配药品的做法，保证农民能够方便地得到质优、价廉的药品。

4. 规范农村药品市场秩序

药品监管部门要调动社会积极性，健全农村药品质量监督体系，认真总结推广试点地区设立药品质量监督乡协管员、村信息员形成乡村药品质量监督网络的经验，在新型农村合作医疗试点地区同步实现药品监督网络在农村覆盖到位。

药品监管部门要在推行药品快速鉴别方法应用的基础上，进一步加强对农村药品的质量抽验；要加强对农村药品经营环节的监督检查，对没有依法获得药品经营许可从事药品销售活动的，要坚决打击；加强对农村药品经营、使用单位药品储存条件和储存情况的检查，继续加强对过期失效药品、兽药当人药使用的清查力度；要加强对农村药品经营企业和使用单位药品购销渠道的日常检查，确保农村药品购销渠道规范合法；要严厉打击农村中制售假劣药品行为，加强对农村集贸市场销售中药材的管理，严禁在农村集贸市场销售中药材以外的药品；严禁将受国家保护的濒危动、植物品种作为中药材进入集贸市场销售；取缔各种非法的药品集贸市场，规范农村药品市场秩序。

（三）农村偏远地区药柜设置规定

为了贯彻党中央建设社会主义新农村的精神，推动农村药品"两网"建设的发展，方便偏远地区农民用药，原国家食品药品监督管理局于 2006 年 4 月 30 日制定了《农村偏远地区药柜设置规定（试行）》。本规定适用于没有卫生医疗机构及零售药店的农村偏远地区村级药柜的申办及监督管理。

1. 药柜的概念

药柜是指以保证村民用药安全、及时、方便为宗旨，由有配送能力的药品批发企业、零售连锁企业及设在乡镇的药品零售企业，作为药品经营活动的延伸，在村设置的药品销售点。药品零售企业限于所在乡镇行政区域内的村申请设置药柜。

药品经营企业设置的药柜经营的品种原则上限于非处方药，品种目录由地市（县）级药品监督管理部门根据当地实际情况制定，并报省、自治区、直辖市药品监督管理部门备案。

2. 设置药柜的条件

① 具有保证所经营药品质量的规章制度。

② 药柜经营人员必须具有初中以上（含初中）文化程度，经上岗培训考核合格，健康状况符合经营药品的有关要求。

③ 药柜放置及拆零销售设备应清洁卫生。外用、内服药相对分开，不得将药柜与有毒、有污染的物质设置在同一场所内。

④ 具有保证所陈列药品质量的相应条件和措施。

3. 申请设置药柜的程序

（1）提出筹办申请：由申办企业向县级药品监督管理部门提出申请，并同时提交以下资料：① 拟设置药柜的企业和药柜地址及其负责人情况；② 药柜经营人员初中或初中以上毕业证原件及复印件；③ 拟经营的药品品种。县级药品监督管理部门对所报材料进行审查，及时做出是否同意筹办的决定。

（2）提出验收申请：申办单位在完成筹办工作后，向县级药品监督管理部门提出验收申请，并提交以下材料：① 开办药柜申请表（内容包括设置药柜的企业及药柜名称、地址及其负责人、药品经营人员名单、设施设备情况、场地环境卫生状况等）；② 药品经营企业药柜质量管理文件及设施、设备目录；③ 药柜经营人员经培训合格的上岗证原件及复印件。

受理申请的药品监督管理部门在收到验收申请之日起 15 个工作日内组织现场验收，做出是否批准的决定。准予批准的，应报申请企业的药品经营许可证发证部门，在企业药品经营许可证副本上加注。

药品经营企业对所设置的药柜应当实行统一管理并承担药品质量责任。药柜所经营的药品必须由设置药柜的药品经营企业统一配送，药柜经营人员不得自主进货。设置药柜的药品经营企业应执行药柜质量管理文件，对药柜经营人员进行相应的药学及药品管理法律法规知识培训，以保障消费者用药安全。

思考题

1. 简述药品的定义和特性。
2. 简述我国药事管理组织体系的构成。
3. 简述我国基本药物制度的主要内容。
4. 简述农村药品"两网"建设的主要内容。

第二章
药事法律体系

教学目标

本章主要涉及药事法的法律渊源，药事法的制定、效力等级相关内容。通过本章的学习，可以对我国的药事法律体系有一定认识，从整体上学习和把握我国药事法律法规体系的内容。此外，还可以对一些发达国家的药事管理法律法规有所了解。

教学要求

1. 了解：国外药事管理法律法规。

2. 熟悉：我国药事法的法律渊源，药事法的制定、效力等级相关内容。

3. 掌握：我国药事法律法规体系以及药事管理各环节法律规范和其他有关药品管理的重要法律制度。

4. 重点掌握：《中华人民共和国药品管理法》及其实施条例。

药品是关系公众生命健康的特殊商品，在药品研发、生产、流通、使用及监管的过程中都有着有别于其他商品的特殊性，这种特殊性就决定了对药品进行规制的法律法规体系的独立性和重要性。

第一节　药事法概述

本节术语　药事法、立法、法律渊源、法律效力

一、药事管理立法

药事管理立法，是指由特定的国家机关，依据法定的权限和程序，制定、认可、修订、补充和废除药事管理法律规范的活动。

药事管理立法是一种活动，同时也在一定程度上含有"过程"和"结果"。药事管理立法过程不仅指立法的法定程序，也意味着药事管理立法是动态的，有其历史发展过程。药事管理立法的直接目的是产生和变动"法"这种特定的社会规范，故药事管理立法也可指药事法律法规的总和。

根据我国宪法及立法法的规定，我国立法权限的划分如下：

① 全国人大及其常委会行使国家立法权，有权制定法律；② 国务院享有行政法规的制定权；③ 省、自治区、直辖市人民代表大会及其常委会可以制定地方性法规，民族自治地方的人民代表大会有权制定自治条例和单行条例；④ 特别行政区有权保留原来的法律或制定本行政区的新的法律；⑤ 国务院各部、委及具有行政管理职能的直属机构，在

本部门权限范围内制定部门规章；省、自治区、直辖市和较大的市人民政府可以制定地方政府规章。

同时，立法应遵循一定的程序和原则进行，才能保证立法具有严肃性、权威性和稳定性。我国现行立法程序（制定法律的程序）大致可划分为四个阶段，即① 法律草案的提出；② 法律草案的审议；③ 法律草案的通过；④ 法律的公布。宪法规定由国家主席公布法律。

药事管理立法必须遵循的具体原则是：① 实事求是，从实际出发；② 规律性与意志性相结合；③ 原则性与灵活性相结合；④ 统一性与协调性相结合；⑤ 现实性与前瞻性相结合；⑥ 保持法的稳定性、连续性与适时立、改、废相结合；⑦ 总结本国经验与借鉴外国立法相结合。

二、药事法概念及其渊源

药事法是指由国家制定或认可，并由国家强制力保证实施，具有普遍效力和严格程序的行为规范体系，是调整与药事活动相关的行为和社会关系的法律规范的总和。

通过立法所产生的法律文件，往往构成成文法国的主要法律渊源或法的表现形式。在中国，正式的法律渊源或法律形式有宪法、法律、行政法规、地方性法规、规章、民族自治法规、特别行政区的法律、中国政府承认或加入的国际条约。药事法的渊源，是指药事管理法律规范的具体表现形式，主要有以下几种：

（一）宪法

宪法是我国的根本法，是全国人大通过最严格的程序制定的具有最高法律效力的规范性法律文件，是我国所有法律，包括药事法的重要渊源。

（二）药事管理法律

由全国人大常委会制定的单行药事管理法律有《中华人民共和国药品管理法》《中华人民共和国中医药法》《中华人民共和国疫苗管理法》。与药事管理有关的法律有《刑法》《民法典》《行政处罚法》《行政诉讼法》《行政复议法》《标准化法》《计量法》《广告法》《价格法》《消费者权益保护法》《反不正当竞争法》《专利法》等。

（三）药事管理行政法规

由国务院制定、发布的药事管理行政法规有《药品管理法实施条例》《麻醉药品和精神药品管理条例》《医疗用毒性药品管理办法》《放射性药品管理办法》《中药品种保护条例》《野生药材资源保护管理条例》等。

（四）药事管理规章

由国务院药品监督管理部门依法定职权和程序，制定、修订、发布的《药品注册管理办法》《药品生产质量管理规范》《药品经营质量管理规范》《药品流通监督管理办法》等多种药事管理规章。还有由国务院药品监督管理部门与其他部、委联合制定发布的多种规章。

（五）药事管理地方性法规

由各省、自治区、直辖市人大及其常委会制定的药事管理法规，效力低于宪法、法律及行政法规。

（六）中国政府承认或加入的国际条约

国际条约一般属于国际法范畴，但经中国政府缔结的双边、多边协议，条约和公约等，在我国也具有约束力，也构成当代中国法源之一。例如，1985 年我国加入《1961 年麻醉药品单一公约》和《1971 年精神药物公约》以及 2001 年 11 月我国加入世界贸易组织（WTO），该组织的法律条文如《马拉喀什建立世界贸易组织协定》等对我国具有约束力，如我国加入濒危动物国际保护公约后，虎骨已不能作为药品原料和制剂。

三、药事法的效力等级

法律效力的等级是指规范性法律文件之间的效力等级关系。主要内容可以概括为：

（一）上位法的效力高于下位法

1. 宪法

宪法具有最高效力，一切药事法律、药事行政法规、地方性药事法规、药事自治条例和单行条例、药事规章都不得同宪法相抵触。

2. 药事法律

药事法律（如《药品管理法》）的效力仅次于宪法，但高于药事行政法规、地方性药事法规、药事规章。

3. 药事行政法规

药事行政法规的效力高于地方性药事法规、药事规章。

4. 地方性药事法规

地方性药事法规的效力高于本级和下级地方政府药事规章。地方性药事法规与药事部门规章之间对同一事项的规定不一致，不能确定如何适用时，由国务院提出意见，国务院认为应当适用地方性药事法规的，应当决定在该地方适用地方性药事法规的规定；认为应当适用药事部门规章的，应当提请全国人民代表大会常务委员会裁决。

5. 药事自治条例和单行条例

药事自治条例和单行条例依法对药事法律、药事法规、地方性药事法规作变通规定的，在本自治地方适用药事自治条例和单行条例的规定。

6. 药事部门规章

药事部门规章之间、药事部门规章与地方政府药事规章之间具有同等效力，在各自的权限范围内施行。省、自治区的人民政府制定的药事规章的效力高于本行政区域内的较大市的人民政府制定的药事规章。部门药事规章之间、部门药事规章与地方政府药事规章之间对同一事项的规定不一致时，由国务院裁决。

此外，国际药事条约在我国的适用情况，只有在其规定转化为我国国内法以后，才能和相关的规范性文件的效力进行比较。

（二）在同一位阶法之间，特别法优于一般法、新法优于旧法

特别法优于一般法，是指对同一事项规定不一致时，特别规定优于一般规定，或者特殊条款优于一般条款。而新法优于旧法，主要是指一部新法中的规定优于另一部旧法中的规定，或者称"后法优于前法"，如现行《中华人民共和国药品管理法》（2019年12月施行）和《中华人民共和国产品质量法》（2018年12月施行）对同一事项的规定，前者优于后者；对于同一部法，一般修订后，或者是旧法全部废止，以新法代替，或者是该法中新的规定取代旧的规定。

第二节　我国药事法律体系

本节术语　药事法律体系

一、我国药事法律体系概况

药事法律体系是指以宪法为依据，以药品管理法、中医药法、疫苗管理法为基本法，由数量众多的药事行政法规、部门规章以及地方性药事法规和地方性药事规章组成的多层次、多门类的法律体系。药事法律体系内部是一种相互配合、互相补充、相互协调和相互制约的开放性结构，我国药事法律体系概况图如图2-1。

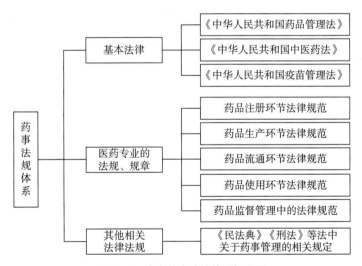

图2-1　我国药事法律体系概况图

我国药事法律法规体系包括法律、法规、部门规章和规范性文件等，涵盖药品注册、生产、流通、使用等各环节。《中华人民共和国药品管理法》是我国药事法律体系的核心，是药事监管执法最基本、最直接的法律依据；为促进中医药事业发展，保护人民健康，2016年12月发布《中华人民共和国中医药法》；为加强疫苗管理，保证疫苗质量和供应，规范预防接种，2019年6月颁布了《中华人民共和国疫苗管理法》。法规主要有《中华人民共和国药品管理法实施条例》《麻醉药品和精神药品管理条例》等。此外，国务院药品

监督管理部门还针对药事管理各环节发布了多个部门规章和规范性文件，包括《药品注册管理办法》《药品生产监督管理办法》《药品经营许可证管理办法》《药品不良反应报告和监测管理办法》《药物非临床研究质量管理规范》《药物临床试验质量管理规范》《药品监督行政处罚程序规定》《药品行政保护条例实施细则》等。

二、我国药品相关法律及其实施条例

新中国成立以来，我国政府就十分重视药事法的建设及完善，1978 年卫生部制定了《药政管理条例（试行）》，是《药品管理法》的早期雏形。2019 年修订的《中华人民共和国药品管理法》为现行药品管理法，2019 年发布的《中华人民共和国药品管理法实施条例》是对其的细化。《药品管理法》等药品相关法律及其实施条例的具体内容介绍见表 2-1：

表 2-1　我国药品相关法律及其实施条例简介

《中华人民共和国药品管理法》（2019 年修订）	
生效时间	2019 年 12 月 1 日
颁布主体	全国人民代表大会常务委员会
框架	第一章　总则（1—15 条） 第二章　药品研制和注册（16—29 条） 第三章　药品上市许可持有人（30—40 条） 第四章　药品生产（41—50 条） 第五章　药品经营（51—68 条） 第六章　医疗机构药事管理（69—76 条） 第七章　药品上市后管理（77—83 条） 第八章　药品价格和广告（84—91 条） 第九章　药品储备和供应（92—97 条） 第十章　监督管理（98—113 条） 第十一章　法律责任（114—151 条） 第十二章　附则（152—155 条）
意义	《药品管理法》是我国目前具有最高法律效力的药品监督管理规范性文件，是我国药品管理的基本法。《药品管理法》明确了药品监督管理部门的执法主体地位，增加了实践中行之有效的和新的药品监督管理制度，对从事药品研制、生产、经营、使用和监督管理的单位和个人应遵守的内容做了原则性规定
《中华人民共和国中医药法》	
生效时间	2017 年 7 月 1 日
颁布主体	全国人民代表大会常务委员会
框架	第一章　总则（1—10 条） 第二章　中医药服务（11—20 条） 第三章　中药保护与发展（21—32 条） 第四章　中医药人才培养（33—37 条） 第五章　中医药科学研究（38—41 条） 第六章　中医药传承与文化传播（42—46 条） 第七章　保障措施（47—52 条） 第八章　法律责任（53—59 条） 第九章　附则（60—63 条）

意义	《中医药法》第一次从法律层面明确了中医药的重要地位、发展方针和扶持措施，为中医药事业发展提供了法律保障，有利于保持和发挥中医药特色和优势，促进中医药事业发展，同时有利于规范中医药从业行为，保障医疗安全和中药质量
《中华人民共和国疫苗管理法》	
生效时间	2019 年 12 月 1 日
颁布主体	全国人民代表大会常务委员会
框架	第一章 总则（1—13 条） 第二章 疫苗研制和注册（14—21 条） 第三章 疫苗生产和批签发（22—31 条） 第四章 疫苗流通（32—40 条） 第五章 预防接种（41—51 条） 第六章 异常反应监测和处理（52—56 条） 第七章 疫苗上市后管理（57—62 条） 第八章 保障措施（63—69 条） 第九章 监督管理（70—78 条） 第十章 法律责任（79—96 条） 第十一章 附则（97—100 条）
意义	《疫苗管理法》将疫苗监管新举措以法律形式固化，将分散的疫苗管理规范整合集成，对疫苗研制、生产、流通、预防接种及监督管理作出系统性规定。《疫苗管理法》是全球首部综合性疫苗管理法律，对促进疫苗产业创新和行业健康发展，保证疫苗安全、有效、可及，重塑人民群众疫苗安全信心，保护和促进公众健康具有重要意义
《中华人民共和国药品管理法实施条例》（2019 年修订）	
生效时间	2002 年 9 月 15 日
颁布主体	国务院
法律框架	以《药品管理法》的体例为基准，并与《药品管理法》的章节相对应，共十章八十条。
意义	《药品管理法实施条例》是《药品管理法》的配套法规，是对《药品管理法》实施的解释和补充，其内容更具有针对性和可操作性

三、药品管理各环节法律法规规范

以《药品管理法》为核心的药事法律体系包括市场准入审批、生产流通监管、上市后使用管理等环节。表 2-2 分别从上述几个方面介绍我国较为完善的药事法律体系。

表 2-2 药品管理各环节法律规范

种类	法律规范示例
药品注册许可	2003 年 8 月《药物临床试验质量管理规范》（局令第 3 号） 2004 年 1 月《药品进口管理办法》（局令第 4 号） 2004 年 6 月《直接接触药品的包装材料和容器管理办法》（局令第 13 号） 2005 年 8 月《医疗机构制剂注册管理办法（试行）》（局令第 20 号） 2005 年 11 月《国家食品药品监督管理局药品特别审批程序》（局令第 21 号）

种类	法律规范示例
药品注册许可	2006 年 6 月《药品说明书和标签管理规定》（局令第 24 号） 2007 年 10 月《药品注册管理办法》（局令第 28 号） 2015 年 7 月《干细胞临床研究管理办法（试行）》（国卫科教发〔2015〕48 号） 2017 年 7 月《药物非临床研究质量管理规范》（局令第 34 号），2003 年版废止 2020 年 3 月《药品注册管理办法》（国家市场监督管理总局令第 27 号）
药品生产监督管理	2001 年 3 月《医疗机构制剂配制质量管理规范》（局令第 27 号） 2002 年 6 月《中药材生产质量管理规范（试行）》（局令第 32 号） 2004 年 6 月《直接接触药品的包装材料和容器管理办法》（局令第 13 号） 2005 年 6 月《医疗机构制剂配制监督管理办法（试行）》（局令第 18 号） 2005 年 10 月《药品生产质量管理规范认证管理办法》 2006 年 6 月《药品说明书和标签管理规定》（局令第 24 号） 2010 年 5 月《药品类易制毒化学品管理办法》（卫生部令第 72 号） 2011 年 3 月《药品生产质量管理规范》（局令第 9 号） 2015 年 6 月《药品医疗器械飞行检查办法》（局令第 14 号） 2017 年 11 月《药品生产监督管理办法》（局令第 37 号），2002 年版废止 2018 年 1 月《生物制品批签发管理办法》（局令第 39 号），2004 年版废止
药品流通经营管理	2000 年 1 月《处方药与非处方药分类管理办法（试行）》（局令第 10 号） 2000 年 11 月《药品政府定价办法》《药品价格监测办法》《药品政府定价申报审批办法》 2003 年 4 月《药品经营质量管理规范认证管理办法》（局令第 25 号）；2004 年 1 月《药品进口管理办法》（局令第 4 号） 2005 年 12 月《优良药房工作规范》（2005 年版） 2007 年 5 月《药品流通监督管理办法》（局令第 26 号） 2006 年 2 月《进口药材管理办法（试行）》（局令第 22 号） 2007 年 5 月《药品广告审查办法》（局令第 27 号） 2014 年 9 月《蛋白同化制剂和肽类激素进出口管理办法》（局令第九号） 2015 年 10 月《进出境中药材检疫监督管理办法》（局令第 169 号） 2016 年 4 月《疫苗流通和预防接种管理条例》（国务院令第 668 号） 2016 年 6 月《药品经营质量管理规范》（局令第 28 号），2013 年版废止 2017 年 11 月《药品经营许可证管理办法》（局令第 37 号） 2017 年 11 月《互联网药品信息服务管理办法》（局令第 37 号），2001 年版废止 2019 年《进口药材管理办法》（局令第 9 号）
药品上市后监测	2011 年 5 月《药品不良反应报告和监测管理办法》，2004 年版废止 2003 年 2 月《药品质量监督抽验管理规定》 2007 年 12 月《药品召回管理办法》
药品使用监督管理	2002 年 1 月卫生部、国家中医药管理局颁布《医疗机构药事管理暂行规定》 2005 年 12 月《优良药房工作规范》（2005 年版） 2007 年 2 月，卫生部颁布《处方管理办法》，自 2007 年 5 月 1 日起施行；《医院处方点评管理规范（试行）》（2010 年） 2012 年 4 月《抗菌药物临床应用管理办法》 2015 年 7 月《抗菌药物临床应用指导原则》 2014 年 4 月《食品药品行政处罚程序规定》（局令第 3 号） 2014 年 12 月《食品药品监督管理统计管理办法》（局令第 10 号） 2016 年 1 月《食品药品投诉举报管理办法》（局令第 21 号）

四、其他药事管理相关重要法律制度法律规范

除了上述法律法规，我国药事法律体系还通过《药品管理法》确定了如表 2-3 所示的重要法律制度，主要包括：

表 2-3 药事管理相关重要法律制度法律规范

种类	法律规范示例
执业药师资格准入制度	1999 年国务院药品监督管理部门修订《执业药师资格制度暂行规定》 2000 年国务院药品监督管理部门修订《执业药师注册管理暂行办法》 1999 年国务院药品监督管理部门修订《执业药师资格考试实施办法》 2003 年国务院药品监督管理部门颁布《执业药师继续教育管理办法》，2000 年版废止 2019 年国家药监局人力资源社会保障部颁布《执业药师职业资格制度规定》
药品分类管理制度	2000 年 1 月《处方药与非处方药分类管理办法（试行）》（局令第 10 号）
药品储备制度	1999 年 6 月 14 日原国家经贸委发布《国家医药储备管理办法》
国家基本药物制度	2013 年 3 月 13 日卫生部颁布《国家基本药物目录》（2012 年版） 2009 年 8 月 18 日卫生部、国家发展和改革委员会、工业和信息化部、监察部、财政部、人力资源社会保障部、商务部、食品药品监管局、中医药局制定了《关于建立国家基本药物制度的实施意见》 2018 年 9 月 13 日国务院办公厅颁布《关于完善国家基本药物制度的意见》 2018 年 9 月 30 号国家卫生健康委员会颁布《国家基本药物目录》（2018 年版）
药品知识产权	《野生药材资源保护管理条例》（1987） 《药品行政保护条例》（1993） 《药品行政保护条例实施细则》（2000） 《中华人民共和国专利法》（2008） 《中华人民共和国专利法实施细则》（2010） 1992 年国务院颁布《中药品种保护条例》（2018 年修正），2009 年 SFDA 颁布《中药品种保护指导原则》
特殊管理药品管理	1997 年，国家中医药管理局发布《关于加强毒性中药材饮片定点生产管理的意见》 1998 年，国务院药品监督管理部门颁布《罂粟壳管理暂行规定》 2000 年，国务院药品监督管理部门和卫生部联合发布《医疗机构麻醉药品、一类精神药品供应管理办法》 2008 年 6 月《中华人民共和国禁毒法》 2011 年《戒毒条例》（国务院令第 597 号）（2018 年修正） 2005 年 11 月《麻醉药品和精神药品管理条例》（2013 年修正），根据条例，2005 年制定《麻醉药品和精神药品生产管理办法（试行）》《麻醉药品和精神药品邮寄管理办法》《麻醉药品和精神药品经营管理办法（试行）》《麻醉药品和精神药品运输管理办法》《易制毒化学品管理条例》 2017 年 3 月《放射性药品管理办法》

▌ **知识链接**

发达国家药事管理法律法规介绍

目前，世界上绝大多数国家已经建立起完整的药事法体系。美国、英国、日本等国药品管理经过多年发展，已建立相对完善的法律法规体系。

1. 美国药事管理法律法规

美国规范药事活动的最主要法案是《食品、药品和化妆品法案》（FDCA）以及《联邦法典》（CFR）的第21卷部分。除FDCA外，美国还制定了许多FDCA的修正案，其中比较重要的有《罕见病药品法案》《药品价格竞争和专利期恢复法案》（又称Waxman-Hatch法案）《处方药销售法案》《处方药修正案》《处方药申报者付费法案》（PDUFA）《1997FDA现代化法案》（FDAMA）《良好包装与标签法案》《公共卫生服务法案》《标准州药房法》等。

2. 英国药事管理法律法规

英国的药事管理法律体系分为三个层级。

（1）第一层级是欧盟立法Directive 2001/83/EC、Directive 2004/27/EC、Directive 2004/24/EC以及Directive 2002/98/EC，统一管理欧盟内人用药品许可、生产和批发；Directive 2003/94/EC（GMP）规定了人用药品和临床试验用药品的GMP原则和指南。

（2）第二层级是英国基本立法《1968年药品法》（Medicines Act 1968）及其修订案，这是一个综合的药品许可系统，管理部分药品的生产、流通和进口，系统地提供了核发药品产品执照、生产执照、供应或进口执照、临床试验的证书或豁免材料执照的程序、要求，以及规定了药品再评价的内容。

（3）第三层级是英国二级立法包括管理条例和指南。例如，《人用药（生产、批发和各方面修正案）管理条例》《药品（为进口药品而成为生产商）条例》《人用药品（上市许可等）条例》《人用药品（临床试验）条例》《良好药品分销指南》（GDP）《人用药品处方令》（1997年修订）《药品（广告修订）条例》等。

3. 日本药事管理法律法规

日本药品法律法规主要分三类：① 由日本议会批准通过的称法律；② 由日本政府内阁批准通过的称政令或法令；③ 由日本厚生省大臣批准通过的称告示或省令。日本议会批准颁布的关于药品监管的法规有《药事法》《药剂师法》《麻醉药品和精神药品控制法》《鸦片控制法》《大麻控制法》《兴奋剂控制法》《失血和献血控制法》《有毒有害物质控制法》等。

思考题

1. 我国药品管理法的渊源具体有哪些？
2. 简述药品管理法的效力等级的主要内容。
3. 简述我国药品管理法律法规体系的框架内容。
4. 简述《中华人民共和国药品管理法》及其实施条例的主要内容。
5. 我国药品管理有哪几个环节，每个环节主要的法律规范有哪些？

第三章

药品注册管理

本章主要涉及药品注册管理制度的相关内容，包括新药研发和药物临床试验注册管理、药品上市许可管理、药品加快上市注册、药品补充申请以及再注册等内容。通过本章的学习，读者对我国的药品注册法律制度将会有较为系统全面的了解。

教学要求

1. 了解：药品注册监督管理与法律责任；药品补充申请的定义及类型。
2. 熟悉：新药研发过程；药品注册相关概念；药品注册检验及标准。
3. 掌握：药品关联审评审批；药品上市后变更；药品再注册要求。
4. 重点掌握：药物临床试验注册管理、药品上市许可管理、药品加快上市注册。

药品注册管理制度是药品市场准入的一种前置性管理制度，也是世界各国普遍采用的管理模式之一。尽管各国由于社会经济制度不同而采用的药品注册管理模式不同，但是其管理的出发点与核心是一致的，即采用规范的法定程序严格控制药品市场准入条件，从而保障公众用药的安全性、有效性、经济性和合理性。

第一节　药物研发与注册概述

一、新药的定义及注册分类

新药的定义决定了新药审批的范围。各国对新药的定义有很大区别，有些国家以是否在国内生产作为判断的标准，有的国家以是否在国内上市作为判断的标准。新药的分类主要是从便于审批管理和监督管理的角度进行分类，但有些国家的新药分类与技术含量、开发难度等有关，有些还与审批程序有关。下面主要介绍我国的新药定义及分类。

（一）新药定义

为提高药品审批标准，《国务院关于改革药品医疗器械审评审批制度的意见》（国发〔2015〕44 号）将新药重新定义为"未在中国境内外上市销售的药品"。根据物质基础的原创性和新颖性，将新药分为创新药和改良型新药。

（二）药品注册分类

按药品有效成分的性质可将药品注册分为中药、化学药、生物制品三大类，目前由于中药、生物制品新的注册分类细目尚未具体明确，暂列举药品注册分类情形。具体分类如

表 3-1 所示。

表 3-1　药品注册分类

中药	中药创新药、中药改良型新药、古代经典名方中药复方制剂、同名同方药等
化学药品	1 类：境内外均未上市的创新药。指含有新的结构明确的、具有药理作用的化合物，且具有临床价值的药品。 2 类：境内外均未上市的改良型新药。指在已知活性成分的基础上，对其结构、剂型、处方工艺、给药途径、适应证等进行优化，且具有明显临床优势的药品。 3 类：境内申请人仿制境外上市但境内未上市原研药品的药品。该类药品应与原研药品的质量和疗效一致。 原研药品指境内外首个获准上市，且具有完整和充分的安全性、有效性数据作为上市依据的药品。 4 类：境内申请人仿制已在境内上市原研药品的药品。该类药品应与原研药品的质量和疗效一致。 5 类：境外上市的药品申请在境内上市
生物制品	按照生物制品创新药、生物制品改良型新药、已上市生物制品（含生物类似药）等进行分类

二、新药研发的基本程序及特点

新药研发过程包括临床前研究、临床试验和药品上市后监测三部分（图 3-1）。

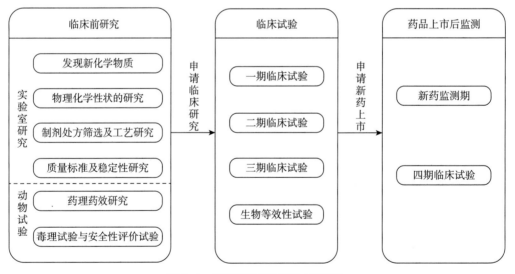

图 3-1　新药研发与注册的主要阶段

（一）新药临床前研究

新药临床前研究包括药学和药理毒理研究，其目的是了解一个新分子实体的药效、毒性及其各种理化性质方面是否达到作为药物所需的要求，以确定其是否具备进入临床试验的条件。

1. 药学研究

新药临床前药学研究的内容主要包括：原料药生产工艺研究；制剂处方及工艺研究；原料药化学结构确证或者组分研究；原料药、制剂的质量研究及药品标准研究，并提供标准品或者对照品；原料药、辅料的来源及质量标准研究；药物稳定性研究；直接接触药品的包装材料和容器的选择及质量标准研究。

2. 药理毒理研究

新药临床前药理毒理研究即新药临床前安全性评价，即通过实验系统进行的各种毒性试验，包括单次给药的毒性试验、重复给药的毒性试验、生殖毒性试验、遗传毒性试验、致癌试验、局部毒性试验、免疫原性试验、依赖性试验、毒代动力学试验及与评价药物安全性有关的其他试验。

新药临床前安全性评价，将提供新药对人体健康危害程度的科学依据，降低临床试验研究安全性方面的风险。毒理试验所获得的资料则是设计临床人用剂量、预测临床可能出现的不良反应及其检测手段的主要依据。因此，新药毒理学和安全性试验研究应当按照药物非临床研究质量管理规范（GLP）的要求进行。

（二）新药临床试验

新药临床试验包括临床试验和生物等效性试验，是在完成临床前研究的基础上，经过国务院药品监督管理部门批准，按照药物临床试验质量管理规范（GCP）的要求，对药物作用于人体的安全性、有效性进行研究。在这一过程中，不仅需要确保研究结果具有科学意义和可信度，而且要求保护受试者安全及符合道德规范。

新药临床试验分为Ⅰ、Ⅱ、Ⅲ、Ⅳ期。具体的试验目的、方法和受试人数如表3-2所示：

表3-2　新药临床试验分期

临床试验	试验目的	试验方法	受试人数
Ⅰ期	初步的临床药理学及人体安全性评价试验。观察人体对于新药的耐受程度和药代动力学，为制定给药方案提供依据	开放、基线对照、随机盲法	20～30例
Ⅱ期	治疗作用初步评价阶段。初步评价药物对目标适应证患者的治疗作用和安全性，为Ⅲ期临床试验研究设计和给药剂量的方案确定提供依据	采用多种形式，包括随机盲法对照临床试验	试验组和对照组的例数都不得低于100例
Ⅲ期	治疗作用确证阶段。进一步验证药物对目标适应证患者的治疗作用和安全性，评价利益与风险关系，最终为药物注册申请获得批准提供充分的依据	具有足够样本量的随机盲法对照	试验组例数一般不低于300例，对照组与治疗组的比例不低于1:3，具体例数应符合统计学要求
Ⅳ期	新药上市后由申请人自主进行的应用研究阶段。考察在广泛使用条件下的药物的疗效和不良反应；评价在普通或者特殊人群中使用的利益与风险关系，改进给药剂量等	一般可不设对照组，应在多家医院进行	2 000例

第二节 药品注册概述

本节术语 药品注册、新药申请、仿制药申请、补充申请、再注册申请

一、药品注册相关术语及分类

（一）药品注册相关术语

1. 药品注册

根据《药品注册管理办法》第三条的规定，药品注册是指"药品注册申请人依照法定程序和相关要求提出药物临床试验、药品上市许可、再注册等申请以及补充申请，药品监督管理部门基于法律法规和现有科学认知进行安全性、有效性和质量可控性等审查，决定是否同意其申请的活动"。

2. 药品注册申请人

药品注册申请人应当为能够承担相应法律责任的企业或者药品研制机构等。境外申请人应当指定中国境内的企业法人办理相关药品注册事项。

药品注册申请人取得药品注册证书后，为药品上市许可持有人。

（二）药品注册的类别

药品注册按照中药、化学药和生物制品等进行分类注册管理。

中药注册按照中药创新药、中药改良型新药、古代经典名方中药复方制剂、同名同方药等进行分类。

化学药注册按照化学药创新药、化学药改良型新药、仿制药等进行分类。

生物制品注册按照生物制品创新药、生物制品改良型新药、已上市生物制品（含生物类似药）等进行分类。

（三）药品注册申请的分类

药品注册申请可分为如下四类：新药申请、仿制药申请、补充申请和再注册申请。

1. 新药申请

新药申请是指未曾在中国境内外上市销售的药品的注册申请。新药包括创新药和改良型新药。

2. 仿制药申请

仿制药申请是指仿与原研药品质量和疗效一致的药品的注册申请。

3. 补充申请

补充申请是指新药申请、仿制药申请或者进口药品申请经批准后，改变、增加或者取消原批准事项或者内容的注册申请。

4. 再注册申请

再注册申请是指药品批准证明文件有效期满后申请人拟继续生产或者进口该药品的注册申请。

二、药品注册管理机构

（一）国家药品监督管理局

国家药品监督管理局主管全国药品注册管理工作，负责建立药品注册管理工作体系和制度，制定药品注册管理规范，依法组织药品注册审评审批以及相关的监督管理工作。

（二）省级药品监督管理部门

省、自治区、直辖市药品监督管理部门负责本行政区域内以下药品注册相关管理工作：境内生产药品再注册申请的受理、审查和审批；药品上市后变更的备案、报告事项管理；组织对药物非临床安全性评价研究机构、药物临床试验机构的日常监管及违法行为的查处；参与国家药品监督管理局组织的药品注册核查、检验等工作；国家药品监督管理局委托实施的药品注册相关事项。

我国药品注册相关的审批机构及其职责见表3-3。

表3-3　我国药品注册相关的审批机构及其主要职责

药品注册审批机构		主要职责
国家药品监督管理局	药品注册管理司	组织拟订并监督实施国家药典等药品标准、技术指导原则，拟订并实施药品注册管理制度。 监督实施药物非临床研究和临床试验质量管理规范、中药饮片炮制规范，实施中药品种保护制度。 承担组织实施分类管理制度、检查研制现场、查处相关违法行为工作。 参与制定国家基本药物目录，配合实施国家基本药物制度
	中国食品药品检定研究院（简称中检院）	承担食品、药品、医疗器械、化妆品及有关药用辅料、包装材料与容器（以下统称为食品药品）的检验检测工作。组织开展药品、医疗器械、化妆品抽验和质量分析工作。负责相关复验、技术仲裁。组织开展进口药品注册检验以及上市后有关数据收集分析等工作。 承担药品、医疗器械、化妆品质量标准、技术规范、技术要求、检验检测方法的制修订以及技术复核工作。组织开展检验检测新技术新方法新标准研究。承担相关产品严重不良反应、严重不良事件原因的实验研究工作。 组织开展有关国家标准物质的规划、计划、研究、制备、标定、分发和管理工作
	国家药典委员会	组织制定和修订国家药品标准以及直接接触药品的包装材料和容器、药用辅料的药用要求与标准； 药品试行标准转为正式标准的技术审核
	药品审评中心	为药品注册提供技术支持； 对药品注册申请进行技术审评
	药品审核查验中心	参与制定、修订GLP、GCP及其相应的实施办法； 组织开展GCP、GLP的现场检查等相关工作； 承担国家级食品药品检查员的聘任、考核、培训等日常管理工作

药品注册审批机构		主要职责
省级药品 监督管理局	药品注册处	新药申请和已有国家标准药品申请的受理，注册申报资料的形式审查，研制情况及条件的现场考察，检验用样品的抽取； 药品补充申请中部分变更事项的受理和审核； 国产药品再注册申请受理和审核； 进口药品分包装申请的受理和审核
	省级药检所	受省级药监局委托进行药品的检验； 受国家药品监督管理局委托进行药品的检验

三、药品注册管理法律规范

我国药品注册管理从地区分散管理到国家统一规范管理，从简单的行政审批规定管理逐步过渡到科学化、法制化、国际化的综合管理，走过了一个漫长而曲折的道路。我国药监部门在多年药政管理的工作实践中不断总结经验，并借鉴境外先进的管理方式，结合我国国情，逐步发展完善了我国药品注册管理制度。我国药品注册管理制度中比较重要的法律法规规范文件见表3-4。

表3-4　我国现行药品注册管理制度的法律法规

年份	制定的有关法律
2019 年	《中华人民共和国药品管理法》(主席令第 31 号)
2002 年	《中华人民共和国药品管理法实施条例》(国务院第 360 号令)
2003 年	《药物临床试验质量管理规范》(局令第 3 号)
2003 年	《药品进口管理办法》(局令第 4 号)
2005 年	《国家食品药品监督管理局药品特别审批程序》(局令第 21 号令)
2009 年	《新药注册特殊审批管理规定》
2009 年	《药品技术转让注册管理规定》
2016 年	《总局关于药包材药用辅料与药品关联审评审批有关事项的公告》(局令第 134 号)
2017 年	《药物非临床研究质量管理规范》(局令第 34 号)
2017 年	《国家食品药品监督管理总局关于调整进口药品注册管理有关事项的决定》(局令第 35 号)
2020 年	《药品注册管理办法》(总局第 27 号)

表中《药物非临床研究质量管理规范》和《药物临床试验质量管理规范》是新药研究开发中所推行的国际惯例性、标准化规范，适用于非临床试验和临床试验全过程监督管理的标准规定，能有效地保证非临床试验和临床试验的质量，对推动我国新药研究和开发走向规范化、科学化、国际化具有重要意义。

（一）《药物非临床研究质量管理规范》（GLP）

《药物非临床研究质量管理规范》（Good Laboratory Practice，简称 GLP）是为申请药品注册而进行的非临床研究所必须遵循的规范。一个高质量的药物安全性评价工作必须遵守 GLP，这已成为各国药事主管部门和新药研究单位的共识。

1. 药物非临床研究

为评价药物安全性，在实验室条件下，用实验系统进行的各种毒性试验，包括单次给药的毒性试验、反复给药的毒性试验、生殖毒性试验、遗传毒性试验、致癌试验、局部毒性试验、免疫原性试验、依赖性试验、毒代动力学试验及与评价药物安全性有关的其他试验。

2. 药物非临床研究机构

从事药物非临床研究的实验室包括安全性评价中心、安全性研究所等。药物非临床安全性评价研究应当在经过药物非临床研究质量管理规范认证的机构开展。

3. 实施 GLP 的目的

① 严格控制药物非临床安全性研究的各个环节，控制能影响试验结果准确性的各种主客观因素，保证试验研究结果真实可靠、科学客观、可信可查。② GLP 是国与国之间相互承认试验数据的基础，可节省重复试验的时间和费用。③ 有助于避免生产技术的贸易障碍。

（二）《药物临床试验质量管理规范》（GCP）

《药物临床试验质量管理规范》（Good Clinical Practice，简称 GCP）是对临床试验全过程管理的标准规定。1964 年，世界医学大会通过了《赫尔辛基宣言》，并经多次修订。《赫尔辛基宣言》是对人体医学研究伦理准则的声明，用以指导医生及其他参与者进行人体医学研究。

1. 药物临床试验（Clinical Trial）

药物临床试验是指以药品上市注册为目的，为确定药物安全性与有效性在人体开展的药物研究。

药物临床试验应当经批准，其中生物等效性试验应当备案；药物临床试验应当在符合相应条件并按规定备案的药物临床试验机构开展，并遵守 GCP。

2. 药物临床试验分期

临床试验分为 Ⅰ、Ⅱ、Ⅲ、Ⅳ 期。新药在批准上市前，应当进行 Ⅰ、Ⅱ、Ⅲ 期临床试验，Ⅳ 期临床试验一般在药品获批上市后开展。根据药物特点和研究目的，研究内容包括临床药理学研究、探索性临床试验、确证性临床试验和上市后研究。有些情况下可进行 Ⅱ 期和 Ⅲ 期或者仅进行 Ⅲ 期临床试验。

3. 实施 GCP 的目的

实施 GCP 的目的是为了保证药物临床试验过程规范，结果科学可靠，保护受试者的权益并保障其安全。

四、药品注册管理基本制度和要求

在中华人民共和国境内以药品上市为目的，从事药品研制、注册及监督管理活动，需要遵守《药品注册管理办法》的相关要求。

（一）规范和标准要求

从事药物研制和药品注册活动，应当遵守有关法律、法规、规章、标准和规范；参照相关技术指导原则，采用其他评价方法和技术的，应当证明其科学性、适用性；应当保证全过程信息真实、准确、完整和可追溯。

药品应当符合国家药品标准和经国家药品监督管理局核准的药品质量标准。经国家药品监督管理局核准的药品质量标准，为药品注册标准。药品注册标准应当符合《中华人民共和国药典》通用技术要求，不得低于《中华人民共和国药典》的规定。申报注册品种的检测项目或者指标不适用《中华人民共和国药典》的，申请人应当提供充分的支持性数据。

（二）药品注册申请人应满足的基本要求

药品注册申请人在申请药品上市注册前，应当完成药学、药理毒理学和药物临床试验等相关研究工作。

药物非临床安全性评价研究应当在经过药物非临床研究质量管理规范认证的机构开展，并遵守药物非临床研究质量管理规范。

药物临床试验应当经批准，其中生物等效性试验应当备案；药物临床试验应当在符合相关规定的药物临床试验机构开展，并遵守药物临床试验质量管理规范。

申请药品注册，应当提供真实、充分、可靠的数据、资料和样品，证明药品的安全性、有效性和质量可控性。

使用境外研究资料和数据支持药品注册的，其来源、研究机构或者实验室条件、质量体系要求及其他管理条件等应当符合国际人用药品注册技术要求协调会（International Council for Harmonization，ICH）通行原则，并符合我国药品注册管理的相关要求。

（三）药品注册变更、注册有效期和再注册的基本要求

变更原药品注册批准证明文件及其附件所载明的事项或者内容的，申请人应当按照规定，参照相关技术指导原则，对药品变更进行充分研究和验证，充分评估变更可能对药品安全性、有效性和质量可控性的影响，按照变更程序提出补充申请、备案或者报告。

药品注册证书有效期为五年，药品注册证书有效期内持有人应当持续保证上市药品的安全性、有效性和质量可控性，并在有效期届满前六个月申请药品再注册。

（四）药品加快上市注册与关联审评审批的基本要求

国家药品监督管理局建立药品加快上市注册制度，支持以临床价值为导向的药物创新。对符合条件的药品注册申请，申请人可以申请适用突破性治疗药物、附条件批准、优先审评审批及特别审批程序。在药品研制和注册过程中，药品监督管理部门及其专业技术机构给予必要的技术指导、沟通交流、优先配置资源、缩短审评时限等政策和技术支持。

国家药品监督管理局建立化学原料药、辅料及直接接触药品的包装材料和容器关联审评审批制度。在审批药品制剂时，对化学原料药一并审评审批，对相关辅料、直接接触药品的包装材料和容器一并审评。药品审评中心建立化学原料药、辅料及直接接触药品的包装材料和容器信息登记平台，对相关登记信息进行公示，供相关申请人或者持有人选择，

并在相关药品制剂注册申请审评时关联审评。

（五）中药注册管理的基本要求

国家药品监督管理局支持中药传承和创新，建立和完善符合中药特点的注册管理制度和技术评价体系，鼓励运用现代科学技术和传统研究方法研制中药，加强中药质量控制，提高中药临床试验水平。

中药注册申请，申请人应当进行临床价值和资源评估，突出以临床价值为导向，促进资源可持续利用。

（六）药品注册管理的其他基本要求

1. 非处方药注册

处方药和非处方药实行分类注册和转换管理。药品审评中心根据非处方药的特点，制定非处方药上市注册相关技术指导原则和程序，并向社会公布。药品评价中心制定处方药和非处方药上市后转换相关技术要求和程序，并向社会公布。

2. 沟通交流和专家咨询制度

申请人在药物临床试验申请前、药物临床试验过程中以及药品上市许可申请前等关键阶段，可以就重大问题与药品审评中心等专业技术机构进行沟通交流。药品注册过程中，药品审评中心等专业技术机构可以根据工作需要组织与申请人进行沟通交流。

药品审评中心等专业技术机构根据工作需要建立专家咨询制度，成立专家咨询委员会，在审评、核查、检验、通用名称核准等过程中就重大问题听取专家意见，充分发挥专家的技术支撑作用。

3. 建立上市化学药品目录集

国家药品监督管理局建立收载新批准上市以及通过仿制药质量和疗效一致性评价的化学药品目录集，载明药品名称、活性成分、剂型、规格、是否为参比制剂、持有人等相关信息，及时更新并向社会公开。

第三节　药品上市注册管理

本节术语　临床试验默示许可、豁免临床试验、非处方药许可、关联审评审批、药品注册核查、药品注册检验

一、药物临床试验注册管理

（一）药物临床试验机构

药物临床试验应当在具备相应条件并按规定备案的药物临床试验机构开展。其中，疫苗临床试验应当由符合国家药品监督管理局和国家卫生健康委员会规定条件的三级医疗机构或者省级以上疾病预防控制机构实施或者组织实施。

（二）药物临床试验申请、审批与备案

申请人完成支持药物临床试验的药学、药理毒理学等研究后，提出药物临床试验申请

的，应当按照申报资料要求提交相关研究资料。

经形式审查，申报资料符合要求的，予以受理。药品审评中心应当组织药学、医学和其他技术人员对已受理的药物临床试验申请进行审评。

对药物临床试验申请应当自受理之日起六十日内决定是否同意开展，并通过药品审评中心网站通知申请人审批结果；逾期未通知的，视为同意，申请人可以按照提交的方案开展药物临床试验，该类情形被称为临床试验默示许可。申请人获准开展药物临床试验的为药物临床试验申办者。

申请人拟开展生物等效性试验的，应当按照要求在药品审评中心网站完成生物等效性试验备案后，按照备案的方案开展相关研究工作。

（三）药物临床试验实施的相关要求

药物临床试验全过程应当符合药物临床试验质量管理规范的有关要求。药物临床试验应当在批准后三年内实施。药物临床试验申请自获准之日起，三年内未有受试者签署知情同意书的，该药物临床试验许可自行失效。仍需实施药物临床试验的，应当重新申请。

1. 药物临床试验的伦理要求

开展药物临床试验，应当经伦理委员会审查同意。

获准开展药物临床试验的，申办者在开展后续分期药物临床试验前，应当制定相应的药物临床试验方案，经伦理委员会审查同意后开展，并在药品审评中心网站提交相应的药物临床试验方案和支持性资料。

2. 涉及变更的临床试验申请管理

获准开展药物临床试验的药物拟增加适应证（或者功能主治）以及增加与其他药物联合用药的，申请人应当提出新的药物临床试验申请，经批准后方可开展新的药物临床试验。

获准上市的药品增加适应证（或者功能主治）需要开展药物临床试验的，应当提出新的药物临床试验申请。

药物临床试验期间，发生药物临床试验方案变更、非临床或者药学的变化或者有新发现的，申办者应当按照规定，参照相关技术指导原则，充分评估对受试者安全的影响。申办者评估认为不影响受试者安全的，可以直接实施并在研发期间安全性更新报告中报告。可能增加受试者安全性风险的，应当提出补充申请。对补充申请应当自受理之日起六十日内决定是否同意，并通过药品审评中心网站通知申请人审批结果；逾期未通知的，视为同意。

申办者发生变更的，由变更后的申办者承担药物临床试验的相关责任和义务。

药物临床试验被责令暂停后，申办者拟继续开展药物临床试验的，应当在完成整改后提出恢复药物临床试验的补充申请，经审查同意后方可继续开展药物临床试验。药物临床试验暂停时间满三年且未申请并获准恢复药物临床试验的，该药物临床试验许可自行失效。

药物临床试验终止后，拟继续开展药物临床试验的，应当重新提出药物临床试验申请。

3. 研发期间的药物安全性管理要求

申办者应当定期在药品审评中心网站提交研发期间安全性更新报告。研发期间安全性更新报告应当每年提交一次，于药物临床试验获准后每满一年后的两个月内提交。药品审评中心可以根据审查情况，要求申办者调整报告周期。

对于药物临床试验期间出现的可疑且非预期严重不良反应和其他潜在的严重安全性风险信息，申办者应当按照相关要求及时向药品审评中心报告。根据安全性风险严重程度，可以要求申办者采取调整药物临床试验方案、知情同意书、研究者手册等加强风险控制的措施，必要时可以要求申办者暂停或者终止药物临床试验。研发期间安全性更新报告的具体要求由药品审评中心制定公布。

药物临床试验期间，发现存在安全性问题或者其他风险的，申办者应当及时调整临床试验方案、暂停或者终止临床试验，并向药品审评中心报告。

有下列情形之一的，可以要求申办者调整药物临床试验方案、暂停或者终止药物临床试验：伦理委员会未履行职责的；不能有效保证受试者安全的；申办者未按照要求提交研发期间安全性更新报告的；申办者未及时处置并报告可疑且非预期严重不良反应的；有证据证明研究药物无效的；临床试验用药品出现质量问题的；药物临床试验过程中弄虚作假的；其他违反药物临床试验质量管理规范的情形。

药物临床试验中出现大范围、非预期的严重不良反应，或者有证据证明临床试验用药品存在严重质量问题时，申办者和药物临床试验机构应当立即停止药物临床试验。药品监督管理部门依职责可以责令调整临床试验方案、暂停或者终止药物临床试验。

4. 药物临床试验期间的信息管理

申办者应当在开展药物临床试验前在药物临床试验登记与信息公示平台登记药物临床试验方案等信息。药物临床试验期间，申办者应当持续更新登记信息，并在药物临床试验结束后登记药物临床试验结果等信息。登记信息在平台进行公示，申办者对药物临床试验登记信息的真实性负责。

二、药品上市许可管理

申请人在完成支持药品上市注册的药学、药理毒理学和药物临床试验等研究，确定质量标准，完成商业规模生产工艺验证，并做好接受药品注册核查检验的准备后，提出药品上市许可申请，按照申报资料要求提交相关研究资料。

（一）豁免临床试验的许可管理

仿制药、按照药品管理的体外诊断试剂以及其他符合条件的情形，经申请人评估，认为无须或者不能开展药物临床试验，符合豁免药物临床试验条件的，申请人可以直接提出药品上市许可申请。豁免药物临床试验的技术指导原则和有关具体要求，由药品审评中心制定公布。

（二）仿制药许可

仿制药应当与参比制剂质量和疗效一致。申请人应当参照相关技术指导原则选择合理的参比制剂。

（三）非处方药许可的适用情形

符合以下情形之一的，可以直接提出非处方药上市许可申请：

（1）境内已有相同活性成分、适应证（或者功能主治）、剂型、规格的非处方药上市的药品。

（2）经国家药品监督管理局确定的非处方药改变剂型或者规格，但不改变适应证（或者功能主治）、给药剂量以及给药途径的药品。

（3）使用国家药品监督管理局确定的非处方药的活性成分组成的新的复方制剂。

（4）其他直接申报非处方药上市许可的情形。

（四）药品上市许可的通用名称管理

申报药品拟使用的药品通用名称，未列入国家药品标准或者药品注册标准的，申请人应当在提出药品上市许可申请时同时提出通用名称核准申请。药品上市许可申请受理后，通用名称核准相关资料转药典委，药典委核准后反馈至药品审评中心。

申报药品拟使用的药品通用名称，已列入国家药品标准或者药品注册标准，药品审评中心在审评过程中认为需要核准药品通用名称的，应当通知药典委核准通用名称并提供相关资料，药典委核准后反馈至药品审评中心。

药典委在核准药品通用名称时，应当与申请人做好沟通交流，并将核准结果告知申请人。

（五）药品上市许可的基本流程

1. 药品审评中心应当组织药学、医学和其他技术人员，按要求对已受理的药品上市许可申请进行审评。

2. 审评过程中基于风险启动药品注册核查、检验，相关技术机构应当在规定时限内完成核查、检验工作。

3. 药品审评中心根据药品注册申报资料、核查结果、检验结果等，对药品的安全性、有效性和质量可控性等进行综合审评，非处方药还应当转药品评价中心进行非处方药适宜性审查。

4. 综合审评结论通过的，批准药品上市，发给药品注册证书。综合审评结论不通过的，作出不予批准决定。药品注册证书载明药品批准文号、持有人、生产企业等信息。非处方药的药品注册证书还应当注明非处方药类别。

（六）药品审评期间及批准上市后相关的其他要求

1. 药品上市许可申请审评期间，发生可能影响药品安全性、有效性和质量可控性的重大变更的，申请人应当撤回原注册申请，补充研究后重新申报。申请人名称变更、注册地址名称变更等不涉及技术审评内容的，应当及时书面告知药品审评中心并提交相关证明性资料。

2. 经核准的药品生产工艺、质量标准、说明书和标签作为药品注册证书的附件一并发给申请人，必要时还应当附药品上市后研究要求。上述信息纳入药品品种档案，并根据上市后变更情况及时更新。

3. 药品批准上市后，持有人应当按照国家药品监督管理局核准的生产工艺和质量标准生产药品，并按照药品生产质量管理规范要求进行细化和实施。

三、药品关联审评审批

（一）关联审评审批的申请

药品审评中心在审评药品制剂注册申请时，对药品制剂选用的化学原料药、辅料及直接接触药品的包装材料和容器进行关联审评。

化学原料药、辅料及直接接触药品的包装材料和容器生产企业应当按照关联审评审批制度要求，在化学原料药、辅料及直接接触药品的包装材料和容器登记平台登记产品信息和研究资料。药品审评中心向社会公示登记号、产品名称、企业名称、生产地址等基本信息，供药品制剂注册申请人选择。

药品制剂申请人提出药品注册申请，可以直接选用已登记的化学原料药、辅料及直接接触药品的包装材料和容器；选用未登记的化学原料药、辅料及直接接触药品的包装材料和容器的，相关研究资料应当随药品制剂注册申请一并申报。

（二）关联审评审批的实施

药品审评中心在审评药品制剂注册申请时，对药品制剂选用的化学原料药、辅料及直接接触药品的包装材料和容器进行关联审评，需补充资料的，按照补充资料程序要求药品制剂申请人或者化学原料药、辅料及直接接触药品的包装材料和容器登记企业补充资料，可以基于风险提出对化学原料药、辅料及直接接触药品的包装材料和容器企业进行延伸检查。

仿制境内已上市药品所用的化学原料药的，可以申请单独审评审批。

（三）关联审评审批的信息管理

化学原料药、辅料及直接接触药品的包装材料和容器关联审评通过的或者单独审评审批通过的，药品审评中心在化学原料药、辅料及直接接触药品的包装材料和容器登记平台更新登记状态标识，向社会公示相关信息。其中，化学原料药同时发给化学原料药批准通知书及核准后的生产工艺、质量标准和标签，化学原料药批准通知书中载明登记号；不予批准的，发给化学原料药不予批准通知书。

未通过关联审评审批的，化学原料药、辅料及直接接触药品的包装材料和容器产品的登记状态维持不变，相关药品制剂申请不予批准。

四、药品注册核查

药品注册核查，是指为核实申报资料的真实性、一致性以及药品上市商业化生产条件，检查药品研制的合规性、数据可靠性等，对研制现场和生产现场开展的核查活动，以及必要时对药品注册申请所涉及的化学原料药、辅料及直接接触药品的包装材料和容器生产企业、供应商或者其他受托机构开展的延伸检查活动。

药品注册核查启动的原则、程序、时限和要求，由药品审评中心制定公布；药品注册核查实施的原则、程序、时限和要求，由药品核查中心制定公布。

（一）药品注册研制现场核查

药品审评中心根据药物创新程度、药物研究机构既往接受核查情况等，基于风险决定是否开展药品注册研制现场核查。

药品审评中心决定启动药品注册研制现场核查的，通知药品核查中心在审评期间组织实施核查，同时告知申请人。药品核查中心应当在规定时限内完成现场核查，并将核查情况、核查结论等相关材料反馈至药品审评中心进行综合审评。

（二）药品注册生产现场核查

申请药品上市许可时，申请人和生产企业应当已取得相应的药品生产许可证。

药品审评中心根据申报注册的品种、工艺、设施、既往接受核查情况等因素，基于风险决定是否启动药品注册生产现场核查。

对于创新药、改良型新药以及生物制品等，应当进行药品注册生产现场核查和上市前药品生产质量管理规范检查。

对于仿制药等，根据是否已获得相应生产范围药品生产许可证且已有同剂型品种上市等情况，基于风险进行药品注册生产现场核查、上市前药品生产质量管理规范检查。

药品注册申请受理后，药品审评中心应当在受理后四十日内进行初步审查，需要药品注册生产现场核查的，通知药品核查中心组织核查，提供核查所需的相关材料，同时告知申请人以及申请人或者生产企业所在地省、自治区、直辖市药品监督管理部门。药品核查中心原则上应当在审评时限届满四十日前完成核查工作，并将核查情况、核查结果等相关材料反馈至药品审评中心。

需要上市前药品生产质量管理规范检查的，由药品核查中心协调相关省、自治区、直辖市药品监督管理部门与药品注册生产现场核查同步实施。上市前药品生产质量管理规范检查的管理要求，按照药品生产监督管理办法的有关规定执行。

申请人应当在规定时限内接受核查。

（三）有因检查

药品审评中心在审评过程中，发现申报资料真实性存疑或者有明确线索举报等，需要现场检查核实的，应当启动有因检查，必要时进行抽样检验。

五、药品注册检验

药品注册检验，包括标准复核和样品检验。

标准复核，是指对申请人申报药品标准中设定项目的科学性、检验方法的可行性、质控指标的合理性等进行的实验室评估。

样品检验，是指按照申请人申报或者药品审评中心核定的药品质量标准对样品进行的实验室检验。

与国家药品标准收载的同品种药品使用的检验项目和检验方法一致的，可以不进行标准复核，只进行样品检验。其他情形应当进行标准复核和样品检验。

（一）药品注册检验的机构分类

中检院或者经国家药品监督管理局指定的药品检验机构承担以下药品注册检验：创新药；改良型新药（中药除外）；生物制品、放射性药品和按照药品管理的体外诊断试剂；国家药品监督管理局规定的其他药品。

境外生产药品的药品注册检验由中检院组织口岸药品检验机构实施。

其他药品的注册检验，由申请人或者生产企业所在地省级药品检验机构承担。

（二）药品注册检验的提出

申请人完成支持药品上市的药学相关研究，确定质量标准，并完成商业规模生产工艺验证后，可以在药品注册申请受理前向中检院或者省、自治区、直辖市药品监督管理部门提出药品注册检验。

申请人未在药品注册申请受理前提出药品注册检验的，在药品注册申请受理后四十日内由药品审评中心启动药品注册检验。

原则上申请人在药品注册申请受理前只能提出一次药品注册检验，不得同时向多个药品检验机构提出药品注册检验。

申请人提交的药品注册检验资料应当与药品注册申报资料的相应内容一致，不得在药品注册检验过程中变更药品检验机构、样品和资料等。

（三）药品注册检验的实施

1. 注册申请受理前提出注册检验

境内生产药品的注册申请，申请人在药品注册申请受理前提出药品注册检验的，向相关省、自治区、直辖市药品监督管理部门申请抽样，省、自治区、直辖市药品监督管理部门组织进行抽样并封签，由申请人将抽样单、样品、检验所需资料及标准物质等送至相应药品检验机构。

境外生产药品的注册申请，申请人在药品注册申请受理前提出药品注册检验的，申请人应当按规定要求抽取样品，并将样品、检验所需资料及标准物质等送至中检院。

2. 注册申请受理后提出注册检验

境内生产药品的注册申请，药品注册申请受理后需要药品注册检验的，药品审评中心应当在受理后四十日内向药品检验机构和申请人发出药品注册检验通知。申请人向相关省、自治区、直辖市药品监督管理部门申请抽样，省、自治区、直辖市药品监督管理部门组织进行抽样并封签，申请人应当在规定时限内将抽样单、样品、检验所需资料及标准物质等送至相应药品检验机构。

境外生产药品的注册申请，药品注册申请受理后需要药品注册检验的，申请人应当按规定要求抽取样品，并将样品、检验所需资料及标准物质等送至中检院。

3. 药品检验机构的相关措施与要求

药品检验机构应当在五日内对申请人提交的检验用样品及资料等进行审核，作出是否接收的决定，同时告知药品审评中心。需要补正的，应当一次性告知申请人。

药品检验机构原则上应当在审评时限届满四十日前，将标准复核意见和检验报告反馈至药品审评中心。

在药品审评、核查过程中，发现申报资料真实性存疑或者有明确线索举报，或者认为有必要进行样品检验的，可抽取样品进行样品检验。

审评过程中，药品审评中心可以基于风险提出质量标准单项复核。

六、药品注册审批结论

(一)审批通过

药品注册申请符合法定要求的,国家药品监督管理局予以批准。

颁发批准证明文件的格式为:境内生产药品批准文号格式为国药准字H(Z、S)+四位年号+四位顺序号。中国香港、澳门和台湾地区生产药品批准文号格式为国药准字H(Z、S)C+四位年号+四位顺序号。境外生产药品批准文号格式为国药准字H(Z、S)J+四位年号+四位顺序号。其中,H代表化学药,Z代表中药,S代表生物制品。药品批准文号,不因上市后的注册事项的变更而改变。中药另有规定的从其规定。

(二)不予批准

药品注册申请有下列情形之一的,不予批准:

(1)药物临床试验申请的研究资料不足以支持开展药物临床试验或者不能保障受试者安全的。

(2)申报资料显示其申请药品安全性、有效性、质量可控性等存在较大缺陷的。

(3)申报资料不能证明药品安全性、有效性、质量可控性,或者经评估认为药品风险大于获益的。

(4)申请人未能在规定时限内补充资料的。

(5)申请人拒绝接受或者无正当理由未在规定时限内接受药品注册核查、检验的。

(6)药品注册过程中认为申报资料不真实,申请人不能证明其真实性的。

(7)药品注册现场核查或者样品检验结果不符合规定的。

(8)法律法规规定的不应当批准的其他情形。

第四节 药品加快上市注册程序

本节术语 突破性药物治疗程序、附条件批准程序、优先审评审批程序、特别审批程序

新的《药品注册管理办法》明确规定,国家药品监督管理局建立药品加快上市注册制度,支持以临床价值为导向的药物创新。对符合条件的药品注册申请,申请人可以申请适用突破性治疗药物、附条件批准、优先审评审批及特别审批程序。在药品研制和注册过程中,药品监督管理部门及其专业技术机构给予必要的技术指导、沟通交流、优先配置资源、缩短审评时限等政策和技术支持。

一、突破性药物治疗程序

药物临床试验期间,用于防治严重危及生命或者严重影响生存质量的疾病,且尚无有效防治手段或者与现有治疗手段相比有足够证据表明具有明显临床优势的创新药或者改良型新药等,申请人可以申请适用突破性治疗药物程序。

申请适用突破性治疗药物程序的，申请人应当向药品审评中心提出申请。符合条件的，药品审评中心按照程序公示后纳入突破性治疗药物程序。

（一）政策支持

对纳入突破性治疗药物程序的药物临床试验，给予以下政策支持：

（1）申请人可以在药物临床试验的关键阶段向药品审评中心提出沟通交流申请，药品审评中心安排审评人员进行沟通交流。

（2）申请人可以将阶段性研究资料提交药品审评中心，药品审评中心基于已有研究资料，对下一步研究方案提出意见或者建议，并反馈给申请人。

（二）退出机制

对纳入突破性治疗药物程序的药物临床试验，申请人发现不再符合纳入条件时，应当及时向药品审评中心提出终止突破性治疗药物程序。药品审评中心发现不再符合纳入条件的，应当及时终止该品种的突破性治疗药物程序，并告知申请人。

二、附条件批准程序

（一）符合附条件批准的情形

药物临床试验期间，符合以下情形的药品，可以申请附条件批准：

（1）治疗严重危及生命且尚无有效治疗手段的疾病的药品，药物临床试验已有数据证实疗效并能预测其临床价值的。

（2）公共卫生方面急需的药品，药物临床试验已有数据显示疗效并能预测其临床价值的。

（3）应对重大突发公共卫生事件急需的疫苗或者国务院卫生健康主管部门认定急需的其他疫苗，经评估获益大于风险的。

（二）申请与批准

申请附条件批准的，申请人应当就附条件批准上市的条件和上市后继续完成的研究工作等与药品审评中心沟通交流，经沟通交流确认后提出药品上市许可申请。

经审评，符合附条件批准要求的，在药品注册证书中载明附条件批准药品注册证书的有效期、上市后需要继续完成的研究工作及完成时限等相关事项。

（三）上市后要求与退出机制

对附条件批准的药品，持有人应当在药品上市后采取相应的风险管理措施，并在规定期限内按照要求完成药物临床试验等相关研究，以补充申请方式申报。

对附条件批准的药品，持有人逾期未按照要求完成研究或者不能证明其获益大于风险的，国家药品监督管理局应当依法处理，直至注销药品注册证书。

三、优先审评审批程序

（一）满足优先审评审批条件的情形

药品上市许可申请时，以下具有明显临床价值的药品，可以申请适用优先审评审批程序：

（1）临床急需的短缺药品、防治重大传染病和罕见病等疾病的创新药和改良型新药；

（2）符合儿童生理特征的儿童用药品新品种、剂型和规格；

（3）疾病预防、控制急需的疫苗和创新疫苗；

（4）纳入突破性治疗药物程序的药品；

（5）符合附条件批准的药品；

（6）国家药品监督管理局规定其他优先审评审批的情形。

（二）申请与批准

申请人在提出药品上市许可申请前，应当与药品审评中心沟通交流，经沟通交流确认后，在提出药品上市许可申请的同时，向药品审评中心提出优先审评审批申请。符合条件的，药品审评中心按照程序公示后纳入优先审评审批程序。

（三）政策支持

对纳入优先审评审批程序的药品上市许可申请，给予以下政策支持：

（1）药品上市许可申请的审评时限为一百三十日；

（2）临床急需的境外已上市境内未上市的罕见病药品，审评时限为七十日；

（3）需要核查、检验和核准药品通用名称的，予以优先安排；

（4）经沟通交流确认后，可以补充提交技术资料。

（四）退出机制

审评过程中，发现纳入优先审评审批程序的药品注册申请不能满足优先审评审批条件的，药品审评中心应当终止该品种优先审评审批程序，按照正常审评程序审评，并告知申请人。

四、特别审批程序

在发生突发公共卫生事件的威胁时以及突发公共卫生事件发生后，国家药品监督管理局可以依法决定对突发公共卫生事件应急所需防治药品实行特别审批。

（一）支持政策

对实施特别审批的药品注册申请，国家药品监督管理局按照统一指挥、早期介入、快速高效、科学审批的原则，组织加快并同步开展药品注册受理、审评、核查、检验工作。

对纳入特别审批程序的药品，可以根据疾病防控的特定需要，限定其在一定期限和范围内使用。

（二）退出机制

对纳入特别审批程序的药品，发现其不再符合纳入条件的，应当终止该药品的特别审批程序，并告知申请人。

第五节　药品上市后变更与再注册

一、药品上市后研究和变更

（一）药品上市后研究

持有人应当主动开展药品上市后研究，对药品的安全性、有效性和质量可控性进行进一步确证，加强对已上市药品的持续管理。

药品注册证书及附件要求持有人在药品上市后开展相关研究工作的，持有人应当在规定时限内完成并按照要求提出补充申请、备案或者报告。

药品批准上市后，持有人应当持续开展药品安全性和有效性研究，根据有关数据及时备案或者提出修订说明书的补充申请，不断更新完善说明书和标签。药品监督管理部门依职责可以根据药品不良反应监测和药品上市后评价结果等，要求持有人对说明书和标签进行修订。

（二）药品上市后变更

药品上市后的变更，按照其对药品安全性、有效性和质量可控性的风险和产生影响的程度，实行分类管理，分为审批类变更、备案类变更和报告类变更。

持有人应当按照相关规定，参照相关技术指导原则，全面评估、验证变更事项对药品安全性、有效性和质量可控性的影响，进行相应的研究工作。

1. 审批类变更

持有人应当以补充申请方式申报，经批准后实施的变更包括：药品生产过程中的重大变更；药品说明书中涉及有效性内容以及增加安全性风险的其他内容的变更；持有人转让药品上市许可；国家药品监督管理局规定需要审批的其他变更。

2. 备案类变更

持有人应当在变更实施前，报所在地省、自治区、直辖市药品监督管理部门备案的情形包括：药品生产过程中的中等变更；药品包装标签内容的变更；药品分包装；国家药品监督管理局规定需要备案的其他变更。

境外生产药品发生上述变更的，应当在变更实施前报药品审评中心备案。

3. 报告类变更

持有人应当在年度报告中报告的情形包括：药品生产过程中的微小变更；国家药品监督管理局规定需要报告的其他变更。

二、药品再注册

持有人应当在药品注册证书有效期届满前六个月申请再注册。

境内生产药品再注册申请由持有人向其所在地省、自治区、直辖市药品监督管理部门提出，境外生产药品再注册申请由持有人向药品审评中心提出。

（一）药品再注册审批

药品再注册申请受理后，省、自治区、直辖市药品监督管理部门或者药品审评中心对持有人开展药品上市后评价和不良反应监测情况，按照药品批准证明文件和药品监督管理部门要求开展相关工作情况，以及药品批准证明文件载明信息变化情况等进行审查，符合规定的，予以再注册，发给药品再注册批准通知书。不符合规定的，不予再注册，并报请国家药品监督管理局注销药品注册证书。

（二）不予再注册的情形

有下列情形之一的，不予再注册：

（1）有效期届满未提出再注册申请的；

（2）药品注册证书有效期内持有人不能履行持续考察药品质量、疗效和不良反应责任的；

（3）未在规定时限内完成药品批准证明文件和药品监督管理部门要求的研究工作且无合理理由的；

（4）经上市后评价，属于疗效不确切、不良反应大或者因其他原因危害人体健康的；

（5）法律、行政法规规定的其他不予再注册情形。

对不予再注册的药品，药品注册证书有效期届满时予以注销。

第六节　药品注册监督管理与法律责任

国家药品监督管理局负责对药品审评中心等相关专业技术机构及省、自治区、直辖市药品监督管理部门承担药品注册管理相关工作的监督管理、考核评价与指导。

药品监督管理部门应当依照法律、法规的规定对药品研制活动进行监督检查，必要时可以对为药品研制提供产品或者服务的单位和个人进行延伸检查，有关单位和个人应当予以配合，不得拒绝和隐瞒。

一、监督管理

（一）信息管理与信息公开

信息中心负责建立药品品种档案，对药品实行编码管理，汇集药品注册申报、临床试验期间安全性相关报告、审评、核查、检验、审批以及药品上市后变更的审批、备案、报告等信息，并持续更新。

未经申请人同意，药品监督管理部门、专业技术机构及其工作人员、参与专家评审等的人员不得披露申请人提交的商业秘密、未披露信息或者保密商务信息，法律另有规定或者涉及国家安全、重大社会公共利益的除外。

国家药品监督管理局依法向社会公布药品注册审批事项清单及法律依据、审批要求和办理时限，向申请人公开药品注册进度，向社会公开批准上市药品的审评结论和依据以及监督检查发现的违法违规行为，接受社会监督。

（二）非临床研究与临床试验机构监督

省、自治区、直辖市药品监督管理部门应当组织对辖区内药物非临床安全性评价研究机构、药物临床试验机构等遵守药物非临床研究质量管理规范、药物临床试验质量管理规范等情况进行日常监督检查，监督其持续符合法定要求。

国家药品监督管理局根据需要进行药物非临床安全性评价研究机构、药物临床试验机构等研究机构的监督检查。

（三）药品安全信用管理制度

国家药品监督管理局建立药品安全信用管理制度，药品核查中心负责建立药物非临床安全性评价研究机构、药物临床试验机构药品安全信用档案，记录许可颁发、日常监督检查结果、违法行为查处等情况，依法向社会公布并及时更新。

药品监督管理部门对有不良信用记录的，增加监督检查频次，并可以按照国家规定实施联合惩戒。

（四）注册证书的注销

具有下列情形之一的，由国家药品监督管理局注销药品注册证书，并予以公布：

（1）持有人自行提出注销药品注册证书的；

（2）按照本办法规定不予再注册的；

（3）持有人药品注册证书、药品生产许可证等行政许可被依法吊销或者撤销的；

（4）按照《药品管理法》第八十三条的规定，疗效不确切、不良反应大或者因其他原因危害人体健康的；

（5）按照《疫苗管理法》第六十一条的规定，经上市后评价，预防接种异常反应严重或者其他原因危害人体健康的；

（6）按照《疫苗管理法》第六十二条的规定，经上市后评价发现该疫苗品种的产品设计、生产工艺、安全性、有效性或者质量可控性明显劣于预防、控制同种疾病的其他疫苗品种的；

（7）违反法律、行政法规规定，未按照药品批准证明文件要求或者药品监督管理部门要求在规定时限内完成相应研究工作且无合理理由的；

（8）其他依法应当注销药品注册证书的情形。

二、法律责任

药品注册管理体系内的各类活动均需要依照法律、法规、规章、标准和相关规范开展和实施，新的《药品注册管理办法》对相关涉嫌违法违规行为的法律责任也做了明确规定。

（一）按照《药品管理法》《疫苗管理法》相关条款明确各自法律责任的情形

（1）在药品注册过程中，提供虚假的证明、数据、资料、样品或者采取其他手段骗取临床试验许可或者药品注册等许可的；

（2）申请疫苗临床试验、注册提供虚假数据、资料、样品或者有其他欺骗行为的；

（3）在药品注册过程中，药物非临床安全性评价研究机构、药物临床试验机构等，未按照规定遵守药物非临床研究质量管理规范、药物临床试验质量管理规范等的；

（4）未经批准开展药物临床试验的；开展生物等效性试验未备案的；

（5）药物临床试验期间，发现存在安全性问题或者其他风险，临床试验申办者未及时调整临床试验方案、暂停或者终止临床试验，或者未向国家药品监督管理局报告的；

（6）药品检验机构在承担药品注册所需要的检验工作时，出具虚假检验报告的；

（7）对不符合条件而批准进行药物临床试验、不符合条件的药品颁发药品注册证书的；

（8）药品监督管理部门及其工作人员在药品注册管理过程中有违法违规行为的。

（二）按照《药品注册管理办法》另行明确的法律责任

申办者有下列情形之一的，责令限期改正；逾期不改正的，处一万元以上三万元以下罚款：

（1）开展药物临床试验前未按规定在药物临床试验登记与信息公示平台进行登记；

（2）未按规定提交研发期间安全性更新报告；

（3）药物临床试验结束后未登记临床试验结果等信息。

知识链接

美国药品注册现场核查管理

美国药品注册由美国食品药物管理局（FDA）主管。FDA除对申报资料进行审查外，还进行批准前的检查，对新药研制过程的档案资料及GLP、GCP和GMP条件进行实地考察。FDA通常用平均2年的时间审查、核准有关的资料和数据，同时进行市场调查。在所有的资料通过审查以后，FDA会对申报厂家进行批准前的一次现场考核。此次考核的内容与cGMP（现行的药品生产质量管理规范）的内容相符，并结合申报资料的具体情况进行。现场考核不合格，将直接导致整个申报的失败。

FDA的核查员队伍非常专业化，不仅有很强的专业背景，也不允许有任何社会兼职。对于所有新加入的监管人员，FDA都要对其进行法律和政策方面及有关科学技术、监督技巧、管理规范程序等方面的上岗培训和教育，并由有经验的监管官员带教至少1年。FDA还经常对监管人员进行有针对性的监管技巧培训，定期考核。同时，为适应科学和社会的发展，FDA还保证提供不间断的专业教育和核心能力的培训，以维持监管人员的工作水平。另外，FDA还通过设立主任奖学金的方式，鼓励、资助优秀雇员进修和提升。

思考题

1. 简述新药研发的基本程序及其特点。

2. 试述药物临床试验分期的几个阶段。

3. 药品注册的类别有哪几种？

4. 试述药品上市注册的基本要求。

5. 试述药品加快上市审评的几种情形。

6. 试述药品现场检查的必要性和主要分类。

第四章

药品生产管理

教学目标

本章主要涉及药品生产监督管理的相关法律制度，包括 GMP 制度、药品生产企业的开办、药品生产许可证和药品委托生产的管理以及我国 2010 版 GMP 的主要内容。本章的学习可以使读者较系统地了解我国对药品生产环节的监督和管理。

教学要求

1. 了解：我国药品生产管理概况；GMP 发展历程和实施的意义。
2. 熟悉：2010 版 GMP 对质量管理、软件、硬件、人员等内容的基本要求。
3. 掌握：药品生产许可证制度；对药品委托生产的管理。
4. 重点掌握：药品生产者法定义务。

第一节　药品生产质量管理

本节术语　GMP

药品作为防治疾病、康复保健的特殊商品，关系到人民身体健康和生命安全，关系到社会安定、经济发展。制药虽是小行业，但却是重要的战略性产业。随着改革的深入与经济的不断发展，我国制药业保持着持续、快速的增长，但是与制药强国相比，我国制药企业还存在着多、散、小，品种缺乏创新，整体技术水平不高，市场竞争机制尚不健全等问题，还需要国家相关部门的监督管理。药品监督管理部门制定了一系列的法律、法规，对药品从研发、生产、销售到使用的每一环节进行监管，保证药品的质量。我国通过《药品管理法》及其实施条例、《药品生产监督管理办法》《药品生产质量管理规范》（GMP）等一系列法律、法规和规章确定了药品生产许可证制度和 GMP 管理制度，保证药品质量的安全、有效和质量可控，从而保障人民用药安全。

《药品生产质量管理规范》的全称为 "Good Practice in the Manufacturing and Quality Control of Drugs"，简称 "Good Manufacturing Practice"，即 GMP。GMP 是在药品生产全过程实施质量管理，保证生产出优质药品的一整套系统的、科学的管理规范，是药品生产和质量管理的基本准则。

一、GMP 制度的发展与演变

（一）国际 GMP 发展历程

GMP 是医药实践经验、教训的总结以及人类智慧的结晶。随着医药工业的迅速发展，人类在享受日益增多的新药缓解疾病痛苦的同时，也遭受了一些严重的药害事件。特别是20世纪最大的药物灾难"反应停"事件，引起了美国民众的不安，同时对药品监督及法律产生兴趣。

FDA 于 1963 年颁布了世界上第一部 GMP 法案。1967 年 WHO 在《国际药典》的附录中收录了该制度，并在 1969 年的第 22 届世界卫生大会上建议各成员国采用 GMP 体系作为药品生产的监督制度。1973 年日本制药工业协会提出了自己的 GMP，并于 1974 年由日本政府颁布 GMP，进行指导推行；1975 年 11 月 WHO 正式公布 GMP。在此后的 40多年内，世界很多国家、地区为了维护消费者利益，提高本国药品在国际市场的竞争力，根据药品生产和质量管理的特殊要求以及本国的国情，纷纷制定 GMP，从而使其成为世界各国对药品生产全过程监督管理普遍采用的法定技术规范。

（二）我国的 GMP 发展历程

《药品生产质量管理规范》（GMP）在我国的推行和实施历经了近 30 年。20 世纪 80年代初，随着对外开放政策和出口药品的需要，我国医药工业开始引进 GMP 概念，GMP制度受到重视。

1982 年，中国医药工业公司参照一些发达国家的 GMP 制定了《药品生产管理规范（试行稿）》，并开始在一些制药企业试行。这是我国制药工业组织制定的 GMP，也是我国最早的 GMP 制度。1985 年，中国医药工业公司在原试行本的基础上修订成《药品生产管理规范》，作为行业的 GMP 正式颁布执行。同时也颁布了《药品生产管理规范实施指南》，这在推动我国药品生产企业落实 GMP 要求方面起到了积极的作用，并在执行过程中取得明显的效果。

卫生部于 1988 年颁布《药品生产质量管理规范》，制定了我国法定的 GMP，1992 年又颁布了修订版。1998 年，国家药品监督管理局成立后，借鉴和汲取了 WHO 以及美国、欧盟、日本等国家和地区实施 GMP 的经验与教训，总结几年来我国实施 GMP 的情况，对 1992 年修订的 GMP 进行再修订，于 1999 年 8 月 1 日起施行修订后的《药品生产质量管理规范》。

自实施 GMP 制度以来，我国药品生产企业生产环境和生产条件发生了根本性转变，制药工业总体水平显著提高，对于迅速缩短我国制药企业与国际水平的差距，保证我国医药工业的健康快速发展发挥了重要作用。但随着科技的不断进步，技术标准的不断提高，我国 GMP（1998 年版）和世界先进国家相比存在较大差距。为使我国 GMP 与国际标准接轨，加快我国药品生产获得国际认可，国家药监局历经 5 年修订、两次公开征求意见的《药品生产质量管理规范》（2010 年修订）于 2011 年 3 月 1 日开始实施。2010 版 GMP 实施后，有望促进我国医药企业优胜劣汰、兼并重组、做大做强，进一步调整企业布局，净化医药市场，全面保障人民用药安全。

二、GMP 的内容和特点

（一）GMP 的内容

GMP 的总体内容包括机构与人员、厂房与设施、设备、物料与产品、确认与验证、文件管理、生产管理、质量控制与质量保证等方面的内容，涉及药品生产的方方面面，强调通过对生产全过程的管理来保证生产出优质药品。

从专业化管理的角度，GMP可以分为质量控制系统和质量保证系统两大方面。质量控制系统是对原材料、中间品、产品的系统质量控制；质量保证系统是对影响药品质量的、生产过程中易产生的人为差错和污染等问题进行系统的严格管理，以保证药品质量。

GMP还可从硬件、软件的角度分为硬件系统和软件系统。硬件系统主要包括对人员、厂房、设施、设备等目标要求；软件系统主要包括组织机构、组织工作、生产技术、卫生、制度、文件、教育等方面内容。

（二）GMP的特点

1. 原则性

GMP条款仅指明了要求的目标，没有列出如何达到这些目标的解决办法。企业可自主选择适合自身的方式来达到GMP要求。

2. 时效性

GMP条款只能根据该国、该地区现有的药品生产水平来制定，随着国家医药科技与贸易的发展，GMP条款需要定期或不定期地补充、修订。

3. 基础性

GMP是保证药品生产质量的最低标准，达到GMP标准是企业生产药品的最低要求。企业可以结合自身技术与市场竞争要求采取多样化的手段制定企业内部产品标准，但以不会影响和降低GMP本身要求为限。

4. 多样性

尽管各国GMP在规定的内容上基本相同，但由于各国的国情与制药工业的发展水平各不相同，因此对内容要求的精度和严格程度也不相同。

三、我国实施GMP的重要意义

1. 实施GMP是药品质量监督管理的重要措施

GMP是防止药品在生产中发生差错、混杂和污染，确保药品质量的有效手段，实施GMP有利于为制药企业提供一套药品生产和质量管理所遵循的基本原则和方法，促进企业强化质量管理，GMP已成为国际通用的药品生产及质量管理必须遵循的原则。

2. 实施GMP是制药企业发展的必由之路

实施药品生产质量规范化管理是企业形象的重要象征，是制药企业对社会公众用药安全高度负责的体现，有利于企业提高监督管理人员素质，增强质量意识；同时企业采用现代化管理，采用新技术、新设备，提高产品质量和经济效益，是企业和产品增强竞争力的重要保证，是医药产品进入国际市场的先决条件。强化符合GMP要求的管理，是企业发展的必由之路。

3. 实施GMP是不断完善法规政策的需要

随着国务院药品监督管理部门对GMP、《药品GMP认证管理办法》《药品GMP认证工作程序》等有关法规的颁布，以及国家在药品注册、药品生产许可证的换发、药品定价等方面倾斜性政策的执行，制药企业的GMP认证工作已经由被动的行为变为企业自身发展的需求。与此同时，GMP的实施对传统管理体系的各个方面均提出了挑战，一些不适应 GMP 管理要求的做法必然会逐渐退出历史舞台。

第二节 药品生产监督管理

本节术语 *药品生产许可证、委托生产*

药品生产监督管理是指药品监督管理部门依法对药品生产条件和生产过程进行审查、许可、监督检查等的管理活动。为进一步加强对药品生产过程的监督管理，规范药品生产行为，以确保所生产药品的质量，原国家食品药品监督管理局于 2004 年 8 月 5 日发布、2017 年 11 月 7 日修订实施《药品生产监督管理办法》。新修订的管理办法秉承管理更加规范、责任更加明确的原则，为保证药品质量提供了行之有效的监督管理依据。

一、开办药品生产企业的管理

我国《药品管理法》第四十一条规定："从事药品生产活动，应当经所在地省、自治区、直辖市人民政府药品监督管理部门批准，取得药品生产许可证。无药品生产许可证的，不得生产药品。"

（一）开办药品生产企业的条件

根据我国《药品管理法》第四十二条，从事药品生产活动，必须具备以下条件：

（1）具有依法经过资格认定的药学技术人员、工程技术人员及相应的技术工人；

（2）具有与药品生产相适应的厂房、设施和卫生环境；

（3）具有能对所生产药品进行质量管理和质量检验的机构、人员以及必要的仪器设备；

（4）具有保证药品质量的规章制度，并符合国务院药品监督管理部门依据本法制定的药品生产质量管理规范要求。

药品监督管理部门在审核批准开办药品企业的申请时，除上述必须具备的条件外，还需注意符合国家制定的行业发展规划和产业政策，防止重复建设。

（二）开办药品生产企业的申报和审批程序

从事制剂、原料药、中药饮片生产活动，申请人应当向拟办企业所在地省、自治区、直辖市药品监督管理部门提出申请，并提交《药品生产监督管理办法》规定的相应材料，并对其申请材料全部内容的真实性负责。药品监督管理部门收到申请后，按照国家发布的药品行业发展规划和产业政策进行审查，根据情况分别作出不予受理、允许更正、通知补正、予以受理等相应处理；无论受理或不予受理药品生产企业开办申请，均应出具加盖本部门受理专用印章并注明日期的"受理通知书"或"不予受理通知书"。

省、自治区、直辖市药品监督管理部门在收到申请之日起 30 个工作日内，作出决定。经审查符合规定的，予以批准，并自书面批准决定作出之日起 10 个工作日内颁发药品生产许可证；不符合规定的，作出不予批准的书面决定，并说明理由。

二、药品生产许可证管理

我国对药品生产企业实行药品生产许可证制度。药品生产许可证分正本和副本，药品生产许可证电子证书与纸质证书具有同等法律效力，有效期为5年。其载明的项目有许可证编号、分类码、企业名称、统一社会信用代码住所（经营场所）、企业负责人、生产负责人、质量负责人、质量受权人、生产地址和生产范围、发证机关、发证日期、有效期限等项目。其中由药品监督管理部门核准的许可事项为生产范围和生产地址；与市场监督管理部门核发的营业执照中载明的相关内容一致的登记事项为企业名称、住所（经营场所）、法定代表人等项目（见图4-1）。

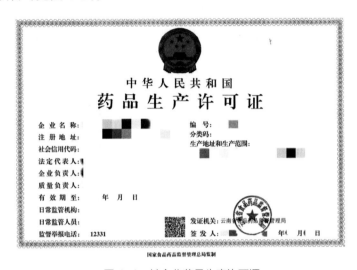

图4-1　某企业药品生产许可证

（一）药品生产许可证的变更

药品生产许可证的变更分为许可事项变更和登记事项变更。药品生产许可证变更后，原发证机关应当在药品生产许可证副本上记录变更的内容和时间，并按照变更后的内容重新核发药品生产许可证正本，收回原药品生产许可证正本，变更后的药品生产许可证有效期不变。

1. 许可事项变更

许可事项变更是指生产范围和生产地址的变更。

药品生产企业变更药品生产许可证许可事项的，向原发证机关提出药品生产许可证变更申请。未经批准，不得擅自变更许可事项。

原发证机关应当自收到企业变更申请之日起15个工作日内作出是否准予变更的决定。不予变更的，应当书面说明理由，并告知申请人享有依法申请行政复议或者提起行政诉讼的权利。

变更生产范围或者生产地址的，药品生产企业应当按照《药品生产监督管理办法》第六条的规定及相关变更技术要求，提交涉及变更内容的有关材料，并报经所在地省、自治区、直辖市药品监督管理部门审查决定。

2. 登记事项变更

登记事项变更是指企业名称、住所（经营场所）、法定代表人、企业负责人、生产负责人、质量负责人、质量受权人等项目的变更。

药品生产企业变更药品生产许可证登记事项的，应当在市场监督管理部门核准变更或者企业完成变更后 30 日内，向原发证机关申请药品生产许可证变更登记。原发证机关应当自收到企业变更申请之日起 10 个工作日内办理变更手续。

（二）药品生产许可证的换发

药品生产许可证有效期届满，需要继续生产药品的，药品生产企业应当在有效期届满前 6 个月，向原发证机关申请换发药品生产许可证。

原发证机关结合企业遵守药品管理法律法规、GMP 和质量体系运行情况，根据风险管理原则进行审查，在药品生产许可证有效期届满前作出是否准予其换证的决定；符合规定准予换证的，收回原证，换发新证；不符合规定的，作出不予换证的书面决定，并说明理由，同时告知申请人享有依法申请行政复议或者提起行政诉讼的权利；逾期未作出决定的，视为同意换证，并予补办相应手续。

（三）药品生产许可证的补发

药品生产许可证遗失的，药品上市许可持有人药品生产企业应当立即向原发证机关申请补发，原发证机关按照原核准事项在 10 个工作日内补发药品生产许可证，许可证编号、有效期等与原许可证一致。

三、药品委托生产管理

药品上市许可持有人可以自行生产药品，也可以委托药品生产企业生产。药品上市许可持有人委托生产的，应当委托符合条件监督受托方的药品生产企业。药品上市许可持有人和受托生产企业应当签订委托协议和质量协议，并履行有关协议约定的义务。药品委托生产有利于减少制药业的重复建设，合理利用资源，优化资源结构。

（一）药品委托生产的监管部门

药品委托生产申请，由委托双方所在地省、自治区、直辖市食品药品监督管理部门负责受理和审批。

疫苗制品、血液制品以及国家食品药品监督管理总局规定的其他药品不得委托生产。

麻醉药品、精神药品、医疗用毒性药品、放射性药品、药品类易制毒化学品的委托生产按照有关法律法规规定办理。

（二）药品委托生产的审批

进行药品委托生产，委托方应向省、自治区、直辖市药品监督管理部门提出申请，并提交相应的申请材料。受理申请的药品监督管理部门应当自受理之日起 20 个工作日内，按照规定的条件对药品委托生产的申请进行审查，并作出决定；20 个工作日内不能作出决定的，经本部门负责人批准，可以延长 10 个工作日，并应当将延长期限的理由告知委托方。经审批符合规定的，予以批准，并自书面批准决定作出之日起 10 个工作日内向委托方发放药品委托生产批件；不符合规定的，书面通知委托方并说明理由，同时告知其享有依法申请行政复议或者提起行政诉讼的权利。

药品委托生产批件有效期不得超过 2 年，且不得超过该药品批准证明文件规定的有效期限。有效期届满需要继续委托生产的，委托方应当在有效期届满 30 日前，办理延期手续。委托生产合同终止的，委托方应当及时办理药品委托生产批件的注销手续。

（三）对委托方和受托方的要求

（1）委托生产药品的双方应当签署合同，内容应当包括双方的权利与义务，并具体规定双方在药品委托生产技术、质量控制等方面的权利与义务，且应当符合国家有关药品管理的法律法规。

（2）药品委托生产的委托方应当是取得该药品批准文号的药品上市许可持有人，受托方应当是持有与生产该药品的生产条件相适应的《药品生产质量管理规范》认证证书的药品生产企业。

（3）委托方负责委托生产药品的质量和销售。委托方应当对受托方的生产条件、生产技术水平和质量管理状况进行详细考查，应当向受托方提供委托生产药品的技术和质量文件，对生产全过程进行指导和监督。受托方应当按照《药品生产质量管理规范》进行生产，并按照规定保存所有受托生产文件和记录。

（四）对委托生产药品的管理

（1）委托生产药品的质量标准应当执行国家药品质量标准，其处方、生产工艺、包装规格、标签、使用说明书、批准文号等应当与原批准的内容相同。

（2）在委托生产的药品包装、标签和说明书上，应当标明委托企业的名称和注册地址、受托方企业名称和生产地址。

（五）接受境外制药厂商的委托加工

药品生产企业接受境外药品上市许可持有人的委托在中国境内加工药品的，应当在签署委托生产合同后 30 日内向所在地省、自治区、直辖市药品监督管理部门备案。所加工的药品不得以任何形式在中国境内销售、使用。省、自治区、直辖市药品监督管理部门应当将药品委托生产的批准、备案情况报国务院药品监督管理部门。

第三节　2010 版 GMP 的主要内容

本节术语　质量保证、质量控制、质量受权人、物料、验证、自检

《药品生产质量管理规范》是药品生产和质量管理的基本准则。《药品生产质量管理规范》（2010 年修订）（以下简称"2010 版 GMP"）于 2011 年 3 月 1 日起施行。2010 版 GMP 吸收国际先进经验，结合我国国情，按照"软件硬件并重"的原则，贯彻质量风险管理和药品生产全过程管理的理念，更加注重科学性，强调指导性和可操作性，达到了与世界卫生组织药品 GMP 的一致性。2010 版 GMP 实施后，有利于促进我国医药企业优胜

劣汰、兼并重组、做大做强，进一步调整企业布局，净化医药市场，迅速缩短我国制药企业与国际水平的差距，使我国 GMP 与国际标准接轨，加快我国药品生产获得国际认可，保障人民用药安全。

2010 版 GMP 共 14 章 313 条。作为质量管理体系的一部分，2010 版 GMP 是药品生产管理和质量控制的基本要求，旨在最大限度地降低药品生产过程中污染、交叉污染以及混淆、差错等风险，确保持续稳定地生产出符合预定用途和注册要求的药品。企业应当严格执行 2010 版 GMP，坚持诚实守信，禁止任何虚假、欺骗行为。

一、质量管理

企业应当建立药品质量管理体系。该体系应当涵盖影响药品质量的所有因素，包括确保药品质量符合预定用途的有组织、有计划的全部活动。质量管理体系包括质量保证系统、质量控制系统和质量风险管理系统三部分。

（一）质量保证系统（QA）

企业必须建立质量保证系统，同时建立完整的文件体系，以保证系统有效运行。质量保证系统应当确保：① 药品的设计与研发体现 2010 版 GMP 的要求；② 生产管理和质量控制活动符合 2010 版 GMP 的要求；③ 管理职责明确；④ 采购和使用的原辅料和包装材料正确无误；⑤ 中间产品得到有效控制；⑥ 确认、验证的实施；⑦ 严格按照规程进行生产、检查、检验和复核；⑧ 每批产品经质量受权人批准后方可放行；⑨ 在贮存、发运和随后的各种操作过程中有保证药品质量的适当措施；⑩ 按照自检操作规程，定期检查评估质量保证系统的有效性和适用性。

（二）质量控制系统（QC）

质量控制包括相应的组织机构、文件系统以及取样、检验等，确保物料或产品在放行前完成必要的检验，确认其质量符合要求。质量控制的基本要求：① 应当配备适当的设施、设备、仪器和经过培训的人员，有效、可靠地完成所有质量控制的相关活动；② 应当有批准的操作规程，用于原辅料、包装材料、中间产品、待包装产品和成品的取样、检查、检验以及产品的稳定性考察，必要时进行环境监测，以确保符合本规范的要求；③ 由经授权的人员按照规定的方法对原辅料、包装材料、中间产品、待包装产品和成品取样；④ 检验方法应当经过验证或确认；⑤ 取样、检查、检验应当有记录，偏差应当经过调查并记录；⑥ 物料、中间产品、待包装产品和成品必须按照质量标准进行检查和检验，并有记录；⑦ 物料和最终包装的成品应当有足够的留样，以备必要的检查或检验；除最终包装容器过大的成品外，成品的留样包装应当与最终包装相同。

（三）质量风险管理系统

质量风险管理是在整个产品生命周期中采用前瞻或回顾的方式，对质量风险进行评估、控制、沟通、审核的系统过程。应当根据科学知识及经验对质量风险进行评估，以保证产品质量。质量风险管理过程所采用的方法、措施、形式及形成的文件应当与存在风险的级别相适应。

二、机构与人员

机构是药品生产和质量管理的组织保证，人员则是药品生产和质量管理的执行主体。2010版GMP要求药品生产企业在机构设置中要遵循因事设岗、因岗配人的原则，使全部质量活动落实到岗位、人员。各部门既要有明确的分工，又要相互协作、相互制约。

（一）机构

药品生产企业的内部机构设置一般为质量管理部门（可分别设立质量保证部门和质量控制部门）、生产管理部门、工程部门、物流部门、研究开发部门、销售部门、财务部门和人事部门。尤其应注意将生产和质量管理部门分开设置，以保证质量管理部门的权威性。

（二）关键人员

人员是药品生产和推行GMP的首要条件，是GMP中最关键、最根本的因素之一。2010版GMP要求企业应当配备足够数量并具有适当资质（含学历、培训和实践经验）的管理和操作人员，应当明确规定每个部门和每个岗位的职责。所有人员应当明确并理解自己的职责，熟悉与其职责相关的要求，并接受必要的培训，包括上岗前培训和继续培训。同时2010版GMP明确了关键人员的含义，规定"关键人员应当为企业的全职人员，至少应当包括企业负责人、生产管理负责人、质量管理负责人和质量受权人"。

1. 企业负责人

企业负责人是药品质量的主要责任人，全面负责企业日常管理。为确保企业实现质量目标并按照2010版GMP要求生产药品，企业负责人应当负责提供必要的资源，合理计划、组织和协调，保证质量管理部门独立履行其职责。

2. 生产管理负责人

生产管理负责人应当至少具有药学或相关专业本科学历（或中级专业技术职称或执业药师资格），具有至少三年从事药品生产和质量管理的实践经验，其中至少有一年的药品生产管理经验，接受过与所生产产品相关的专业知识培训。

主要职责：① 确保药品按照批准的工艺规程生产、贮存，以保证药品质量；② 确保严格执行与生产操作相关的各种操作规程；③ 确保批生产记录和批包装记录经过指定人员审核并送交质量管理部门；④ 确保厂房和设备的维护保养，以保持其良好的运行状态；⑤ 确保完成各种必要的验证工作；⑥ 确保生产相关人员经过必要的上岗前培训和继续培训，并根据实际需要调整培训内容。

3. 质量管理负责人

质量管理负责人应当至少具有药学或相关专业本科学历（或中级专业技术职称或执业药师资格），具有至少五年从事药品生产和质量管理的实践经验，其中至少一年的药品质量管理经验，接受过与所生产产品相关的专业知识培训。

主要职责：① 确保原辅料、包装材料、中间产品、待包装产品和成品符合经注册批准的要求和质量标准；② 确保在产品放行前完成对批记录的审核；③ 确保完成所有必要的检验；④ 批准质量标准、取样方法、检验方法和其他质量管理的操作规程；⑤ 审核和批准所有与质量有关的变更；⑥ 确保所有重大偏差和检验结果超标已经过调查并得到及时处理；⑦ 批准并监督委托检验；⑧ 监督厂房和设备的维护，以保持其良好的运行状态；⑨ 确保完成各种必要的确认或验证工作，审核和批准确认或验证方案和报告；⑩ 确保完成自检；⑪ 评估和批准物料供应商；⑫ 确保所有与产品质量有关的投诉已经过调查，并得到及时、正确的处理；⑬ 确保完成产品的持续稳定性考察计划，提供稳定性考察的数据；⑭ 确保完成产品质量回顾分析；⑮ 确保质量控制和质量保证人员都已经过必要的上岗前培训和继续培训，并根据实际需要调整培训内容。

4. 质量受权人

质量受权人应当至少具有药学或相关专业本科学历（或中级专业技术职称或执业药师资格），具有至少五年从事药品生产和质量管理的实践经验，从事过药品生产过程控制和质量检验工作。质量受权人应当具有必要的专业理论知识，并经过与产品放行有关的培训，方能独立履行其职责。

主要职责：① 参与企业质量体系建立、内部自检、外部质量审计、验证以及药品不良反应报告、产品召回等质量管理活动；② 承担产品放行的职责，确保每批已放行产品的生产、检验均符合相关法规、药品注册要求和质量标准；③ 在产品放行前，质量受权人必须按照上述第②项的要求出具产品放行审核记录，并纳入批记录。

（三）人员培训与卫生

1. 人员培训

对药品生产企业所有员工进行培训，是全面质量管理的要求之一。与此同时，还要建立完善的培训体系，即培训制度、培训计划、培训记录等，创造企业的培训氛围，重视培训结果，加强员工的质量意识及实际操作技能。根据培训的对象确定培训内容、制定教育方案，培训的基本内容通常包括：《药品管理法》、GMP 实施指南、质量及质量体系的概念、质量职能及各部门职责、工艺规程、岗位操作法、标准操作规程（SOP）、标准化法和计量法、药品包装、标签、说明书的管理规定、职业道德、环境卫生的要求等内容；对于在高污染风险区（如高活性、高毒性、传染性、高致敏性物料的生产区）工作的人员应接受专门的培训。此外，企业还应当建立员工培训档案。

2. 人员卫生

根据 2010 版 GMP，应建立详细的人员卫生操作规程，包括与健康、卫生习惯及人员着装相关的操作规程。生产区和质量控制区的每个工作人员应正确理解相关的卫生操作规程，并通过管理手段确保人员卫生操作规程的执行。企业应当对人员健康进行管理，并建立健康档案。直接接触药品的生产人员上岗前应当接受健康检查，以后每年至少进行一次健康检查。企业应限制参观人员和未经培训的人员进入生产区和质量控制区；特殊情况确需进入的，应当事先对个人卫生、更衣等事项进行指导。任何进入生产区的人员均应当按照规定更衣。工作服的选材、式样及穿戴方式应与所从事的工作和空气洁净度等级要求相适应。

三、厂房与设施

对于药品生产企业来说，硬件建设是否符合 2010 版 GMP 和其他有关规范的要求，直接影响所生产药品的质量。而硬件建设质量的优劣又取决于设计和施工的质量。因此，按照 2010 版 GMP 和其他有关规范的要求对厂房、设施和其他硬件进行设计或改造就显得非常重要。

（一）厂房设施的总体设计与要求

厂房的选址、设计、布局、建造、改造和维护必须符合药品生产要求，应能最大限度地避免产生污染、交叉污染、混淆和差错的风险，便于清洁、操作和维护。企业应有整洁的生产环境；厂区的地面、路面及运输等不应对药品的生产造成污染；生产、行政、生活和辅助区的总体布局应合理，不得互相妨碍。

厂房应有适当的照明、温度、湿度和通风，确保生产和贮存的药品质量以及相关设备性能不会直接或间接地受到影响。厂房、设施的设计和安装应能有效防止昆虫或其他动物进入。应当采取必要的措施，避免所使用的灭鼠药、杀虫剂、烟熏剂等对设备、物料、产品造成污染。

应当对厂房进行适当维护，并确保维修活动不影响药品的质量。应当按照详细的书面操作规程对厂房进行清洁或必要的消毒。

（二）生产区

为降低污染和交叉污染的风险，厂房、生产设施和设备应当根据所生产药品的特性、工艺流程及相应洁净度级别要求合理设计、布局和使用。应当根据药品品种、生产操作要求及外部环境状况等配置空调净化系统，使生产区有效通风，并有温度、湿度控制和空气净化过滤，保证药品的生产环境符合要求。洁净区与非洁净区之间、不同级别洁净区之间的压差应当不低于 10 帕斯卡。必要时，相同洁净度级别的不同功能区域（操作间）之间也应当保持适当的压差梯度。洁净区的内表面（墙壁、地面、天棚）应当平整光滑、无裂缝、接口严密、无颗粒物脱落，避免积尘，便于有效清洁，必要时应当进行消毒。

各种管道、照明设施、风口和其他公用设施的设计和安装应当避免出现不易清洁的部位，应当尽可能在生产区外部对其进行维护。排水设施应当大小适宜，并安装防止倒灌的装置。应当尽可能避免明沟排水；不可避免时，明沟宜浅，以方便清洁和消毒。

生产区和贮存区应当有足够的空间，确保有序地存放设备、物料、中间产品、待包装产品和成品，避免不同产品或物料的混淆、交叉污染，避免生产或质量控制操作发生遗漏或差错。生产区内可设中间控制区域，但中间控制操作不得给药品带来质量风险。

（三）仓储区

仓储区应当有足够的空间，确保有序存放待验、合格、不合格、退货或召回的原辅料、包装材料、中间产品、待包装产品和成品等各类物料和产品。仓储区的设计和建造应当确保良好的仓储条件，并有通风和照明设施。接收、发放和发运区域应当能够保护物料、产品免受外界天气（如雨、雪）的影响。接收区的布局和设施应当能够确保到货物料在进入仓储区前可对外包装进行必要的清洁。

高活性的物料或产品以及印刷包装材料应当贮存于安全的区域。不合格、退货或召回的物料或产品应当隔离存放。如采用单独的隔离区域贮存待验物料，待验区应当有醒目的标识，且只限于经批准的人员出入。通常应当有单独的物料取样区。取样区的空气洁净度级别应当与生产要求一致。

（四）质量控制区

质量控制实验室通常应当与生产区分开。实验室的设计应当确保其适用于预定的用途，并能够避免混淆和交叉污染，应当有足够的区域用于样品处置、留样和稳定性考察样品的存放以及记录的保存。必要时，应当设置专门的仪器室，使灵敏度高的仪器免受静电、震动、潮湿或其他外界因素的干扰。实验动物房应当与其他区域严格分开，其设计、建造应当符合国家有关规定，并设有独立的空气处理设施以及动物的专用通道。

（五）辅助区

休息室的设置不应当对生产区、仓储区和质量控制区造成不良影响。更衣室和盥洗室应当方便人员进出，并与使用人数相适应。盥洗室不得与生产区和仓储区直接相通。维修间应当尽可能远离生产区。存放在洁净区内的维修用备件和工具，应当放置在专门的房间或工具柜中。

四、设备

设备是进行生产活动的必备条件，2010 版 GMP 要求设备的设计、选型、安装、改造和维护必须符合预定用途，应当尽可能降低产生污染、交叉污染、混淆和差错的风险，便于操作、清洁、维护，以及必要时进行的消毒或灭菌，从而使其与厂房设施等一同构建药品质量保证的硬件体系。

（一）设计和安装

设备的设计应遵循适用性、洁净性、方便性和抗污染性原则。选型应结合本企业产品、剂型、工艺的要求与特点、生产方式与规模等多方面综合考虑，并进行一定的经济性分析。设备的安装也应符合生产要求，易于清洗、消毒和灭菌，便于生产操作和维修保养，并能预防、减少差错与污染（交叉污染）。与药品直接接触的生产设备表面应当平整、光洁、易清洗或消毒、耐腐蚀，不得与药品发生化学反应、吸附药品或向药品中释放物质。

（二）维护和维修

药品生产设备在使用过程中会逐渐磨损，产生性能与精度的变化，甚至产生故障。这样会造成药品质量的下降和安全性的降低。所以需要科学地、定期地、有重点地对设备进行维护和维修。维护和维修通常包含日常维护、定期检查、适时换油、精度校验、科学修理与更换零部件等内容。

设备的维护和维修不得影响产品质量。应当制定设备的预防性维护计划和操作规程，设备的维护和维修应当有相应的记录。经改造或重大维修的设备应当进行再确认，符合要求后方可用于生产。

（三）使用和清洁

生产设备应当在确认的参数范围内使用。主要生产和检验设备都应当有明确的操作规程。应当按照详细规定的操作规程清洁生产设备。设备所用的润滑剂、冷却剂等不得对药品或容器造成污染。

生产设备应当有明显的状态标识，标明设备编号和内容物（如名称、规格、批号）；没有内容物的应当标明清洁状态。不合格的设备如有可能应当搬出生产和质量控制区，未搬出前，应当有醒目的状态标识。

（四）校准

应当按照操作规程和校准计划定期对生产和检验用衡器、量具、仪表、记录和控制设备以及仪器进行校准和检查，并保存相关记录。应当使用计量标准器具进行校准，且所用计量标准器具应当符合国家有关规定。衡器、量具、仪表、用于记录和控制的设备以及仪器应当有明显的标识，标明其校准有效期。不得使用未经校准、超过校准有效期、失准的衡器、量具、仪表以及用于记录和控制的设备、仪器。

（五）制药用水

制药用水通常分为三大类：饮用水、纯化水和注射用水。纯化水、注射用水储罐和输送管道所用材料应当无毒、耐腐蚀；储罐的通气口应当安装不脱落纤维的疏水性除菌滤器；管道的设计和安装应当避免死角、盲管。应当按照操作规程对纯化水、注射用水管道进行清洗消毒，并有相关记录。应当对制药用水及原水的水质进行定期监测，并有相应的记录。发现制药用水微生物污染达到警戒限度、纠偏限度时应当按照操作规程处理。纯化水、注射用水的制备、贮存和分配应当能够防止微生物的滋生。纯化水可采用循环，注射用水可采用70℃以上保温循环。

五、物料与产品

药品的生产是从各种物料的应用开始的，要保证药品质量必须从生产药品的基础物质——物料抓起。所谓物料就是指用于药品生产的原料、辅料和包装材料等。为确保物料和产品的正确接收、贮存、发放、使用和发运，防止污染、交叉污染、混淆和差错，企业应当建立物料和产品的操作规程。

（一）采购

药品生产所用物料应从符合规定的单位购进。购买前应对该企业的生产资格、产品质量和质量保证体系进行系统考查和审计，以确保所购物料质量。物料和产品的运输应当能够满足其保证质量的要求，对运输有特殊要求的，其运输条件应当予以确认。

（二）验收

原辅料、与药品直接接触的包装材料和印刷包装材料的接收应当有操作规程，所有到货物料均应当检查，以确保与订单一致，并确认供应商已经质量管理部门批准，合格后入库。每次接收均应当有记录。物料接收和成品生产后应当及时按照待验管理，直至放行。

（三）贮存

物料和产品应当根据其性质有序分批贮存和周转。原辅料应当按照有效期或复验期贮存。贮存期内，如发现对质量有不良影响的特殊情况，应当进行复验。仓储区内的原辅料应当有适当的标识。使用计算机化仓储管理的，应当有相应的操作规程，防止因系统故障、停机等特殊情况而造成物料和产品的混淆和差错。

（四）发放

物料和产品的发放及发运应当符合先进先出和近效期先出的原则。应当分别建立物料和产品批准放行的操作规程，明确批准放行的标准、职责，并有相应的记录。物料和产品只有经质量管理部门的检验批准，并在有效期或复验期内，方可放行。

（五）印刷包装材料

印刷包装材料一般指药品的标签、使用说明书。企业应当建立印刷包装材料设计、审核、批准的操作规程，确保印刷包装材料印制的内容与药品监督管理部门核准的一致，并建立专门的文档，保存经签名批准的印刷包装材料原版实样。印刷包装材料应当由专人保管，并按照操作规程和需求量发放。过期或废弃的印刷包装材料应当予以销毁并记录。

（六）特殊管理的药品

麻醉药品、精神药品、医疗用毒性药品（包括药材）、放射性药品及易燃、易爆和其他危险品的验收、储存、保管要严格执行国家有关的规定。

六、确认与验证

2010 版 GMP 规定，企业的厂房、设施、设备和检验仪器应当经过确认，应当采用经过验证的生产工艺、操作规程和检验方法进行生产、操作和检验，并保持持续的验证状态。2010 版 GMP 对确认的定义为"证明厂房、设施、设备能正确运行并可达到预期结果的一系列活动"，对验证的定义为"证明任何操作规程（或方法）、生产工艺或系统能够达到预期结果的一系列活动"。

（一）验证方式及其应用范围

验证作为控制系统活动达到预期目的的有效方法，包括前验证、回顾性验证、同步验证和再验证等一系列活动。

1. 前验证（prospective validation）

在新产品、新处方、新工艺、新设备正式投入生产使用前，必须针对其是否达到设定的要求而进行的验证。

2. 回顾性验证（retrospective validation）

以积累的生产、检验和其他有关历史资料为依据，回顾、分析工艺的全过程，证实其控制条件的有效性，通常用于非无菌产品生产工艺的验证。

3. 同步验证（concurrent validation）

生产过程中，在某项工艺运行的同时进行的验证，以证明该工艺达到预期要求。该验证适用于对所验证的产品工艺有一定的经验，其检验方法、取样、监控措施等较成熟，可用于非无菌产品生产工艺的验证。

4. 再验证（revalidation）

再验证是指对已经验证过的生产工艺、关键设施及设备、系统或物料在生产一定周期后进行的重复验证。

（二）确认与验证的基本内容

根据 2010 版 GMP 第一百四十条规定，企业应当建立确认与验证的文件和记录，并能以文件和记录证明达到以下预定的目标：

（1）设计确认应当证明厂房、设施、设备的设计符合预定用途和本规范要求；

（2）安装确认应当证明厂房、设施、设备的建造和安装符合设计标准；

（3）运行确认应当证明厂房、设施、设备的运行符合设计标准；

（4）性能确认应当证明厂房、设施、设备在正常操作方法和工艺条件下能够持续符合标准；

（5）工艺验证应当证明一个生产工艺按照规定的工艺参数能够持续生产出符合预定用途和注册要求的产品。

七、文件管理

硬件是实施 GMP 的基础，而软件则是实施 GMP 的保证。文件是质量保证系统的基本要素，指一切涉及药品生产与管理的标准和记录，包括质量标准、工艺规程、操作规程、记录、报告等。文件管理指文件的起草、制定、修订、审核、批准、发放、替换或撤销、复制、保管和销毁等一系列管理活动。

（一）质量标准

物料和成品应当有经批准的现行质量标准，必要时，中间产品或待包装产品也应当有质量标准。

物料的质量标准一般应当包括：① 物料的基本信息；② 取样、检验方法或相关操作规程编号；③ 定性和定量的限度要求；④ 贮存条件和注意事项；⑤ 有效期或复验期。

成品的质量标准应当包括：① 产品名称以及产品代码；② 对应的产品处方编号（如有）；③ 产品规格和包装形式；④ 取样、检验方法或相关操作规程编号；⑤ 定性和定量的限度要求；⑥ 贮存条件和注意事项；⑦ 有效期。

（二）工艺规程

每种药品的每个生产批量均应当有经企业批准的工艺规程，不同药品规格的每种包装形式均应当有各自的包装操作要求。工艺规程的制定应当以注册批准的工艺为依据。工艺规程不得任意更改。如需更改，应当按照相关的操作规程修订、审核、批准。制剂的工艺规程的内容至少应当包括生产处方、生产操作要求和包装操作要求等内容。

（三）操作规程

操作规程的内容应当包括题目、编号、版本号、颁发部门、生效日期、分发部门以及制定人、审核人、批准人的签名并注明日期、标题、正文及变更历史。

（四）批记录

每批药品应当有批记录，包括批生产记录、批包装记录、批检验记录和药品放行审核记录等与本批产品有关的记录。批记录应当由质量管理部门负责管理，至少保存至药品有效期后一年。

八、生产管理

所有药品的生产和包装均应当按照批准的工艺规程和操作规程进行操作并有相关记录，以确保药品达到规定的质量标准，并符合药品生产许可和注册批准的要求。

（一）生产操作

生产开始前应当进行检查，确保设备和工作场所没有上批遗留的产品、文件或与本批产品生产无关的物料，设备处于已清洁及待用状态。检查结果应当有记录。生产操作前，还应当核对物料或中间产品的名称、代码、批号和标识，确保生产所用物料或中间产品正确且符合要求。每批药品的每一生产阶段完成后必须由生产操作人员清场，并填写清场记录。

（二）包装操作

包装开始前应当进行检查，确保工作场所、包装生产线、印刷机及其他设备已处于清洁或待用状态，无上批遗留的产品、文件或与本批产品包装无关的物料。检查结果应当有记录。包装操作前，还应当检查所领用的包装材料正确无误，核对待包装产品和所用包装材料的名称、规格、数量、质量状态，且与工艺规程相符。

（三）防止生产过程中的污染和交叉污染

生产过程中应当尽可能采取措施，防止污染和交叉污染，如：① 在分隔的区域内生产不同品种的药品；② 采用阶段性生产方式；③ 设置必要的气锁间和排风；空气洁净度级别不同的区域应当有压差控制；④ 应当降低未经处理或未经充分处理的空气再次进入生产区导致污染的风险；⑤ 在易产生交叉污染的生产区内，操作人员应当穿戴该区域专用的防护服；⑥ 用经过验证或已知有效的清洁和去污染操作规程进行设备清洁；必要时，应当对与物料直接接触的设备表面的残留物进行检测；⑦ 采用密闭系统生产；⑧ 干燥设备的进风应当有空气过滤器，排风应当有防止空气倒流装置；⑨ 生产和清洁过程中应当避免使用易碎、易脱屑、易发霉器具；使用筛网时，应当有防止因筛网断裂而造成污染的措施；⑩ 液体制剂的配制、过滤、灌封、灭菌等工序应当在规定时间内完成；⑪ 软膏剂、乳膏剂、凝胶剂等半固体制剂以及栓剂的中间产品应当规定贮存期和贮存条件。

九、质量控制与质量保证

（一）质量控制实验室管理

质量控制实验室的人员、设施、设备应当与产品性质和生产规模相适应。质量控制负责人应当具有足够的管理实验室资质和经验，可以管理同一企业的一个或多个实验室。质量控制实验室应当配备药典、标准图谱等必要的工具书，以及标准品或对照品等相关的标准物质。实验室的取样、检验、留样、标准品和对照品等的管理应该符合相应的操作规程。

（二）持续稳定性考察

持续稳定性考察的目的是在有效期内监控已上市药品的质量，以发现药品与生产相关的稳定性问题（如杂质含量或溶出度特性的变化），并确定药品能够在标示的贮存条件下，符合质量标准的各项要求。持续稳定性考察主要针对市售包装药品，但也需兼顾待包装产品。例如，当待包装产品在完成包装前，或从生产厂运输到包装厂，还需要长期贮存时，应当在相应的环境条件下，评估其对包装后产品稳定性的影响。此外，还应当考虑对贮存时间较长的中间产品进行考察。

持续稳定性考察应当有考察方案，考察的时间应当涵盖药品有效期，结果应当有报告。通常情况下，每种规格、每种内包装形式的药品，至少每年应当考察一个批次，除非当年没有生产。某些情况下，持续稳定性考察中应当额外增加批次数，如重大变更或生产和包装有重大偏差的药品应当列入稳定性考察。此外，重新加工、返工或回收的批次，也应当考虑列入考察，除非已经过验证和稳定性考察。

（三）变更控制

企业应当建立变更控制系统，对所有影响产品质量的变更进行评估和管理。企业可以根据变更的性质、范围、对产品质量潜在影响的程度将变更分类（如主要、次要变更）。应当建立操作规程，规定原辅料、包装材料、质量标准、检验方法、操作规程、厂房、设施、设备、仪器、生产工艺和计算机软件变更的申请、评估、审核、批准和实施。质量管理部门应当指定专人负责变更控制。

（四）偏差处理

偏差是指任何偏离生产工艺、物料平衡限度、质量标准、检验方法、操作规程等的情况。企业应当建立偏差处理的操作规程，规定偏差的报告、记录、调查、处理以及所采取的纠正措施，并有相应的记录。各部门负责人应当确保所有人员正确执行生产工艺、质量标准、检验方法和操作规程，防止偏差的产生。企业可以根据偏差的性质、范围、对产品质量潜在影响的程度将偏差分类（如重大、次要偏差），对重大偏差的评估还应当考虑是否需要对产品进行额外的检验以及对产品有效期的影响，必要时，应当对涉及重大偏差的产品进行稳定性考察。

（五）纠正措施和预防措施

企业应当建立纠正措施和预防措施系统，对投诉、召回、偏差、自检或外部检查结果、工艺性能和质量监测趋势等进行调查并采取纠正和预防措施。调查的深度和形式应当与风险的级别相适应。纠正措施和预防措施系统应当能够增进对产品和工艺的理解，改进产品和工艺。企业应当建立实施纠正和预防措施的操作规程，实施纠正和预防措施应当有文件记录，并由质量管理部门保存。

（六）供应商的评估和批准

质量管理部门应当对所有生产用物料的供应商进行质量评估，会同有关部门对主要物料供应商（尤其是生产商）的质量体系进行现场质量审计，并对质量评估不符合要求的供应商行使否决权。改变物料供应商，应当对新的供应商进行质量评估；改变主要物料供应商的，还需要对产品进行相关的验证及稳定性考察。企业应当对每家物料供应商建立质量档案。

（七）产品质量回顾分析

企业应当按照操作规程，每年对所有生产的药品按品种进行产品质量回顾分析，以确认工艺稳定可靠，以及原辅料、成品现行质量标准的适用性，及时发现不良趋势，确定产品及工艺改进的方向。应当考虑以往回顾分析的历史数据，还应当对产品质量回顾分析的有效性进行自检。回顾分析应当有报告，并应对回顾分析的结果进行评估，提出是否需要采取纠正和预防措施或进行再确认或再验证的评估意见及理由，并及时、有效地完成整改。

（八）投诉与不良反应报告

企业应当建立药品不良反应报告和监测管理制度，设立专门机构并配备专职人员负责管理。企业应当主动收集药品不良反应，对不良反应应当详细记录、评价、调查和处理，及时采取措施控制可能存在的风险，并按照要求向药品监督管理部门报告。企业出现生产失误、药品变质或其他重大质量问题，应当及时采取相应措施，必要时还应当向当地药品监督管理部门报告。

企业应当设专人及足够的辅助人员负责进行质量投诉的调查和处理，所有投诉、调查的信息应当向质量受权人通报。投诉调查和处理应当有记录，并注明所查相关批次产品的信息。应当定期回顾分析投诉记录，以便发现需要警觉、重复出现以及可能需要从市场召回药品的问题，并采取相应措施。

十、委托生产与委托检验

为确保委托生产产品的质量和委托检验的准确性和可靠性，委托方和受托方必须签订书面合同，明确规定各方责任、委托生产或委托检验的内容及相关的技术事项（如产品质量回顾分析中各方的责任）。

十一、产品发运与召回

每批产品均应当有发运记录。根据发运记录，应当能够追查每批产品的销售情况，必要时应当能够及时全部追回，发运记录内容应当包括产品名称、规格、批号、数量、收货单位和地址、联系方式、发货日期、运输方式等。

企业应当建立产品召回系统，必要时可迅速、有效地从市场召回任何一批存在安全隐患的产品。因产品存在安全隐患决定从市场召回的，应当立即向当地药品监督管理部门报告。因质量原因退货和召回的产品，均应当按照规定监督销毁，有证据证明退货产品质量未受影响的除外。

十二、自检

2010 版 GMP 要求药品生产企业质量管理部门应定期组织对企业进行自检，即对企业实施 GMP 及建立健全质量管理体系方面进行自我检查。自检应当有计划，对机构与人员、厂房与设施、设备、物料与产品、确认与验证、文件管理、生产管理、质量控制与质量保证、委托生产与委托检验、产品发运与召回等项目定期进行检查，以证实与 GMP 的一致性，且应有自检记录。自检完成后应形成自检报告，内容至少包括自检过程中观察到的所有情况、评价的结论以及提出纠正和预防措施的建议。

知识链接

GMP 与 ISO 9000 族标准的比较

ISO 9000 是一系列国际标准的集合，之所以被称为 ISO 9000 族标准，是指由 ISO/TC176 技术委员会所制定的质量管理和质量保证标准。GMP 和 ISO 9000 族标准都具有广泛的国际认同性，两者既有共性又有区别。

（一）GMP 和 ISO 9000 族标准的主要共性

1. 目的一致：GMP 和 ISO 9000 族标准的最终目的都是保证产品质量，确保产品质量持续、稳定地符合一定的要求。

2. 方式一致：两者都采取控制要素的方式实现对产品质量的控制，都要求影响产品质量的全部因素始终处于受控状态。同时，两者都强调"预防为主"，质量及质量管理应持续改进，不断修订和完善相应的质量标准和要求。

3. 理论基础一致：二者均与全面质量管理密切相关，都认为产品质量形成于产品的全过程，都要求质量体系贯穿于产品质量形成的全过程。

（二）GMP 与 ISO 9000 族标准的主要区别

1. 法律效力不同：绝大多数国家或地区的 GMP 都具有法律效力，强制企业实行；而 ISO 9000 族标准则是推荐性的技术标准，不具有强制企业实行的法律效力。

2. 适用范围不同：ISO 9000 族标准适用于各类产品和各行各业，具有较强的通用性；GMP 则只适用于药品生产企业，是专门为药品生产企业制定的。

从全球产品质量认证的总体情况来看，绝大多数产品的质量认证都采用 ISO 9000 族标准作为认证和注册的依据，但国际上对药品质量的认证却依然采用 GMP 作为认证的标准和依据。

思考题

1. 简述 GMP 的主要内容和特点。
2. 简述开办药品生产企业的条件和审批程序。
3. 分析药品委托生产加工的发展趋势。
4. 简述 GMP 实施质量管理的主要思想。
5. 分析质量受权人制度。

第五章

药品流通管理

教学目标

本章教学主要涉及药品流通管理概述、药品经营许可证管理、药品流通监督管理、GSP、医药电子商务等内容。通过对本章的学习，读者能够了解我国药品流通管理的概况，对药品流通方面的法律规章有一个较全面系统的认识。

教学要求

1. 了解：我国药品流通领域概况，包括医药商业发展以及新兴起的医药电子商务等。
2. 熟悉：我国药品流通领域的相关法律法规，包括许可证制度、GSP、流通监督管理办法、互联网交易服务管理相关规定等。
3. 掌握：经营许可证制度、GSP 的主要内容。
4. 重点掌握：GSP 概念、网上招标采购概念。

第一节 药品流通管理概述

本节术语　　药品流通、GSP

药品流通是从整体来看药品从生产者转移到消费者的活动、体系和过程，是药品资源配置使用的过程，这一过程包括许多环节，如生产企业、经营企业、医院、药店等，也包括这些环节中流动的信息流、药品流和资金流。自我国加入 WTO 以来，药品流通领域对外开放，跨国制药企业抢滩中国市场，各方利益关系也越来越复杂。为规范我国药品流通市场，增强我国药品流通企业的竞争力，保证药品质量，我国政府出台了一系列规范药品流通领域行为活动的规章制度。对药品流通领域的监督管理是对药品生产管理的延续，也是对药品使用管理的前提和保证。

一、药品经营企业管理概述

在药品市场运行中，参与药品经营的人员、机构有很多，除了药品生产企业、药品经营企业外，还有政府机构、医疗机构药房、保险公司，同时也有药师、医师、患者、患者家属等参与。而药品经营企业的经营条件、经营行为对药品质量、合理用药及群众用药的安全、有效具有重要影响。因此，为了保证药品经营质量，国家对药品经营企业的准入条件和经营活动作出严格的规范。

（一）药品经营企业

《药品管理法》第五十一条规定："从事药品批发活动，应当经所在地省、自治区、直辖市人民政府药品监督管理部门批准，取得药品经营许可证。从事药品零售活动，应当经所在地县级以上地方人民政府药品监督管理部门批准，取得药品经营许可证。无药品经营许可证的，不得经营药品。"根据我国药品监督管理部门核准的经营方式，药品经营企业可分为药品批发企业和药品零售企业两种。

1. 药品批发企业

《药品管理法实施条例》对药品批发企业的定义是"药品批发企业，是指将购进的药品销售给药品生产企业、药品经营企业、医疗机构的药品经营企业"。换言之，药品批发企业只能将药品销售给有资质的单位，如具有药品生产许可证的生产企业、具有药品经营许可证的经营企业以及具有医疗机构执业许可证的医疗机构，而不能将药品直接销售给消费者和没有合法资质的其他单位。

2. 药品零售企业

《药品管理法实施条例》对药品零售企业的定义是"药品零售企业，是指将购进的药品直接销售给消费者的药品经营企业"。药品零售企业不得将药品销售给其他药品生产、经营企业以及医疗机构。药品零售企业包括药品零售单店和连锁药店，所以药品零售企业又称零售药房或社会药房。

（二）药品经营权的获取

1. 开办药品经营企业的条件

《药品管理法》第五十二条规定，开办药品经营企业必须具备以下条件：

（1）具有依法经过资格认定的药学技术人员；

（2）具有与所经营药品相适应的营业场所、设备、仓储设施和卫生环境；

（3）具有与所经营药品相适应的质量管理机构或者人员；

（4）具有保证所经营药品质量的规章制度，并符合国务院药品监督管理部门依据本法制定的药品经营质量管理规范要求。

这是开办药品经营企业必须具备的最基本条件，即最低的准入条件，包括人员条件，营业场所、设备、仓储设施、卫生环境条件，质量管理条件和规章制度条件四个方面。

2. 获得药品经营权的法律程序

开办药品批发企业，须经企业所在地省、自治区、直辖市人民政府药品监督管理部门批准并发给药品经营许可证；开办药品零售企业，须经企业所在地县级以上地方药品监督管理部门批准并发给药品经营许可证。

（三）药品经营企业的经营范围

《药品管理法》第五十一条第二款规定："药品经营许可证应当标明有效期和经营范围，到期重新审查发证。"《药品经营许可证管理办法》第七条规定，药品经营企业的经营范围包括：① 麻醉药品、精神药品、医疗用毒性药品；② 生物制品；③ 中药材、中药饮片、中成药、化学原料药及其制剂、抗生素原料药及其制剂、生化药品。

药品经营企业只能按照药品经营许可证上核定的经营范围从事药品经营活动，不能超越经营范围。医疗用毒性药品、麻醉药品、精神药品、放射性药品和预防性生物制品的核定按照国家特殊药品管理和预防性生物制品管理的有关规定执行。

二、GSP 制度概述

《药品经营质量管理规范》全称为 "Good Supply Practice for Pharmaceutical Products"，简称 "Good Supply Practice"，即 GSP。GSP 是针对药品经营活动的特点，为确保流通环节中药品质量而制定的一套系统、科学的质量保证措施和管理规范，是药品经营过程中的质量管理基本准则。

（一）我国 GSP 制度的发展历程

我国于 20 世纪 80 年代初开始推行 GSP 制度。我国第一套 GSP 是 1984 年由原国家医药管理局发布的《医药商品质量管理规范（试行）》，经过几年的试行后进行了系统修订，于 1992 年由原国家医药管理局再次发布实施，使 GSP 成为政府实行医药行业管理的部门规章。我国现行的 GSP 由原国家食品药品监督管理总局于 2015 年 5 月 18 日发布并施行。

无论从实施力度还是现行 GSP 的要求来看，国家对医药流通行业的管理力度都达到了历史最高点。现行 GSP 的法律地位由过去的行业管理推荐性法规升级到强制性行政规章。与过去十几年来的各版 GSP 相比，现行 GSP 特别对药品经营企业提出了建立质量体系并使之有效运行的基本要求，同时将药品批发企业和零售企业进行区分对待，从而也使得中国药品流通行业首次有了最基础的质量保障体系。

（二）GSP 的内容和特点

《药品经营质量管理规范》共四章一百八十四条。主要内容是为确保药品质量在药品经营的各个环节所必备的硬件措施、人员资格及职责、质量管理程序制度、文件管理系统。

第一章"总则"共四条，分别阐述了 GSP 的法律依据、GSP 对药品经营企业的基本要求、GSP 的适用范围。

第二章"药品批发的质量管理"共一百一十五条，对药品批发企业的质量管理体系、组织机构与质量管理职责、人员与培训、质量管理体系文件、设施与设备、校准与验证、计算机系统、采购、收货与验收、储存与养护、销售、出库、运输与配送、售后管理进行了详细的规定。

第三章"药品零售的质量管理"共五十八条，对药品零售企业的质量管理与职责、人员管理、文件、设施与设备、采购与验收、陈列与储存、销售管理、售后管理进行了详细规定。

第四章"附则"对规范中涉及的术语做出了解释，指出药品零售连锁企业总部的管理应当符合本规范药品批发企业相关规定，门店的管理应当符合本规范药品零售企业相关规定，并规定了药品经营企业违反本规范的相应罚则。此外，对于本规范中涉及的药品经营相关具体管理要求，以及本规范的具体实施办法和实施步骤由国务院药品监督管理部门负责制定。而对于医疗机构药房和计划生育技术服务机构的药品采购、储存、养护等质量管理规范则由卫生主管部门另行制定。

我国现行 GSP 与既往 GSP 相比，既有一定的历史联系和传承关系，又具有自己鲜明的特点。

1. 强制性

过去的 GSP 只是一部推荐性的行业标准，现行的 GSP 是原国家食品药品监督管理总局发布并强制实行的部门规章。过去的 GSP 虽然要求在所有药品经营企业中推行，但由于监督实施的手段不力，只在国有药品经营企业得到了一定程度的推行；现行 GSP 的监督实施主体成为药品行政执法部门，可确保 GSP 在全社会药品经营企业中全面推行。

2. 一致性

对药品的管理范围与《药品管理法》范围一致，并与国际 GSP 接轨。同时 GSP 的中文名称由《医药商品质量管理规范》变为《药品经营质量管理规范》。前部 GSP 对药品的管理范围为药品、医疗器械、化学试剂和玻璃仪器四大类医药商品。然而，与国际 GSP 相比，不仅多出了后三类医药商品，而且中药也没有被包括在此处定义的药品范围内。关于中药的 GSP 几乎没有推行开来。现行的 GSP 一举解决了这些问题。

3. 明确性

以往 GSP 对药品批发和药品零售一概而论，造成了实际操作中的模糊。现行 GSP 的第二章是对药品批发质量管理的要求，第三章是对药品零售质量管理的要求，对药品批发和药品零售企业做出了不同的要求。

4. 可操作性

现行 GSP 在原有基础上有增有减，目的是增加 GSP 的可操作性。在现行 GSP 中，删去了过去理论性较强的理论方法部分，同时增加了其他可操作性较强的内容。

（三）我国实施 GSP 的重要意义

1. 实施 GSP 是贯彻执行国家质量管理法规的需要

国家为了加强对医药行业的监督管理制定了许多法律法规，如现行的《药品管理法》及其配套的法律法规。除此之外，《产品质量法》《计量法》《商标法》等，也都对药品经营及药品质量产生法律效力。因此，企业必须坚持依法经营和依法管理并对所经营的药品承担法律责任。

2. 实施 GSP 是药品经营企业在市场竞争中求生存的需要

GSP 制度的核心思想是"质量第一"，这就要求企业进行任何经营活动都必须以质量为前提，在药品经营全过程中强化管理意识和管理水平，促进企业运用先进的科学技术保证药品质量，从而全面提高药品经营企业的质量管理水平，使企业在激烈的市场竞争中脱颖而出。

3. 实施 GSP 是药品国际贸易的需要

随着我国经济的不断发展，实施 GSP 制度，有利于促进我国医药商业质量管理和质量保证体系国际标准化，有利于促进我国药品经营企业走向世界市场，参与国际竞争，促进国际医药交流。

4. 实施 GSP 是整顿和规范我国医药市场的需要

实施 GSP 制度有利于改善我国医药流通领域混乱局面，进一步加快我国医药产业结构调整，做大、做强一批药品经营企业，提高医药行业市场准入门槛，提高企业的集约化、规模化水平和综合竞争力。

第二节　药品流通监督管理

本节术语　药品经营许可证、药品经营许可证管理办法、药品流通监督管理办法

为加强药品流通管理，规范药品流通秩序，保证药品质量，国家对药品流通环节实施了严格的监督管理。如药品经营许可证管理，药品生产企业、经营企业购销药品的监督管理，医疗机构购进、药品储存的监督管理等。

一、药品经营许可证管理

（一）药品经营许可证管理机构

国家药品监督管理总局主管全国药品经营许可的监督管理工作。

省、自治区、直辖市药品监督管理部门负责本辖区内药品批发企业药品经营许可证（图5-1）的发证、换证、变更和日常监督管理工作，并指导和监督下级药品监督管理部门开展药品经营许可证的监督管理工作。

设区的市级药品监督管理部门或省、自治区、直辖市药品监督管理部门直接设置的县级药品监督管理部门负责本辖区内药品零售企业药品经营许可证的发证、换证、变更和日常监督管理等工作。

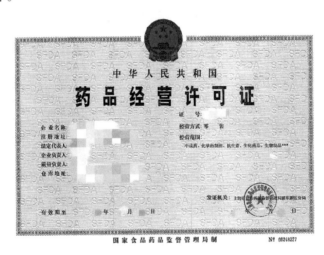

图 5-1　某企业药品经营许可证

（二）药品经营许可证的申领程序

1. 开办药品批发企业办理药品经营许可证的程序

（1）申办人向拟办企业所在地的省、自治区、直辖市药品监督管理部门提出筹建申请，并提交相关材料。

（2）药品监督管理部门对申办人提出的申请，根据情况作出不予受理、允许更正、通知补正、予以受理等相应处理。

（3）药品监督管理部门自受理申请之日起30个工作日内，依据相关规定对申报材料

进行审查，作出是否同意筹建的决定，并书面通知申办人；不同意筹建的，应当说明理由，并告知申办人享有依法申请行政复议或者提起行政诉讼的权利。

（4）申办人完成筹建后，向受理申请的药品监督管理部门提出验收申请，并提交相关材料。

（5）受理申请的药品监督管理部门在收到验收申请之日起30个工作日内，依据开办药品批发企业验收实施标准组织验收，作出是否发给药品经营许可证的决定。符合条件的，发给药品经营许可证；不符合条件的，应当书面通知申办人并说明理由，同时告知申办人享有依法申请行政复议或提起行政诉讼的权利。

2. 开办药品零售企业办理药品经营许可证的程序

（1）申办人向拟办企业所在地设区的市级药品监督管理机构或省、自治区、直辖市药品监督管理部门直接设置的县级药品监督管理机构提出筹建申请，并提交相关材料。

（2）药品监督管理部门对申办人提出的申请，根据情况作出不予受理、允许更正、通知补正、予以受理等相应处理。

（3）药品监督管理机构自受理申请之日起30个工作日内，依据相关规定对申报材料进行审查，作出是否同意筹建的决定，并书面通知申办人。不同意筹建的，应当说明理由，并告知申办人依法享有申请行政复议或者提起行政诉讼的权利。

（4）申办人完成筹建后，向受理申请的药品监督管理机构提出验收申请，并提交相关材料。

（5）受理申请的药品监督管理机构在收到验收申请之日起15个工作日内，依据开办药品零售企业验收实施标准组织验收，作出是否发给药品经营许可证的决定。不符合条件的，应当书面通知申办人并说明理由，同时，告知申办人享有依法申请行政复议或提起行政诉讼的权利。

（三）药品经营许可证的变更与换发

1. 变更

药品经营许可证变更分为许可事项变更和登记事项变更。许可事项变更是指经营方式、经营范围、注册地址、仓库地址（包括增减仓库）、企业法定代表人或负责人以及质量负责人的变更；登记事项变更是指上述事项以外的其他事项的变更。

《药品经营许可证管理办法》第十四条规定，药品经营企业变更药品经营许可证许可事项的，应当在原许可事项发生变更30日前，向原发证机关申请药品经营许可证变更登记。未经批准，不得变更许可事项。原发证机关应当自收到企业变更申请和变更申请资料之日起15个工作日内作出准予变更或不予变更的决定。

《药品经营许可证管理办法》第十七条规定，药品经营企业变更药品经营许可证的登记事项的，应在市场监督管理部门核准变更后30日内，向原发证机关申请药品经营许可证变更登记。原发证机关应当自收到企业变更申请和变更申请资料之日起15个工作日内为其办理变更手续。

2. 换发

药品经营许可证有效期为5年。有效期届满，需要继续经营药品的，持证企业应在有效期届满前6个月内，向原发证机关申请换发药品经营许可证。原发证机关按本办法规定的申办条件进行审查，符合条件的，收回原证，换发新证。不符合条件的，可限期3个月进行整改，整改后仍不符合条件的，注销原药品经营许可证。

二、药品流通监督管理

为了加强对药品流通渠道的监督管理，原国家食品药品监督管理局发布了《药品流通监督管理办法》，自2007年5月1日起在全国实施。《药品流通监督管理办法》明确规定，药品生产、经营企业，医疗机构应当对其生产、经营、使用的药品质量负责。以下将介绍《药品管理法》和《药品流通监督管理办法》对药品生产、经营企业药品流通过程的管理规定，医疗机构的药品流通管理将在下一章中介绍。

（一）《药品管理法》对企业药品流通活动的监督管理

《药品管理法》规定，无药品经营许可证的，不得经营药品。无证经营属于违法行为，将依照管理法中有关规定作出相应处罚。《药品管理法》还规定，药品经营企业购进药品，必须建立并执行进货检查验收制度，必须制定和执行药品保管制度，总之，应遵循"入库验收、在库养护、出库复核"的原则；应建立真实、完整的药品购销记录，保持药品的可追溯性，一旦发生问题，可以及时找到源头，防止问题的进一步蔓延，购销记录也是药监部门对企业进行监督管理时参考的内容；所销售药品必须符合法定要求，准确无误。

（二）《药品流通监督管理办法》对企业购销药品的监督管理

1. 对药品生产、经营企业销售人员的规定

（1）药品生产、经营企业对其销售人员或设立的办事机构以本企业名义从事的药品购销行为承担法律责任；

（2）药品生产、经营企业应当对其购销人员进行药品相关的法律、法规和专业知识培训，建立培训档案，培训档案中应当记录培训时间、地点、内容及接受培训的人员；

（3）药品生产、经营企业应当加强对药品销售人员的管理，并对其销售行为作出具体规定。

2. 对药品生产、批发企业销售药品时应当提供的资料的规定

药品生产企业、药品批发企业销售药品时，应当提供下列资料：

（1）加盖本企业原印章的药品生产许可证或药品经营许可证和营业执照的复印件；

（2）加盖本企业原印章的所销售药品的批准证明文件复印件；

（3）销售进口药品的，按照国家有关规定提供相关证明文件。

药品生产企业、药品批发企业派出销售人员销售药品的，除本条前款规定的资料外，还应当提供加盖本企业原印章的授权书复印件。授权书原件应当载明授权销售的品种、地域、期限，注明销售人员的身份证号码，并加盖本企业原印章和企业法定代表人印章（或者签名）。销售人员应当出示授权书原件及本人身份证原件，供药品采购方核实。

3. 对药品生产、经营企业的禁止性规定

（1）药品生产企业只能销售本企业生产的药品，不得销售本企业受委托生产的或者他人生产的药品；

（2）药品生产、经营企业不得在经药品监督管理部门核准的地址以外的场所储存或者

现货销售药品;

（3）药品生产、经营企业知道或者应当知道他人从事无证生产、经营药品行为的，不得为其提供药品;

（4）药品生产、经营企业不得为他人以本企业的名义经营药品提供场所，或者资质证明文件，或者票据等便利条件;

（5）药品生产、经营企业不得以展示会、博览会、交易会、订货会、产品宣传会等方式现货销售药品;

（6）药品经营企业不得购进和销售医疗机构配制的制剂;

（7）药品生产、经营企业不得以搭售、买药品赠药品、买商品赠药品等方式向公众赠送处方药或者甲类非处方药;

（8）药品生产、经营企业不得采用邮售、互联网交易等方式直接向公众销售处方药。

4. 对药品生产、经营企业的义务性规定

（1）药品生产企业、药品批发企业销售药品时，应当提供加盖本企业原印章的药品生产许可证或药品经营许可证和营业执照的复印件等资料;

（2）药品生产企业、经营企业销售药品时，应当开具标明药品名称、生产厂商、批号、数量、价格等内容的销售凭证;

（3）药品生产、经营企业采购药品时，应索取、查验、留存供货企业有关证件、资料等;

（4）药品说明书要求低温、冷藏储存的药品，药品生产、经营企业应当按照有关规定，使用低温、冷藏设施设备运输和储存。

第三节　现行 GSP 的主要内容

本节术语 首营企业、首营品种

《药品经营质量管理规范》作为我国药品经营质量管理工作基本准则，这部法规在总结以往药品质量管理法规对药品经营企业要求内容的基础上，从机构与人员、硬件、软件等方面对药品经营企业的质量管理工作进行了具体规定。

一、药品批发的质量管理

（一）质量管理体系

1. 质量管理体系的建立

企业应当依据有关法律法规及《药品经营质量管理规范》的要求建立质量管理体系，确定质量方针，制定质量管理体系文件，开展质量策划、质量控制、质量保证、质量改进和质量风险管理等药品经营活动。

企业制定的质量方针文件应当明确企业总的质量目标和要求，并贯彻到药品经营活动的全过程。

企业质量管理体系应当与其经营范围和规模相适应，包括组织机构、人员、设施设备、质量管理体系文件及相应的计算机系统等。

2. 质量管理体系的改进

企业应当定期以及在质量管理体系关键要素发生重大变化时组织开展内审，对内审的情况进行分析，依据分析结论制定相应的质量管理体系改进措施，不断提高质量控制水平，保证质量管理体系持续有效运行。

3. 质量管理体系的保证

全员参与质量管理，各部门、岗位人员正确理解并履行职责，承担相应质量责任。企业可采用前瞻或者回顾的方式，对药品流通过程中的质量风险进行评估、控制、沟通和审核；同时对药品供货单位、购货单位的质量管理体系进行评价，确认其质量保证能力和质量信誉，必要时进行实地考察。

（二）组织机构与质量管理职责

1. 企业负责人及质量负责人

企业负责人是药品质量的主要责任人，全面负责企业日常管理，负责提供必要的条件，保证质量管理部门和质量管理人员有效履行职责，确保企业实现质量目标并按照 GSP 规范要求经营药品。

企业质量负责人应当由高层管理人员担任，全面负责药品质量管理工作，独立履行职责，在企业内部对药品质量管理具有裁决权。

2. 设置质量管理部门

企业应当设立质量管理部门，有效开展质量管理工作。质量管理部门的职责不得由其他部门及人员履行。

3. 质量管理部门职责

督促相关部门和岗位人员执行药品管理的法律法规及 GSP 规范；组织制定质量管理体系文件，并指导、监督文件的执行；负责对供货单位和购货单位的合法性、购进药品的合法性以及供货单位销售人员、购货单位采购人员的合法资格进行审核，并根据审核内容的变化进行动态管理；负责质量信息的收集和管理，并建立药品质量档案；负责药品的验收，指导并监督药品采购、储存、养护、销售、退货、运输等环节的质量管理工作；负责不合格药品的确认，对不合格药品的处理过程实施监督；负责药品质量投诉和质量事故的调查、处理及报告；负责假劣药品的报告；负责药品质量查询；负责指导设定计算机系统质量控制功能；负责计算机系统操作权限的审核和质量管理基础数据的建立及更新；组织验证、校准相关设施设备；负责药品召回的管理；负责药品不良反应的报告；组织质量管理体系的内审和风险评估；组织对药品供货单位及购货单位质量管理体系和服务质量的考察和评价；组织对被委托运输的承运方运输条件和质量保障能力的审查；协助开展质量管理教育和培训；其他应当由质量管理部门履行的职责。

（三）人员与培训

1. 人员资质要求

（1）企业负责人：企业负责人应具有大学专科以上学历或者中级以上专业技术职称，经过基本的药学专业知识培训，熟悉有关药品管理的法律法规及 GSP 规范。

（2）企业质量负责人：企业质量负责人应具有大学本科以上学历、执业药师资格和 3 年以上药品经营质量管理工作经历，在质量管理工作中具备正确判断和保障实施的能力。

（3）企业质量管理部门负责人：企业质量管理部门负责人应具有执业药师资格和 3 年以上药品经营质量管理工作经历，能独立解决经营过程中的质量问题。

（4）从事质量管理、验收及养护等岗位的工作人员：从事质量管理工作的，应当具有药学中专或者医学、生物、化学等相关专业大学专科以上学历或者具有药学初级以上专业技术职称。

从事验收、养护工作的，应当具有药学或者医学、生物、化学等相关专业中专以上学历或者具有药学初级以上专业技术职称。

从事中药材、中药饮片验收工作的，应当具有中药学专业中专以上学历或者具有中药学中级以上专业技术职称；从事中药材、中药饮片养护工作的，应当具有中药学专业中专以上学历或者具有中药学初级以上专业技术职称；直接收购地产中药材的，验收人员应当具有中药学中级以上专业技术职称。

（5）从事疫苗质量管理和验收工作的人员：应配备两名以上专业技术人员专门负责疫苗质量管理和验收工作，该岗位人员应具有预防医学、药学、微生物学或者医学等专业本科以上学历及中级以上专业技术职称，并有 3 年以上从事疫苗管理或者技术工作经历。

（6）从事采购、销售、储存等工作的人员：从事采购工作的人员应当具有药学或者医学、生物、化学等相关专业中专以上学历，从事销售、储存等工作的人员应当具有高中以上文化程度。从事质量管理、验收工作的人员应当在职在岗，不得兼职其他业务工作。

2. 人员健康要求

质量管理、验收、养护、储存等直接接触药品岗位的人员应当进行岗前及年度健康检查，并建立健康档案。患有传染病或者其他可能污染药品的疾病的，不得从事直接接触药品的工作。身体条件不符合相应岗位特定要求的，不得从事相关工作。

3. 人员培训要求

企业应当对各岗位人员进行与其职责和工作内容相关的岗前培训和继续培训，培训内容包括相关法律法规、药品专业知识及技能、质量管理制度、职责及岗位操作规程等，并做好记录并建立档案。

从事特殊管理的药品和冷藏冷冻药品的储存、运输等工作的人员，应当接受相关法律法规和专业知识培训并经考核合格后方可上岗。

（四）质量管理体系文件

1. 文件管理要求

质量管理体系文件的起草、修订、审核、批准、分发、保管，以及修改、撤销、替换、销毁等应当按照文件管理操作规程进行，并保存相关记录。记录及凭证应当至少保存 5 年。

文件应当标明题目、种类、目的以及文件编号和版本号，分类存放，便于查阅。书面记录及凭证应当及时填写，并做到文字准确、字迹清晰、易懂，不得随意涂改，不得撕毁。更改记录的，应当注明理由、日期并签名，保持原有信息清晰可辨。

企业应当保证各岗位获得与其工作内容相对应的必要文件，定期审核、修订文件，使用的文件应当为现行有效的文本，并严格按照规定开展工作，已废止或者失效的文件除留档备查外，不得在工作现场出现。

2. 文件内容

质量管理体系文件包括质量管理制度、部门及岗位职责、操作规程、档案、报告、记录和凭证等。

（1）质量管理制度：质量管理制度应当包括：质量管理体系内审的规定；质量否决权的规定；质量管理文件的管理；质量信息的管理；供货单位、购货单位、供货单位销售人员及购货单位采购人员等资格审核的规定；药品采购、收货、验收、储存、养护、销售、出库、运输的管理；特殊管理的药品的规定；药品有效期的管理；不合格药品、药品销毁的管理；药品退货及召回的管理；质量查询的管理；质量事故及投诉的管理；药品不良反应报告的规定；环境卫生、人员健康的规定；质量方面的教育、培训及考核的规定；设施设备保管和维护的管理；设施设备验证和校准的管理；记录和凭证的管理；计算机系统的管理；药品追溯的规定及其他应当规定的内容。

（2）部门及岗位职责：部门及岗位职责应当包括：质量管理、采购、储存、销售、运输、财务和信息管理等部门职责；企业负责人、质量负责人及质量管理、采购、储存、销售、运输、财务和信息管理等部门负责人的岗位职责；质量管理、采购、收货、验收、储存、养护、销售、出库复核、运输、财务、信息管理等岗位职责；与药品经营相关的其他岗位职责。

（3）操作规程：企业应当制定药品采购、收货、验收、储存、养护、销售、出库复核、运输等环节及计算机系统的操作规程。

（4）记录及凭证：企业应当建立药品采购、验收、养护、销售、出库复核、销后退回和购进退出、运输、储运温湿度监测、不合格药品处理等相关记录，做到真实、完整、准确、有效和可追溯。

通过计算机系统记录数据时，有关人员应当按照操作规程，通过授权及密码登录后方可进行数据的录入或者复核；数据的更改应当经质量管理部门审核并在其监督下进行，更改过程应当留有记录。

（五）设施与设备

1. 经营场所

企业应有与其经营范围、经营规模相适应的经营场所和库房。

2. 库房

库房的选址、设计、布局、建造、改造和维护应当符合药品储存的要求，防止药品的污染、交叉污染、混淆和差错。药品储存作业区、辅助作业区应当与办公区和生活区分开一定距离或者有隔离措施。经营中药材、中药饮片的，应当有专用的库房和养护工作场所，直接收购地产中药材的应当设置中药样品室（柜）。

库房的规模及条件应当满足药品的合理、安全储存，并达到以下要求，便于开展储存作业：① 库房内外环境整洁，无污染源，库区地面硬化或者绿化；② 库房内墙、顶光洁，地面平整，门窗结构严密；③ 库房有可靠的安全防护措施，能够对无关人员进入实行可控管理，防止药品被盗、替换或者混入假药；④ 有防止室外装卸、搬运、接收、发运等作业受异常天气影响的措施。

3. 设施设备

（1）库房应当配备的设施设备：库房应当配备以下设施设备：药品与地面之间有效隔离的设备；避光、通风、防潮、防虫、防鼠等设备；有效调控温湿度及室内外空气交换的设备；自动监测、记录库房温湿度的设备；符合储存作业要求的照明设备；用于零货拣选、拼箱发货操作及复核的作业区域和设备；包装物料的存放场所；验收、发货、退货的专用场所；不合格药品专用存放场所；经营特殊管理的药品有符合国家规定的储存设施。

（2）储存、冷藏、冷冻药品应当配备的设施设备：储存、冷藏、冷冻药品的，应当配备以下设施设备：与其经营规模和品种相适应的冷库，经营疫苗的应当配备两个以上独立冷库；用于冷库温度自动监测、显示、记录、调控、报警的设备；冷库制冷设备的备用发电机组或者双回路供电系统；对有特殊低温要求的药品，应当配备符合其储存要求的设施设备；冷藏车及车载冷藏箱或者保温箱等设备。

（3）冷藏车及冷藏箱的要求：运输冷藏、冷冻药品的冷藏车及车载冷藏箱、保温箱应当符合药品运输过程中对温度控制的要求。冷藏车具有自动调控温度、显示温度、存储和读取温度监测数据的功能；冷藏箱及保温箱具有外部显示和采集箱体内温度数据的功能。

（4）设施设备的管理：运输药品应当使用封闭式货物运输工具。储存、运输设施设备的定期检查、清洁和维护应当由专人负责，并建立记录和档案。

（六）校准与验证

企业应当按照国家有关规定，对计量器具、温湿度监测设备等定期进行校准或者检定。对冷库、储运温湿度监测系统以及冷藏运输等设施设备应进行使用前验证、定期验证及停用时间超过规定时限的验证。企业应当根据相关验证管理制度，形成验证控制文件，包括验证方案、报告、评价、偏差处理和预防措施等。验证应按照预先确定和批准的方案实施，根据验证确定的参数及条件，正确、合理使用相关设施设备。验证报告应当经过审核和批准，验证文件应当存档。

（七）计算机系统

企业应当建立能够符合经营全过程管理及质量控制要求的计算机系统，实现药品可追溯。

企业计算机系统应当符合以下要求：① 有支持系统正常运行的服务器和终端机；② 有安全、稳定的网络环境，有固定接入互联网的方式和安全可靠的信息平台；③ 有实现部门之间、岗位之间信息传输和数据共享的局域网；④ 有药品经营业务票据生成、打印和管理功能；⑤ 有符合 GSP 规范要求及企业管理实际需要的应用软件和相关数据库。

各类数据的录入、修改、保存等操作应当符合授权范围、操作规程和管理制度的要求，保证数据原始、真实、准确、安全和可追溯。计算机系统运行中涉及企业经营和管理的数据应当采用安全、可靠的方式储存并按日备份，备份数据应当存放在安全场所。

（八）药品经营过程

1. 采购

企业的采购活动应当确定供货单位的合法资格、所购入药品的合法性；核实供货单位销售人员的合法资格；与供货单位签订质量保证协议。

（1）首营企业、首营品种的审核：采购中涉及的首营企业、首营品种，采购部门应当填写相关申请表格，经过质量管理部门和企业质量负责人的审核批准。采购首营品种应当审核药品的合法性，索取加盖供货单位公章原印章的药品生产或者进口批准证明文件复印件并予以审核，必要时应当组织实地考察，对供货单位质量管理体系进行评价。以上资料应当归入药品质量档案。

（2）质量保证协议的内容：企业与供货单位签订的质量保证协议至少包括以下内容：明确双方质量责任；供货单位应当提供符合规定的资料且对其真实性、有效性负责；供货单位应当按照国家规定开具发票；药品质量符合药品标准等有关要求；药品包装、标签、说明书符合有关规定；药品运输的质量保证及责任；质量保证协议的有效期限。

（3）发票的管理：采购药品时，企业应当向供货单位索取发票。发票应当列明药品的通用名称、规格、单位、数量、单价、金额等；不能全部列明的，应当附"销售货物或者提供应税劳务清单"，并加盖供货单位发票专用章原印章、注明税票号码。发票上的购、销单位名称及金额、品名应当与付款流向及金额、品名一致，并与财务账目内容相对应。发票按有关规定保存。

（4）建立采购记录：采购记录应当有药品的通用名称、剂型、规格、生产厂商、供货单位、数量、价格、购货日期等内容，采购中药材、中药饮片的还应当标明产地。

（5）特殊情况的采购管理：发生灾情、疫情、突发事件或者临床紧急救治等特殊情况，以及其他符合国家有关规定的情形，企业可采用直调方式购销药品，将已采购的药品不入本企业仓库，直接从供货单位发送到购货单位，并建立专门的采购记录，保证有效的质量跟踪和追溯。

（6）建立药品质量评审和供货单位质量档案：企业应当定期对药品采购的整体情况进行综合质量评审，建立药品质量评审和供货单位质量档案，并进行动态跟踪管理。

2. 收货与验收

企业应对到货药品逐批进行收货、验收，防止不合格药品入库。

（1）收货：药品到货时，收货人员应当核实运输方式是否符合要求，并对照随货同行单（票）和采购记录核对药品，做到票、账、货相符。随货同行单（票）应当包括供货单位、生产厂商、药品的通用名称、剂型、规格、批号、数量、收货单位、收货地址、发货日期等内容，并加盖供货单位药品出库专用章原印章。

冷藏、冷冻药品到货时，应当对其运输方式及运输过程的温度记录、运输时间等质量控制状况进行重点检查并记录。不符合温度要求的应当拒收。

（2）验收：收货人员对符合收货要求的药品，应当按品种特性要求放于相应待验区域，或者设置状态标志，通知验收。冷藏、冷冻药品应当在冷库内待验。

验收药品应当按照药品批号查验同批号的检验报告书。对每次到货药品进行逐批抽样验收，抽取的样品应当具有代表性。验收人员应当对抽样药品的外观、包装、标签、说明书以及相关的证明文件等逐一进行检查、核对；验收结束后，应当将抽取的完好样品放回原包装箱，加封并标示。

（3）验收记录：验收药品应当做好验收记录，包括药品的通用名称、剂型、规格、批准文号、批号、生产日期、有效期、生产厂商、供货单位、到货数量、到货日期、验收合格数量、验收结果等内容。验收人员应当在验收记录上签署姓名和验收日期。

中药材验收记录应当包括品名、产地、供货单位、到货数量、验收合格数量等内容。中药饮片验收记录应当包括品名、规格、批号、产地、生产日期、生产厂商、供货单位、到货数量、验收合格数量等内容，实施批准文号管理的中药饮片还应当记录批准文号。

验收不合格的还应当注明不合格事项及处置措施。

（4）建立库存记录：企业应当建立库存记录，验收合格的药品应当及时入库登记；验收不合格的，不得入库，并由质量管理部门处理。

3. 储存与养护

（1）储存要求：企业应当根据药品的质量特性对药品进行合理储存，并符合以下要求：按包装标示的温度要求储存药品，包装上没有标示具体温度的，按照《中华人民共和国药典》规定的贮藏要求进行储存；储存药品相对湿度为35%～75%；在人工作业的库房储存药品，按质量状态实行色标管理：合格药品为绿色，不合格药品为红色，待确定药品为黄色；储存药品应当按照要求采取避光、遮光、通风、防潮、防虫、防鼠等措施；搬运和堆码药品应当严格按照外包装标示要求规范操作，堆码高度符合包装图示要求，避免损坏药品包装；药品按批号堆码，不同批号的药品不得混垛，垛间距不小于5 cm，与库房内墙、顶、温度调控设备及管道等设施间距不小于30 cm，与地面间距不小于10 cm；药品与非药品、外用药与其他药品分开存放，中药材和中药饮片分库存放；特殊管理的药品应当按照国家有关规定储存；拆除外包装的零货药品应当集中存放；储存药品的货架、托盘等设施设备应当保持清洁，无破损和杂物堆放；未经批准的人员不得进入储存作业区，储存作业区内的人员不得有影响药品质量和安全的行为；药品储存作业区内不得存放与储存管理无关的物品。

（2）养护要求：养护人员应当根据库房条件、外部环境、药品质量特性等对药品进行养护，主要内容有：指导和督促储存人员对药品进行合理储存与作业；检查并改善储存条件、防护措施、卫生环境；对库房温湿度进行有效监测、调控；按照养护计划对库存药品的外观、包装等质量状况进行检查，并建立养护记录；对储存条件有特殊要求的或者有效期较短的品种应当进行重点养护；发现有问题的药品应当及时在计算机系统中锁定和记录，并通知质量管理部门处理；对中药材和中药饮片应当按其特性采取有效方法进行养护并记录，所采取的养护方法不得对药品造成污染；定期汇总、分析养护信息。

（3）库存药品管理要求：企业应当采用计算机系统对库存药品的有效期进行自动跟踪和控制，采取近效期预警及超过有效期自动锁定等措施，防止过期药品被销售。药品因破损而导致液体、气体、粉末泄漏时，应当迅速采取安全处理措施，防止对储存环境和其他药品造成污染。企业应当对库存药品定期盘点，做到账、货相符。

（4）质量可疑药品管理：对质量可疑的药品应当立即采取停售措施，并在计算机系统中锁定，同时报告质量管理部门确认。对存在质量问题的药品应当采取以下措施：存放于标志明显的专用场所，并有效隔离，不得销售；怀疑为假药的，及时报告药品监督管理部门；属于特殊管理的药品，按照国家有关规定处理；不合格药品的处理过程应当有完整的手续和记录；对不合格药品应当查明并分析原因，及时采取预防措施。

4. 销售

（1）核实购货单位合法性：企业应当将药品销售给合法的购货单位，对购货单位的证明文件、采购人员及提货人员的身份证明进行核实，严格审核购货单位的生产范围、经营范围或者诊疗范围，并按照相应的范围销售药品，保证药品销售流向真实、合法。

（2）建立销售记录：销售记录应包括药品的通用名称、规格、剂型、批号、有效期、生产厂商、购货单位、销售数量、单价、金额、销售日期等内容。中药材销售记录应当包括品名、规格、产地、购货单位、销售数量、单价、金额、销售日期等内容；中药饮片销售记录应当包括品名、规格、批号、产地、生产厂商、购货单位、销售数量、单价、金额、销售日期等内容。

（3）票、账、货、款一致：企业销售药品，应当如实开具发票，做到票、账、货、款一致。

5. 出库

（1）药品出库管理一般要求：药品出库时应当对照销售记录进行复核，并应附加盖企业药品出库专用章原印章的随货同行单（票）。药品拼箱发货的代用包装箱应当有醒目的拼箱标志。

不得出库的情形：发现以下情况不得出库，并报告质量管理部门处理：药品包装出现破损、污染、封口不牢、衬垫不实、封条损坏等问题；包装内有异常响动或者液体渗漏；标签脱落、字迹模糊不清或者标识内容与实物不符；药品已超过有效期；其他异常情况的药品。

（3）建立药品出库复核记录：药品出库复核应当建立记录，包括购货单位，药品的通用名称、剂型、规格、数量、批号、有效期、生产厂商、出库日期、质量状况和复核人员等内容。

（4）冷藏、冷冻药品出库管理：冷藏、冷冻药品的装箱、装车等项作业，应当由专人负责并符合以下要求：车载冷藏箱或者保温箱在使用前应当达到相应的温度要求；应当在冷藏环境下完成冷藏、冷冻药品的装箱、封箱工作；装车前应当检查冷藏车辆的启动、运行状态，达到规定温度后方可装车；启运时应当做好运输记录，内容包括运输工具和启运时间等。

6. 运输与配送

企业应当按照质量管理制度的要求，严格执行运输操作规程，并采取有效措施保证运输过程中的药品质量与安全。

（1）药品运输管理一般要求：运输药品，应当严格按照外包装标示的要求搬运、装卸药品，并应根据药品的包装、质量特性并针对车况、道路、天气等因素，选用适宜的运输工具；当运输工具运输条件不符合规定时，不得发货。运输药品过程中，运载工具应当保持密闭，并根据药品的温度控制要求，采取必要的保温或者冷藏、冷冻措施，以及相应防止出现破损、污染等问题的措施。已装车的药品应当及时发运并尽快送达，并采取运输安全管理措施，防止在运输过程中发生药品盗抢、遗失、调换等事故。

（2）冷藏、冷冻药品运输管理要求：在冷藏、冷冻药品运输途中，药品不得直接接触冰袋、冰排等蓄冷剂，防止对药品质量造成影响；并应实时监测并记录冷藏车、冷藏箱或者保温箱内的温度数据。企业应当制定冷藏、冷冻药品运输应急预案，对运输途中可能发生的设备故障、异常天气影响、交通拥堵等突发事件，能够采取相应的应对措施。

（3）企业委托其他单位运输药品的管理规定：企业应当对承运方运输药品的质量保障

能力进行审计，索取运输车辆的相关资料，符合 GSP 规范运输设施设备条件和要求的方可委托；应当与承运方签订运输协议，明确药品质量责任、遵守运输操作规程和在途时限等内容；应当有记录，实现运输过程的质量追溯；应当要求并监督承运方严格履行委托运输协议，防止因在途时间过长影响药品质量。

委托运输记录至少包括发货时间、发货地址、收货单位、收货地址、货单号、药品件数、运输方式、委托经办人、承运单位，采用车辆运输的还应当载明车牌号，并留存驾驶人员的驾驶证复印件。记录应当至少保存 5 年。

7. 售后管理

（1）退货管理：加强对退货的管理，保证退货环节药品的质量和安全，防止混入假冒药品。

（2）投诉管理：企业应当按照质量管理制度的要求，制定投诉管理操作规程，内容包括投诉渠道及方式、档案记录、调查与评估、处理措施、反馈和事后跟踪等。配备专职或者兼职人员负责售后投诉管理，对投诉的质量问题查明原因，采取有效措施及时处理和反馈，并做好记录，必要时应当通知供货单位及药品生产企业。并及时将投诉及处理结果等信息记入档案，以便查询和跟踪。

（3）召回管理：企业发现已售出药品有严重质量问题，应当立即通知购货单位停售、追回并做好记录，同时向药品监督管理部门报告；协助药品生产企业履行召回义务，按照召回计划的要求及时传达、反馈药品召回信息，控制和收回存在安全隐患的药品，并建立药品召回记录。

（4）药品不良反应监测和报告工作：企业质量管理部门应当配备专职或者兼职人员，按照国家有关规定承担药品不良反应监测和报告工作。

二、药品零售的质量管理

（一）质量管理与职责

1. 经营条件

药品零售和零售连锁企业应当具有与其经营范围和规模相适应的经营条件，包括组织机构、人员、设施设备、质量管理文件及计算机系统。

2. 企业负责人

企业负责人是药品质量的主要责任人，负责企业日常管理，负责提供必要的条件，保证质量管理部门和质量管理人员有效履行职责，确保企业按照本规范要求经营药品。

3. 质量管理职责

企业应当设置质量管理部门或者配备质量管理人员，履行以下职责：

（1）督促相关部门和岗位人员执行药品管理的法律法规及本规范；

（2）组织制定质量管理文件，并指导、监督文件的执行；

（3）负责对供货单位及其销售人员资格证明的审核；

（4）负责对所采购药品合法性的审核；

（5）负责药品的验收，指导并监督药品采购、储存、陈列、销售等环节的质量管理工作；

（6）负责药品质量查询及质量信息管理；

（7）负责药品质量投诉和质量事故的调查、处理及报告；

（8）负责对不合格药品的确认及处理；

（9）负责假劣药品的报告；

（10）负责药品不良反应的报告；

（11）开展药品质量管理教育和培训；

（12）负责计算机系统操作权限的审核、控制及质量管理基础数据的维护；

（13）负责组织计量器具的校准及检定工作；

（14）指导并监督药学服务工作；

（15）其他应当由质量管理部门或者质量管理人员履行的职责。

（二）人员管理

1. 人员资格要求

企业法定代表人或者企业负责人应当具备执业药师资格。企业应当按照国家有关规定配备执业药师，负责处方审核，指导合理用药。

质量管理、验收、采购人员应当具有药学或者医学、生物、化学等相关专业学历或者具有药学专业技术职称。从事中药饮片质量管理、验收、采购人员应当具有中药学中专以上学历或者具有中药学专业初级以上专业技术职称。

营业员应当具有高中以上文化程度或者符合省级药品监督管理部门规定的条件。中药饮片调剂人员应当具有中药学中专以上学历或者具备中药调剂员资格。

2. 人员培训要求

企业应当按照培训管理制度制订年度培训计划并开展培训，使各岗位人员接受相关法律法规及药品专业知识与技能的岗前培训和继续培训，使其正确理解并履行职责。培训工作应当做好记录并建立档案。

企业应当为销售特殊管理的药品、国家有专门管理要求的药品、冷藏药品的人员接受相应培训提供条件，使其掌握相关法律法规和专业知识。

3. 人员健康、卫生要求

企业应当对直接接触药品岗位的人员进行岗前及年度健康检查，并建立健康档案。患有传染病或者其他可能污染药品的疾病的，不得从事直接接触药品的工作。

在营业场所内，工作人员应当穿着整洁、卫生的工作服。在药品储存、陈列等区域不得存放与经营活动无关的物品及私人用品，在工作区域内不得有影响药品质量和安全的行为。

（三）文件

企业应制定符合企业实际的质量管理文件。文件包括质量管理制度、岗位职责、操作规程、档案、记录和凭证等。企业应对质量管理文件定期审核、及时修订，并采取措施确保各岗位人员正确理解质量管理文件的内容，保证质量管理文件有效执行。

1. 药品零售质量管理制度

药品零售质量管理制度应当包括以下内容：① 药品采购、验收、陈列、销售等环节的管理，设置库房的还应当包括储存、养护的管理；② 供货单位和采购品种的审核；

③ 处方药销售的管理；④ 药品拆零的管理；⑤ 特殊管理的药品和国家有专门管理要求的药品的管理；⑥ 记录和凭证的管理；⑦ 收集和查询质量信息的管理；⑧ 质量事故、质量投诉的管理；⑨ 中药饮片处方审核、调配、核对的管理；⑩ 药品有效期的管理；⑪ 不合格药品、药品销毁的管理；⑫ 环境卫生、人员健康的规定；⑬ 提供用药咨询、指导合理用药等药学服务的管理；⑭ 人员培训及考核的规定；⑮ 药品不良反应报告的规定；⑯ 计算机系统的管理；⑰ 药品追溯的规定；⑱ 其他应当规定的内容。

2. 岗位职责

企业应当明确企业负责人、质量管理、采购、验收、营业员以及处方审核、调配等岗位的职责，设置库房的还应当包括储存、养护等岗位职责。质量管理岗位、处方审核岗位的职责不得由其他岗位人员代为履行。

3. 药品零售操作规程

药品零售操作规程应当包括：① 药品采购、验收、销售；② 处方审核、调配、核对；③ 中药饮片处方审核、调配、核对；④ 药品拆零销售；⑤ 特殊管理的药品和国家有专门管理要求的药品的销售；⑥ 营业场所药品陈列及检查；⑦ 营业场所冷藏药品的存放；⑧ 计算机系统的操作和管理；⑨ 设置库房的还应当包括储存和养护的操作规程。

4. 记录

企业应当建立药品采购、验收、销售、陈列检查、温湿度监测、不合格药品处理等相关记录，做到真实、完整、准确、有效和可追溯。记录及相关凭证应当至少保存 5 年。

通过计算机系统记录数据时，相关岗位人员应当按照操作规程，通过授权及密码登录计算机系统，进行数据的录入，保证数据原始、真实、准确、安全和可追溯。电子记录数据应当以安全、可靠方式定期备份。

（四）设施与设备

1. 营业场所

企业的营业场所应当与其药品经营范围、经营规模相适应，并与药品储存、办公、生活辅助及其他区域分开。营业场所应当具有相应设施或者采取其他有效措施，避免药品受室外环境的影响，并做到宽敞、明亮、整洁、卫生。

营业场所应当有以下营业设备：① 货架和柜台；② 监测、调控温度的设备；③ 经营中药饮片的，有存放饮片和处方调配的设备；④ 经营冷藏药品的，有专用冷藏设备；⑤ 经营第二类精神药品、毒性中药品种和罂粟壳的，有符合安全规定的专用存放设备；⑥ 药品拆零销售所需的调配工具、包装用品。

2. 库房

库房应当做到内墙、顶光洁，地面平整，门窗结构严密；有可靠的安全防护、防盗等措施。储存中药饮片应当设立专用库房。仓库应当有以下设施设备：① 药品与地面之间有效隔离的设备；② 避光、通风、防潮、防虫、防鼠等设备；③ 有效监测和调控温湿度的设备；④ 符合储存作业要求的照明设备；⑤ 验收专用场所；⑥ 不合格药品专用存放场所；⑦ 经营冷藏药品的，有与其经营品种及经营规模相适应的专用设备。

3. 其他要求

企业应当建立能够符合经营和质量管理要求的计算机系统，并满足药品追溯的要求。

并应当按照国家有关规定，对计量器具、温湿度监测设备等定期进行校准或者检定。

（五）药品经营过程

1. 采购与验收

GSP 对药品零售企业采购药品的管理规定与药品批发企业采购药品的管理规定相同。

药品到货时，收货人员应当按采购记录，对照供货单位的随货同行单（票）核实药品实物，做到票、账、货相符。企业应当按规定的程序和要求对到货药品逐批进行验收，并做好验收记录。验收抽取的样品应当具有代表性。验收合格的药品应当及时入库或者上架，验收不合格的，不得入库或者上架，并报告质量管理人员处理。有关冷藏药品的验收、药品检验报告书的查验以及药品电子监管等要求与规定均与批发企业的管理规定相同。

2. 陈列与储存

企业应当对营业场所温度进行监测和调控，以使营业场所的温度符合常温要求；定期进行卫生检查，保持环境整洁。存放、陈列药品的设备应当保持清洁卫生，不得放置与销售活动无关的物品，并采取防虫、防鼠等措施，防止污染药品。企业应当定期对陈列、存放的药品进行检查，重点检查拆零药品和易变质、近效期、摆放时间较长的药品以及中药饮片；对药品的有效期进行跟踪管理，防止近效期药品售出后可能发生的过期使用；发现有质量疑问的药品应当及时撤柜，停止销售，由质量管理人员确认和处理，并保留相关记录。

药品陈列的具体要求有：① 按剂型、用途以及储存要求分类陈列，并设置醒目标志，类别标签字迹清晰、放置准确。② 药品放置于货架（柜），摆放整齐有序，避免阳光直射。③ 处方药、非处方药分区陈列，并有处方药、非处方药专用标识。④ 处方药不得采用开架自选的方式陈列和销售。⑤ 外用药与其他药品分开摆放。⑥ 拆零销售的药品集中存放于拆零专柜或者专区。⑦ 第二类精神药品、毒性中药品种和罂粟壳不得陈列。⑧ 冷藏药品放置在冷藏设备中，按规定对温度进行监测和记录，并保证存放温度符合要求。⑨ 中药饮片柜斗谱的书写应当正名正字；装斗前应当复核，防止错斗、串斗；应当定期清斗，防止饮片生虫、发霉、变质；不同批号的饮片装斗前应当清斗并记录。⑩ 经营非药品应当设置专区，与药品区域明显隔离，并有醒目标志。

3. 销售管理

企业应当在营业场所的显著位置悬挂药品经营许可证、营业执照、执业药师注册证等。营业人员应当佩戴有照片、姓名、岗位等内容的工作牌，是执业药师和药学技术人员的，工作牌还应当标明执业资格或者药学专业技术职称。在岗执业的执业药师应当挂牌明示。企业销售药品应当开具销售凭证，内容包括药品名称、生产厂商、数量、价格、批号、规格等，并做好销售记录。非本企业在职人员不得在营业场所内从事药品销售相关活动。

销售药品的具体要求：① 处方经执业药师审核后方可调配；对处方所列药品不得擅自更改或者代用，对有配伍禁忌或者超剂量的处方，应当拒绝调配，但经处方医师更正或者重新签字确认的，可以调配；调配处方后经过核对方可销售；② 处方审核、调配、核对人员应当在处方上签字或者盖章，并按照有关规定保存处方或者其复印件；③ 销售近效期药品应当向顾客告知有效期；④ 销售中药饮片做到计量准确，并告知煎服方法及注意事项；提供中药饮片代煎服务，应当符合国家有关规定。

药品拆零销售应当符合以下要求：① 负责拆零销售的人员经过专门培训；② 拆零的工作台及工具保持清洁、卫生，防止交叉污染；③ 做好拆零销售记录，内容包括拆零起始日期、药品的通用名称、规格、批号、生产厂商、有效期、销售数量、销售日期、分拆及复核人员等；④ 拆零销售应当使用洁净、卫生的包装，包装上注明药品名称、规格、数量、用法、用量、批号、有效期以及药店名称等内容；⑤ 提供药品说明书原件或者复印件；⑥ 拆零销售期间，保留原包装和说明书。

4. 售后管理

除药品质量原因外，药品一经售出，不得退换。企业应当在营业场所公布药品监督管理部门的监督电话，设置顾客意见簿，及时处理顾客对药品质量的投诉。按照国家有关药品不良反应报告制度的规定，收集、报告药品不良反应信息；发现已售出药品有严重质量问题，应当及时采取措施追回药品并做好记录，同时向药品监督管理部门报告。企业应当协助药品生产企业履行召回义务，控制和收回存在安全隐患的药品，并建立药品召回记录。

第四节　药品电子商务

本节术语　药品电子商务、互联网药品交易服务

近年来，随着互联网技术的迅速发展，利用网络来进行药品信息服务和药品交易服务已经成为一种趋势。为加强药品监督管理，切实保证药品互联网服务质量，《药品管理法》和原国家食品药品监督管理总局通过的《国务院办公厅关于加快电子商务发展的若干意见》《互联网药品信息服务管理办法》《互联网药品交易服务审批暂行规定》等办法和规定，初步构成了我国药品监督管理部门对药品互联网服务监督管理的框架。

一、互联网药品交易服务概念

互联网药品交易服务是指通过互联网提供药品（包括医疗器械、直接接触药品的包装材料和容器）交易服务的电子商务活动。

二、互联网药品交易服务形式

互联网药品交易服务包括为药品生产企业、药品经营企业和医疗机构之间的互联网药品交易提供的服务，药品生产企业、药品批发企业通过自身网站与本企业成员之外的其他企业进行的互联网药品交易，以及第三方平台向个人消费者提供的互联网药品交易服务。

三、互联网药品交易服务资质管理

2019 年 12 月开始实施的《药品管理法》第六十二条规定：药品网络交易第三方平台提供者应当按照国务院药品监督管理部门的规定，向所在地省、自治区、直辖市人民政府药品监督管理部门备案。

2017 年 5 月，原国家食药品监督管理总局就取消互联网药品交易服务企业审批（第三方平台除外）等行政许可事项的落实发布通知，通知规定：

药品零售连锁企业可以向个人消费者提供互联网药品交易服务，但不得超出药品经营许可证的经营范围，不得在网站交易相关页面展示、销售处方药以及国家有专门管理要求的非处方药品。

药品生产企业、药品批发企业可以通过自身网站与其他企业进行互联网药品交易，但不得向个人消费者提供互联网药品交易服务。

从事互联网医疗器械交易服务的企业，应当依法取得经营许可或者办理备案，并按照许可或备案的范围从事经营活动。具体要求如下：医疗器械生产企业可以通过自身网站提供本企业生产医疗器械的互联网交易服务。医疗器械批发企业可以通过自身网站向具有资质的医疗器械经营企业或使用单位提供互联网医疗器械交易服务，但不得提供面向个人消费者的医疗器械交易服务。医疗器械零售企业可以通过自身网站向消费者个人提供互联网医疗器械交易服务，但其销售医疗器械不得超出医疗器械经营许可证或第二类医疗器械经营备案凭证的经营范围。向消费者个人零售的医疗器械，应当是可以由消费者个人自行使用的，其说明书应当符合规定，标注安全使用的特别说明。

▌ 知识链接

对互联网药品交易服务的一系列监管措施

1. 药品"净网 2018"专项行动

2018 年 6 月，为严厉打击利用互联网制售假药犯罪与违法售药行为，国家药监局会同高检院、国家互联网信息办公室、工业和信息化部、公安部、市场监管总局联合开展药品"净网 2018"专项行动，移送处理涉嫌违法销售药品的境内外网站 681 家。各省级局组织梳理网络违法线索，组织查处了一批利用网络制售假药的典型案件，其中涉案金额超千万元的案件 9 件，捣毁制假售假窝点 166 个，抓获犯罪嫌疑人 276 人，涉案总金额达 6.77 亿元。

2. 建设国家药品网络交易监测系统

2018 年 11 月，在国家药监局药品监管司指导下，南方医药经济研究所组织建立了国家药品网络交易监测系统（简称"监测系统"），对网络药品经营违法违规行为进行动态跟踪监测。监测系统目前已实现对开展网络药品经营活动的电脑端网站、微信、微博等的社交平台以及手机 App、微信小程序、微店等网络移动客户端的监测覆盖，并完成了与国家药监局相关药品行政许可及经营许可数据的对接。监测系统通过打通违法违规线索发现、处置和反馈的各环节信息，已经纵向实现国家局、省局、市局上下三级联动，横向实现省局间跨区域线索信息移送处置流转，实行网售监管闭环可溯源管理。截至目前，监测系统已实现对国内 1.5 万余家网站的日常监测，共采集产品页面信息 4 600 余万次，上报《药品网络交易监测情况月度报告》共计 15 期，及时反映药品网络交易中存在的问题与风险。

思考题

1. 简述申领药品经营许可证的程序。
2. 简述《药品流通监督管理办法》的主要内容。
3. GSP 对药品销售与服务有哪些规定？
4. 简述 GSP 的主要内容。
5. 谈谈对我国互联网药品交易状况的看法。
6. 请你对我国网上药店的管理提一些建议。

第六章

医疗机构药事管理

教学目标

本章主要涉及医疗机构药事管理部门、药品采购、GPP《优质药房工作规范》、药品调剂管理、处方管理和制剂管理等内容。通过本章的学习，使读者对我国医疗机构药事管理制度以及相关法律规定有比较系统全面的了解和认识。

教学要求

1. 了解：医疗机构药事管理、药品调剂、制剂管理等相关概念。
2. 熟悉：医疗机构药品采购、仓储制度；GPP（《优质药房工作规范》）。
3. 掌握：医疗机构药事管理部门及职责、调剂和处方、制剂管理内容。
4. 重点掌握：药品集中采购制度、药品调剂和制剂管理规定

医疗机构药事管理是医疗机构管理工作的重要组成部分。目前，在我国医疗机构的卫生服务中，使用药物诊断、防治疾病仍占有很大比例。因此，加强医疗机构药事管理对提高药学服务质量具有重要的影响。

第一节　医疗机构药事管理概述

本节术语　医疗机构、医疗机构药事管理

一、医疗机构药事管理的概念和范畴

（一）医疗机构的概念和分类

医疗机构是指以救死扶伤，防病治病，保护人们健康为宗旨，依法定程序设立的从事疾病诊断、治疗活动的社会组织。开办医疗机构必须依照法定程序申请、审批、登记，领取医疗机构执业许可证。

医疗机构可根据不同的分类标准进行不同的划分。

1. 按经营目标分类

按性质可分为非营利性医疗机构和营利性医疗机构。

2. 按经济类型分类

按经济类型可分为国有、集体、联营、私营、台港澳合资合作、中外合资合作和其他。

3. 按《医疗机构管理条例实施细则》中的分类

按《医疗机构管理条例实施细则》，医疗机构可分为：① 综合医院、中医医院、中西医结合医院、民族医医院、专科医院、康复医院；② 妇幼保健院、妇幼保健计划生育服

务中心；③ 社区卫生服务中心、社区卫生服务站；④ 中心卫生院、乡（镇）卫生院、街道卫生院；⑤ 疗养院；⑥ 综合门诊部、专科门诊部、中医门诊部、中西医结合门诊部、民族医门诊部；⑦ 诊所、中医诊所、民族医诊所、卫生所、医务室、卫生保健所、卫生站；⑧ 村卫生室（所）；⑨ 急救中心、急救站；⑩ 临床检验中心；⑪ 专科疾病防治院、专科疾病防治所、专科疾病防治站；⑫ 护理院、护理站；⑬ 医学检验实验室、病理诊断中心，医学影像诊断中心、血液透析中心、安宁疗护中心；⑭ 其他诊疗机构。

（二）医疗机构药事管理的概念、特征与范畴

1. 医疗机构药事管理的概念及特征

医疗机构药事管理是指医疗机构内以医院药学为基础，以临床药学为核心，促进临床科学、合理用药的药学技术服务和相关的药品管理工作。

医疗机构药事管理具有以下特征：

（1）专业性：指医疗机构药事管理不同于一般行政管理工作，具有明显的药学专业特征。

（2）实践性：指医疗机构药事管理是各种管理职能和方法在医疗机构药事活动中的实际运用。

（3）服务性：突出了医疗机构药事管理的目的，即保障医疗机构药学服务工作的正常运行和不断发展，围绕医疗机构的总目标，高质高效地向病人和社会提供医疗卫生保健综合服务。

2. 医疗机构药事管理的范畴

医疗机构药事管理是由若干相互联系、相互制约的部门管理和药学专业管理构成的一个整体，它包含了对药品和其他物资的管理、对人的管理以及对药品的经济管理等。具体来说有七项任务：① 组织管理；② 业务部门管理；③ 物资设备管理；④ 技术管理；⑤ 质量管理；⑥ 经济管理；⑦ 药物信息管理。

二、医疗机构药学服务模式的发展

20 世纪 50 年代以前，采取传统的医疗机构药事管理模式，主要是对药品的管理，即药品的采购、储存、分发的管理，自制制剂的管理，药品的质量管理和经济管理等。

20 世纪 50—70 年代，医疗机构药学服务模式主要以调剂（配方）和制剂工作为主，医疗机构药学人员的精力都集中在调剂（配方）和药品采购保管方面，许多医疗机构积极扩建制剂室。

目前，随着现代医药卫生事业的发展，医疗机构药学服务模式有了全新的改变，临床药学的兴起为医院药学注入了新内容和新任务，医院药学工作模式由单纯供应型逐渐向技术服务型转变，医疗机构药事管理的重心也由面向物，转而面向患者，即以患者安全、有效、合理用药为中心的系统药事管理。

三、医疗机构药事管理部门及其职责

原卫生部、国家中医药管理局和原总后勤部卫生部共同对《医疗机构药事管理暂行规定》进行了修订，并于 2011 年 1 月发布了《医疗机构药事管理规定》（简称《规定》）。

《规定》自 2011 年 3 月 1 日起施行，规定："医疗机构药事管理和药学工作是医疗工作的重要组成部分。医疗机构应当根据本规定设置药事管理组织和药学部门。""二级以上医院应当设立药事管理与药物治疗学委员会；其他医疗机构应当成立药事管理与药物治疗学组。"

（一）药事管理与药物治疗学委员会（组）及其职责

1. 药事管理与药物治疗学委员会（组）的性质

药事管理与药物治疗学委员会（组）是促进临床合理用药、科学管理医疗机构药事工作的咨询、参谋机构。《医疗机构药事管理规定》中规定："二级以上医院应当设立药事管理与药物治疗学委员会；其他医疗机构应当成立药事管理与药物治疗学组。"

2. 人员组成

医疗机构药事管理与药物治疗学组由药学、医务、护理、医院感染、临床科室等部门负责人和具有药师、医师以上专业技术职务任职资格人员组成。

主任委员：医疗机构负责人；

副主任委员：药学和医务部门负责人；

委员：具有高级技术职务任职资格的药学、临床医学、护理和医院感染管理、医疗行政管理等人员组成。

3. 职责

（1）贯彻执行医疗卫生及药事管理等有关法律、法规、规章。审核制定本机构药事管理和药学工作规章制度，并监督实施。

（2）制定本机构药品处方集和基本用药供应目录。

（3）推动药物治疗相关临床诊疗指南和药物临床应用指导原则的制定与实施，监测、评估本机构药物使用情况，提出干预和改进措施，指导临床合理用药。

（4）分析、评估用药风险和药品不良反应、药品损害事件，并提供咨询与指导。

（5）建立药品遴选制度，审核本机构临床科室申请的新购入药品、调整药品品种或者供应企业和申报医院制剂等事宜。

（6）监督、指导麻醉药品、精神药品、医疗用毒性药品及放射性药品的临床使用与规范化管理。

（7）对医务人员进行有关药事管理法律法规、规章制度和合理用药知识教育培训；向公众宣传安全用药知识。

（二）药学部门及其任务

1. 药学部门的性质

医疗机构的药学部门具体负责药品管理、药学专业技术服务和药事管理工作，开展以病人为中心，以合理用药为核心的临床药学工作，组织药师参与临床药物治疗，提供药学专业技术服务。

《医疗机构药事管理规定》中规定："医疗机构应当根据本机构功能、任务、规模设置相应的药学部门，配备和提供与药学部门工作任务相适应的专业技术人员、设备和设施。"目前，医疗机构实施"以病人为中心"的服务理念，设置药学部门时，要体现以患者为中心，保证预防、医疗、保健等中心任务的完成。

2. 药学部门的组成

根据《规定》，三级医院设置药学部，并可根据实际情况设置二级科室；二级医院设置药剂科；其他医疗机构设置药房。表 6-1 中列出不同医疗机构对药学部门负责人人员资质的要求。

表 6-1　各级医疗机构药学部门负责人资质要求

医院级别	资质要求
二级医院及以上	药学专业或临床药学专业本科以上学历及本专业高级技术职务任职资格
其他医疗机构（除诊所、卫生所、医务室、卫生保健所、卫生站以外）	药学专业专科以上或中专学历及药师以上技术职务任职资格

3. 药学部门的职责

（1）认真贯彻执行《药品管理法》等有关法律、法规并监督实施。

（2）做好药品采购、储备和供应工作，保障临床药品供应。

（3）做好药品调剂工作，宣传指导患者安全用药。

（4）根据治疗需要配制医疗机构制剂。

（5）认真落实对药品的质量控制。

（6）积极开展临床药学工作；结合临床实际工作需要开展药学研究工作。

（三）医疗机构的药学专业技术人员

1. 人员配置

（1）医疗机构直接接触药品的药学人员，应当每年进行健康检查。患有传染病或者其他可能污染药品的疾病的，不得从事直接接触药品的工作。

（2）医疗机构药学专业技术人员不得少于本机构卫生专业技术人员的 8%。若建立静脉用药调配中心（室），医疗机构则应当根据实际需要另行增加药学专业技术人员数量。

（3）医疗机构应当根据本机构性质、任务、规模配备适当数量临床药师，三级医院临床药师不少于 5 名，二级医院临床药师不少于 3 名。

2. 人员管理

加强对药学专业技术人员的培养、考核和管理，制订培训计划，组织药学专业技术人员参加毕业后规范化培训和继续医学教育，将完成培训及取得继续医学教育学分情况作为药学专业技术人员考核、晋升专业技术职务任职资格和专业岗位聘任的条件之一。

3. 医疗机构药师工作职责

（1）负责药品采购供应、处方或者用药医嘱审核、药品调剂、静脉用药集中调配和医院制剂配制，指导病房（区）护士请领、使用与管理药品。

（2）参与临床药物治疗，进行个体化药物治疗方案的设计与实施，开展药学查房，为患者提供药学专业技术服务。

（3）参加查房、会诊、病例讨论和疑难、危重患者的医疗救治，协同医师做好药物使用遴选，对临床药物治疗提出意见或调整建议，与医师共同对药物治疗负责。

（4）开展抗菌药物临床应用监测，实施处方点评与超常预警，促进药物合理使用。

（5）开展药品质量监测，药品严重不良反应和药品损害的收集、整理、报告等工作。

（6）掌握与临床用药相关的药物信息，提供用药信息与药学咨询服务，向公众宣传合理用药知识。

（7）结合临床药物治疗实践，进行药学临床应用研究；开展药物利用评价和药物临床应用研究；参与新药临床试验和新药上市后安全性与有效性监测。

（8）其他与医院药学相关的专业技术工作。

第二节　医疗机构药品的质量管理

本节术语　*药品采购、药品仓储、"优质药房工作规范"*

一、医疗机构的药品采购

药品采购工作是医疗机构药品供应的首要环节，是满足医疗服务的需要而获得所必需药品的过程，其工作质量的优劣直接影响到医院的医疗质量和经济效益。

根据《医疗机构药品集中采购工作规范》，县级及县级以上人民政府、国有企业（含国有控股企业）等举办的非营利性医疗机构必须参加医疗机构药品集中采购工作，鼓励其他医疗机构参加药品集中采购活动。

（一）医疗机构药品采购规定

医疗机构应当根据《国家基本药物目录》《处方管理办法》《中国国家处方集》《药品采购供应质量管理规范》等制定本机构《药品处方集》和《基本用药供应目录》，编制药品采购计划，按规定购入药品。

1. 工作流程

医疗机构临床使用的药品应当由药学部门统一采购供应。经药事管理与药物治疗学委员会（组）审核同意，核医学科可以购用、调剂本专业所需的放射性药品。其他科室或者部门不得从事药品的采购、调剂活动，不得在临床使用非药学部门采购供应的药品。

2. 采购方式、价格和数量

医疗机构集中采购药品应通过药品集中采购平台，执行价格主管部门公布的集中采购药品零售价格，按照不低于上年度药品实际使用量的 80%，向省级药品集中采购工作管理部门申报当年采购数量。

3. 药品购销合同

医疗机构应当严格按照《合同法》的规定签订药品购销合同，明确品种、规格、数量、价格、回款时间、履约方式、违约责任等内容，合同周期一般至少一年。合同采购数量应当与医疗机构上报的计划采购数量相符，如合同采购数量不能满足临床用药需要，可以签订追加合同。有条件的省（区、市）可同时签订电子合同备查，接受社会和有关部门监督。

医疗机构按照合同购销药品，不得进行"二次议价"。医疗机构应当严格按照合同约定的时间回款，回款时间从货到之日起最长不超过 60 天。无正当理由未按合同规定时间回款的，应当支付一定比例的违约金。

（二）药品采购的管理

1. 进货检查验收制度

《药品管理法》第七十条规定："医疗机构购进药品，必须建立并执行进货检查验收制度，验明药品合格证明和其他标识；不符合规定要求的，不得购进和使用。"对于购进、调进或退库药品，由药库管理人员、采购人员进行严格检查验收。此处的"验收"为外观验收，管理人员并无义务进行内在的质量检验。进货检查验收制度通常包括以下几方面内容：

（1）确认药品供方具有法定资格（即具备药品生产许可证或药品经营许可证、相应药品批准文号和营业执照）。

（2）原料药和制剂产品必须要有批准文号和生产批号，应有产品合格证。

（3）药品包装的标签和所附说明书上应有生产企业的名称、地址，药品名称、规格、批准文号、产品批号、生产日期、有效期等；标签或说明书上还应有药品的成分、适应证或功能主治、用法、用量、禁忌、不良反应、注意事项以及贮藏条件等。

（4）中药材和中药饮片应有包装，并附有质量合格的标志。中药材应在包装上标明品名、产地、供货单位；中药饮片应标明品名、生产企业、生产日期等。实施批准文号管理的中药材和中药饮片，在包装上还应标明批准文号。

（5）特殊管理药品、外用药品包装的标签或说明书上有规定的标识和警示说明。

（6）处方药和非处方药按分类管理要求，标签、说明书上有相应的警示语或忠告语；非处方药的包装有国家规定的专有标识。

（7）进口药品，其包装的标签应以中文注明药品的名称、主要成分以及注册证号，并有中文说明书。进口药品应有符合规定的进口药品注册证和进口药品检验报告书复印件；进口预防性生物制品、血液制品应有生物制品进口批件复印件；进口药材应有进口药材批件复印件。以上批准文件应加盖供货单位质量检验机构或质量管理机构印章。

此外，《药品管理法实施条例》第二十六条规定："医疗机构购进药品，必须有真实、完整的药品购进记录。药品购进记录必须注明药品的通用名称、剂型、规格、批号、有效期、生产厂商、供货单位、购货数量、购进价格、购货日期以及国务院药品监督管理部门规定的其他内容。"《药品流通监督管理办法》还明确规定"药品购进记录必须保存至超过药品有效期 1 年，但不得少于 3 年"。

2. 采购的品种限制

对于医疗机构采购的药品品种，现行的《处方管理办法》对此进行了限制。

《处方管理办法》规定医疗机构应当按照经药品监督管理部门批准并公布的药品通用名称购进药品。同一通用名称药品的品种，注射剂型和口服剂型各不得超过 2 种，处方组成类同的复方制剂 1~2 种。因特殊诊疗需要使用其他剂型和剂量规格药品的情况除外，即按照规定，医院除特殊情况外，每一个通用名药品品牌不能超过两个，只允许同一药品、两种规格的存在。有人称之为"一品两规"，又叫"多选二"。

药品作为特殊商品，同一通用名药品可以有很多产地、不同规格、不同剂型和不同质量层次的很多品种。医疗机构选择品种越多，越有利于医药领域商业贿赂的滋生。所以，医疗机构应加强对购进药品品种的管理，选择优质优价的药品，同时医生按照《处方管理办法》的规定使用通用名开具处方，更有利于打击医药领域商业贿赂的长效机制的建立。

3. 对医疗机构在药品集中采购活动中的禁止性规定

医疗机构在药品集中采购活动中，不得有下列行为：

（1）不参加药品集中采购活动，或以其他任何方式规避集中采购活动；

（2）提供虚假的药品采购历史资料；

（3）不按照规定要求同药品生产经营企业签订药品购销合同；

（4）不按购销合同采购药品，擅自采购非入围药品替代入围药品，不按时结算货款或者其他不履行合同义务的行为；

（5）药品购销合同签订后，再同企业订立背离合同实质性内容的其他协议，牟取其他不正当利益；

（6）不执行价格主管部门制定的集中采购药品零售价格；

（7）不按照规定向卫生行政部门报送集中采购履约情况报表；

（8）其他违反法律法规的行为。

二、医疗机构的药品仓储

医疗机构对药品的储存与养护进行科学的管理，是药品质量管理过程中不可缺少的重要环节，更是保持优良药品内在品质的必然要求。医疗机构应当制定和执行药品保管制度，定期对库存药品进行养护与质量检查。药品库的仓储条件和管理也应当符合药品采购供应质量管理规范的有关规定。

（一）药品保管制度

《药品管理法》第七十一条规定："医疗机构应当有与所使用药品相适应的场所、设备、仓储设施和卫生环境，制定和执行药品保管制度，采取必要的冷藏、防冻、防潮、防虫、防鼠等措施，保证药品质量。"同时，《药品流通监督管理办法》还补充规定："医疗机构储存药品，应当制定和执行有关药品保管、养护的制度，并采取必要的冷藏、防冻、防潮、避光、通风、防火、防虫、防鼠等措施，保证药品质量。医疗机构应当将药品与非药品分开存放；中药材、中药饮片、化学药品、中成药应分别储存、分类存放。"

《医疗机构药事管理规定》规定："化学药品、生物制品、中成药和中药饮片应当分别储存，分类定位存放。易燃、易爆、强腐蚀性等危险性药品应当另设仓库单独储存，并设置必要的安全设施，制定相关的工作制度和应急预案。麻醉药品、精神药品、医疗用毒性药品、放射性药品等特殊管理的药品，应当按照有关法律、法规、规章的相关规定进行管理和监督使用。"药品仓库要做到分类定位，整齐存放，具备"五防"措施；危险药品必须另设仓库，单独存放，并采取必要的安全措施；对库存药品定期进行养护，防止变质失效；过期、失效、淘汰、霉烂、虫蛀、变质的药品不得出库。具体要求与《药品经营质量管理规范》一致，可以参照 GSP 的有关规定。

（二）仓储的管理

药品保管主要采取分类储存的办法，如非处方药与处方药分开，特殊药品专柜存放，医保目录品种与其他品种分开，内服药与外用药分开，互相影响、易串味药品与其他品种分开，制剂与外购药品分开，新药、贵重药与一般药分开等。

建立健全药品保管制度，根据不同品种采用冷库（2~8℃）、阴凉库（<20℃）、常温库（0~30℃）保存，定期检查养护，发现问题及时处理，注意药品有效期，减少库存量。危险药品的保管要存放在危险品库内，防止燃烧、爆炸等灾害事故发生。

为加强医疗机构药品的采购和仓储，药品部门应掌握新药动态和市场信息，制订药品采购计划，加速周转，减少库存，保证药品供应，同时做好成本核算和账务处理。制定和执行药品保管制度，定期对贮存药品质量进行抽检，确保药品质量和供应。

▊ 知识链接

GPP "优质药房工作规范"

世界卫生组织（WHO）与国际药学联合会（FIP）自 1988 年起至 1997 年联合召开了一系列会议，讨论了药师在卫生保健事业中的作用。特别是在 1988 年和 1993 年召开的两次"药师在医疗保健中的作用"的国际会议中研讨了药师的责任和各国不合理应用卫生资源的现状，提出了"药学服务"或称"药学监护"（Pharmaceutical Care）的理念。认为药师有责任为病人提供药物及其用法的客观可靠的忠告，并积极参与疾病的预防和促进健康，不断地以高标准为病人的利益和社会服务，充分发挥药师的作用。

制定 GPP（Good Pharmacy Practice）可以发展和提高药师自身药学专业技术，不断提高药学服务质量，促进健康，促进病人自我保健，正确提供药品及其他医疗用品，改善处方行为及药品使用，并使其得到最好、最合理的利用，达到高标准为病人和消费者利益服务的基本目的。1992 年 FIP 根据"药学服务"的理念起草了 GPP 规范，即"优质药房工作规范"。1993 年 FIP 东京世界药学大会上通过了"GPP 宣言"，并在东京理事会上通过了这一国际规范，希望各国政府和药学组织以此作为本国制定 GPP 的依据。

GPP 是衡量药师为病人或消费者服务的标准，即药师在药品供应、促进健康、提高病人自我保健和改善处方质量等活动中贯彻"药学服务"的具体标准。

1. WHO 的 GPP 主要内容

（1）四项基本要求：① 药师首先关注病人的利益；② 药房工作的核心是提供药品和其他保健产品，提供信息和指导，监督药品使用效果；③ 推行合理和经济的处方，使用合适的药物，是药师工作不可分割的部分；④ 药房的每项工作要关联到个人，目标明确，定义清楚，传达到所有相关人员。

（2）有关设施和设备方面的标准：① 私密性的咨询服务区；② 调配处方的设备和场所；③ 健康测试设备；④ 药品贮存。

（3）有关药学服务的标准：① 处方审核程序；② 调配处方程序；③ 指导病人使用药物；④ 记录与存档；⑤ 人员资质；⑥ 参考资料与信息来源；⑦ 教育计划。

2. 中国的 GPP 现状

2002 年 11 月 6 日，中国非处方药物协会通过与原国家药品监督管理局市场司、劳动和社会保障部医疗保险司、国际自我药疗工业协会的沟通，根据《中华人民共和国药品管理法》和《药品管理法实施条例》的精神，联合华北制药、北京金象大药房医药连锁有限责任公司等国内制药和药品销售行业中的 15 家著名企业，共同倡导和制定了《优良药房工作规范》。

我国 GPP（试行）的主要内容有：

（1）总则：明确 GPP（试行）的地位和适用范围；指出社会药房和从业人员的作用与职责。

（2）药学服务方面：明确药学服务的定义及其内涵；建立药师咨询服务区域；建立药历制度；提供资讯；配备药学服务相关参考资料；建立售药标签制度。

（3）人员及培训方面：社会药房从业人员分为四个等级：店员、助理药师、药师、执业药师；各级从业人员资质要求、培训和继续教育。

目前试行的 GPP 对药店店面环境、仓储、空间灯光、设施、图书、配药（病人能得到合适的药品、正确的剂量）、包装、销售标签（包括药品信息和药店名称、病人姓名和销售时间）、对病人的教育（至少包括如何使用药品）、记录（跟踪用药情况）、咨询及有关教育材料、咨询交流场所、自我药疗等提出了相应标准。

第三节　医疗机构处方和调剂管理

本节术语　药品调剂、处方、"四查十对"

规范处方管理是保证合理用药、保障药品使用安全的重要手段。为加强处方开具、调剂、使用、保存的规范化管理，提高处方质量，原卫生部于 2007 年 5 月 1 日起正式实施了《处方管理办法》。在处方管理过程中，调剂工作是集业务、技术及服务于一体的综合性工作，是患者药物治疗工作中的重要环节。调剂工作直接影响医疗机构服务质量，其最终目的是保障临床用药安全、有效。因此，调剂业务管理一直是医院药事管理的重要组成部分。

一、医疗机构处方管理

（一）处方的概念和组成

1. 处方的概念

根据《处方管理办法》，处方是指由注册的执业医师和执业助理医师在诊疗活动中为患者开具的、由取得药学专业技术职务任职资格的药学专业技术人员审核、调配、核对，并作为患者用药凭证的医疗文书。

2. 处方的组成

处方由处方前记、处方正文和处方后记三部分组成。

（1）处方前记包括医疗机构名称、费别、患者姓名、性别、年龄、门诊或住院病历号、科别或病区和床位号、临床诊断、开具日期等。可添列特殊要求的项目。

（2）处方正文以 Rp 或 R（拉丁文 Recipe "请取" 的缩写）标示，分列药品名称、剂型、规格、数量、用法用量。

（3）处方后记医师签名或者加盖专用签章，药品金额以及审核、调配，核对、发药药师签名或者加盖专用签章。

3. 处方意义

处方具有一定的技术、法律和经济意义。

（1）处方的技术意义：处方记录了医生对患者药物治疗方案的设计和对患者正确用药的指导，而且药剂人员调剂活动自始至终按照处方进行。

（2）处方的法律意义：处方反映了医、药、护各方面在药物治疗活动中的法律权利与义务，并可作为追查医疗事故责任的原始证据。

（3）处方的经济意义：处方是患者药费支出的详细清单，是药品消耗及药品经济收入的结账凭据和原始依据，同时可以作为调剂部门统计特殊管理药品和贵重药品消耗的单据。

（二）处方的分类、保管和书写

1. 处方的分类

为区分处方类别，减少差错，保证病人安全用药，不同类别的处方采用不同的颜色。

（1）普通处方的印刷用纸为白色。

（2）急诊处方印刷用纸为淡黄色，右上角标注 "急诊"。

（3）儿科处方印刷用纸为淡绿色，右上角标注 "儿科"。

（4）麻醉药品和第一类精神药品处方印刷用纸为淡红色，右上角标注 "麻、精一"。

（5）第二类精神药品处方印刷用纸为白色，右上角标注 "精二"。

2. 处方的有效时间

处方开具当日有效。特殊情况下需延长有效期的，应由开具处方的医师注明有效期限，但有效期最长不得超过 3 日。

3. 处方的保管

处方由调剂处方药品的医疗机构妥善保存。普通处方、急诊处方、儿科处方保存期限为 1 年，医疗用毒性药品、第二类精神药品处方保存期限为 2 年，麻醉药品和第一类精神药品处方保存期限为 3 年。处方保存期满后，经医疗机构主要负责人批准、登记备案，方可销毁。

4. 处方的书写规则

（1）患者一般情况、临床诊断填写清晰、完整，并与病历记载相一致。

（2）每张处方限于一名患者的用药。

（3）字迹清楚，不得涂改；如需修改，应当在修改处签名并注明修改日期。

（4）药品名称应当使用规范的中文名称书写，没有中文名称的可以使用规范的英文名称书写；医疗机构或者医师、药师不得自行编制药品缩写名称或者使用代号；书写药品名称、剂量、规格、用法、用量要准确规范，药品用法可用规范的中文、英文、拉丁文或者缩写体书写，但不得使用 "遵医嘱" "自用" 等含糊不清字句。

（5）患者年龄应当填写实足年龄，新生儿、婴幼儿写日、月龄，必要时要注明体重。

（6）西药和中成药可以分别开具处方，也可以开具一张处方，中药饮片应当单独开具处方。

（7）开具西药、中成药处方，每一种药品应当另起一行，每张处方不得超过 5 种药品。

（8）中药饮片处方的书写，一般应当按照"君、臣、佐、使"的顺序排列；调剂、煎煮的特殊要求注明在药品右上方，并加括号，如布包、先煎、后下等；对饮片的产地、炮制有特殊要求的，应当在药品名称之前写明。

（9）药品用法用量应当按照药品说明书规定的常规用法用量使用，特殊情况需要超剂量使用时，应当注明原因并再次签名。

（10）除特殊情况外，应当注明临床诊断。

（11）开具处方后的空白处画一斜线以示处方完毕。

（12）处方医师的签名式样和专用签章应当与院内药学部门留样备查的式样相一致，不得任意改动，否则应当重新登记留样备案。

（13）药品剂量与数量用阿拉伯数字书写。剂量应当使用法定剂量单位：重量以克（g）、毫克（mg）、微克（μg）、纳克（ng）为单位，容量以升（L）、毫升（ml）为单位，还有国际单位（IU）、单位（U），中药饮片以克（g）为单位。

（14）片剂、丸剂、胶囊剂、颗粒剂分别以片、丸、粒、袋为单位；溶液剂以支、瓶为单位；软膏及乳膏剂以支、盒为单位；注射剂以支、瓶为单位，应当注明含量；中药饮片以剂为单位。

（三）处方权

1. 医师处方权

（1）经注册的执业医师在执业地点取得相应的处方权。

（2）经注册的执业助理医师在医疗机构开具的处方，应当经所在执业地点执业医师签名或加盖专用签章后方有效。

（3）经注册的执业助理医师在乡、民族乡、镇、村的医疗机构独立从事一般的执业活动，可以在注册的执业地点取得相应的处方权。

（4）医师应当在注册的医疗机构签名留样或者专用签章备案后，方可开具处方。

（5）医疗机构应对本机构执业医师和药师进行麻醉药品和精神药品使用知识和规范化管理的培训。执业医师经考核合格后取得麻醉药品和第一类精神药品的处方权，药师经考核合格后取得麻醉药品和第一类精神药品的调剂资格。医师取得麻醉药品和第一类精神药品处方权后，方可在本机构开具麻醉药品和第一类精神药品处方，但不得为自己开具该类药品处方。药师取得麻醉药品和第一类精神药品调剂资格后，方可在本机构调剂麻醉药品和第一类精神药品。

（6）试用期人员开具处方，应当经所在医疗机构有处方权的执业医师审核并签名或加盖专用签章后方有效。

（7）进修医师由接收进修的医疗机构对其胜任本专业工作的实际情况进行认定后授予相应的处方权。

2. 药师处方权

《药品管理法》第七十三条规定："依法经过资格认定的药师或者其他药学技术人员调

配处方，应当进行核对，对处方所列药品不得擅自更改或者代用。对有配伍禁忌或者超剂量的处方，应当拒绝调配；必要时，经处方医师更正或者重新签字，方可调配。"由此可见，目前我国的药师并不具备处方权。但随着临床药学的发展与药师重要性的提升，药师拥有处方权将会是未来的发展趋势。

（四）处方限量规定

（1）处方一般不得超过 7 日用量；急诊处方一般不得超过 3 日用量；对于某些慢性病、老年病或特殊情况，处方用量可适当延长，但医师应当注明理由。医疗用毒性药品、放射性药品的处方用量应当严格按照国家有关规定执行。

（2）为门（急）诊患者开具的麻醉药品注射剂，每张处方为一次常用量；控缓释制剂，每张处方不得超过 7 日常用量；其他剂型，每张处方不得超过 3 日常用量。

第一类精神药品注射剂，每张处方为一次常用量；控缓释制剂，每张处方不得超过 7 日常用量；其他剂型，每张处方不得超过 3 日常用量。哌醋甲酯用于治疗儿童多动症时，每张处方不得超过 15 日常用量。

第二类精神药品一般每张处方不得超过 7 日常用量；对于慢性病或某些特殊情况的患者，处方用量可以适当延长，医师应当注明理由。

（3）为门（急）诊癌症疼痛患者和中、重度慢性疼痛患者开具的麻醉药品，第一类精神药品注射剂，每张处方不得超过 3 日常用量；控缓释制剂，每张处方不得超过 15 日常用量；其他剂型，每张处方不得超过 7 日常用量。

（4）为住院患者开具的麻醉药品和第一类精神药品处方应当逐日开具，每张处方为 1 日常用量。对于需要特别加强管制的麻醉药品，如盐酸二氢埃托啡处方为一次常用量，仅限于二级以上医院内使用；盐酸哌替啶处方为一次常用量，仅限于医疗机构内使用。

二、医疗机构药品调剂管理

（一）药品调剂的概念

1. 调剂的概念

药品调剂意指收方、配方、发药，又称调配处方；是医疗机构药学技术服务的重要组成部分。调剂包括收方、审查处方、调配药剂或取出药品、核对处方与药剂、将药剂发给病人（或病区医护人员）、交代和答复询问的全过程。

《医疗机构药事管理规定》规定：药学专业技术人员应当严格按照《药品管理法》《处方管理办法》、药品调剂质量管理规范等法律、法规、规章制度和技术操作规程，认真审核处方或者用药医嘱，经适宜性审核后调剂配发药品。发出药品时应当告知患者用法用量和注意事项，指导患者合理用药。

2. 调剂人员的资格

《处方管理办法》对调剂人员的资格作了明确的规定：

（1）取得药学专业技术职务任职资格的人员方可从事处方调剂工作。

（2）药师在执业的医疗机构取得处方调剂资格。药师签名或者专用签章式样应当在本机构留样备查。

（3）具有药师以上专业技术职务任职资格的人员负责处方审核、评估、核对、发药以及安全用药指导；药士从事处方调配工作。

（二）药品调剂的内容

1. 调剂的操作规程

调剂流程为：收方（包括从患者处接受医生的处方，从病房医护人员处接受处方或请领单）→审查处方→调配处方→包装与贴标签→核对处方→发药。

2. 医疗机构处方审核

形式审核：在调剂过程中，药学专业技术人员应当认真逐项检查处方前记、正文和后记书写是否完整、清晰，并确认处方的合法性。

实质审核：对处方用药适宜性进行审核，包括下列内容：① 对规定必须做皮试的药物，处方医师是否注明过敏试验及结果的判定；② 处方用药与临床诊断的相符性；③ 剂量、用法；④ 剂型与给药途径；⑤ 是否有重复给药现象；⑥ 是否有潜在临床意义的药物相互作用和配伍禁忌；⑦ 其他用药不适宜情况。

2018 年 7 月 10 日，国家卫健委、中医药管理局、中央军委后勤保障部联合发布《关于医疗机构处方审核规范的通知》，"要求医院的药学人员，对医师开具的处方，进行合法性、规范性和适宜性审核，并作出是否同意调配发药的决定。包括纸质处方、电子处方和医疗机构病区用药医嘱单。未经审核通过的处方不得收费和调配"。

3. 医疗机构调剂的"四查十对"

根据原卫生部 2007 年开始执行的《处方管理办法》规定，药师调剂处方时必须做到"四查十对"，所谓的"四查十对"，指的是医药配剂师在配药的时候需要注意的地方，总结起来内容如下：① 查处方，对科别、姓名、年龄；② 查药品，对药名、剂型、规格、数量；③ 查配伍禁忌，对药品性状、用法用量；④ 查用药合理性，对临床诊断。

第四节　医疗机构的制剂管理

本节术语　医疗机构制剂、物料、洁净室（区）、质量管理组织

医疗机构制剂，指医疗机构根据本单位临床需要经批准而配制、自用的固定处方制剂。医疗机构自配制剂可以充分利用自身在药品使用方面的优势，提供适合于临床使用的、安全有效的制剂，弥补市场供应的短缺。自配制剂成本相对较低，可以提高医疗机构的经济效益。《药品管理法》及《药品管理法实施条例》对医疗机构配制制剂做出了全面和严格的规定。根据《药品管理法》，医疗机构配制的制剂，应当是本单位临床需要而市场上没有供应的品种，并应当经所在地省、自治区、直辖市人民政府药品监督管理部门批准。医疗机构配制制剂必须首先申请取得医疗机构制剂许可证，制剂品种按照《医疗机构制剂注册管理办法（试行）》的要求经过批准，制剂配制应符合《医疗机构制剂配制质量管理规范（试行）》。

一、医疗机构配制制剂管理

医疗机构制剂许可证（图6-1）是医疗机构配制制剂的法定凭证。《药品管理法》规定："医疗机构配制制剂，应当经所在地省、自治区、直辖市人民政府药品监督管理部门批准，取得医疗机构制剂许可证。无医疗机构制剂许可证的，不得配制制剂。"

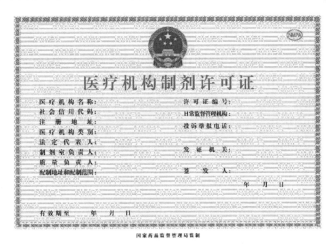

图6-1 医疗机构制剂许可证

（一）医疗机构制剂许可证申请

医疗机构设立制剂室，应当向所在地省级药品监督管理部门提出申请，经审核同意后向所在地省级药品监督管理部门提交规定材料。省级药品监督管理部门应当自收到申请之日起30个工作日内，按照《医疗机构制剂许可证验收标准》组织验收。验收合格的，予以批准，并自批准决定作出之日起10个工作日内向申请人核发医疗机构制剂许可证，同时将有关情况报国家药品监督管理部门备案；验收不合格的，作出不予批准的决定，书面通知申请人并说明理由，同时告知申请人享有依法申请行政复议或者提起行政诉讼的权利。

（二）医疗机构制剂许可证管理

医疗机构制剂许可证分正本和副本，正、副本具有同等法律效力。有效期为5年，有效期届满需要继续配制制剂的，应当在有效期届满前6个月，向原发证机关申请换发医疗机构制剂许可证。医疗机构制剂许可证变更分为许可事项变更和登记事项变更。变更医疗机构制剂许可证许可事项的，需在许可事项发生变更前30日，向原审核、批准机关申请变更登记。变更登记事项的，应当在有关部门核准变更后30日内，向原发证机关申请医疗机构制剂许可证变更登记。

二、医疗机构制剂注册管理

获得医疗机构制剂许可证的医疗机构，如果要进行某种制剂的配制，还必须按照《医疗机构制剂注册管理办法》报送有关资料和样品，经所在地省、自治区、直辖市人民政府药品监督管理部门批准，并发给制剂批准文号后，方可配制。

（一）医疗机构制剂申报与审批

医疗机构制剂的申请人，应当是持有医疗机构执业许可证并取得医疗机构制剂许可证的医疗机构。申请医疗机构制剂，应进行相应的临床前研究，主要包括处方筛选、配制工艺、质量指标、药理、毒理学研究等。注册所报送的资料应当真实、完整、规范。申请制剂所用的化学原料药及实施批准文号管理的中药材、中药饮片必须具有药品批准文号，并符合法定的药品标准。制剂的名称，应当按照国家药品监督管理局颁布的药品命名原则命名，不得使用商品名称。医疗机构制剂的说明书和包装标签应当按照国家药品监督管理局有关药品说明书和包装标签的管理规定印制，其文字、图案不得超出核准的内容，并需标注"本制剂仅限本医疗机构使用"字样。

有下列情形之一的，不得作为医疗机构制剂申报：

（1）市场上已有供应的品种；

（2）含有未经国务院药品监督管理部门批准的活性成分的品种；

（3）除变态反应原外的生物制品；

（4）中药注射剂；

（5）中药、化学药组成的复方制剂；

（6）麻醉药品、精神药品、医疗用毒性药品、放射性药品；

（7）其他不符合国家有关规定的制剂。

（二）医疗机构制剂补充申请与再注册

医疗机构配制制剂，应严格执行经批准的质量标准，并不得擅自变更工艺、处方、配制地点和委托配制单位。需要变更的，申请人应当提出补充申请并报送相关资料，经批准后方可执行。医疗机构制剂批准文号有效期为 3 年。有效期届满需要继续配制的，申请人应当在有效期届满前 3 个月按照原申请配制程序提出再注册申请，并报送有关资料。

此外，有下列情形之一的，省级药品监督管理部门不予批准再注册，并注销制剂批准文号：

（1）市场上已有供应的品种；

（2）按照本办法应予撤销批准文号的；

（3）未在规定时间内提出再注册申请的；

（4）其他不符合规定的。

三、医疗机构制剂配制质量管理

为加强医疗机构制剂配制的质量管理，2001 年，国家药品监督管理部门根据《药品管理法》规定，参照《药品生产质量管理规范》的基本准则，制定了《医疗机构制剂配制质量管理规范（试行）》（Good Preparation Practice，GPP）。医疗机构制剂室的特点是多剂型、多规格、多品种、数量少，操作繁琐，容易发生差错。因此，在医疗机构制剂实施 GPP 对于规范医疗机构制剂管理、健全管理制度、明确岗位责任和技术操作规程，保证制剂质量具有重要意义。

（一）机构与人员

1. 机构

医疗机构制剂配制应在药剂部门设制剂室、药检室和质量管理组织。

（1）质量管理组织：质量管理组织负责制剂配制全过程的质量管理。其主要职责为：① 制定质量管理组织任务、职责；② 决定物料和中间品能否使用；③ 研究处理制剂重大质量问题；④ 制剂经检验合格后，由质量管理组织负责人审查配制全过程记录并决定是否发放使用；⑤ 审核不合格品的处理程序及监督实施。

（2）药检室：药检室负责制剂配制全过程的检验。其主要职责为：① 制定和修订物料、中间品和成品的内控标准和检验操作规程，制定取样和留样制度；② 制定检验用设备、仪器、试剂、试液、标准品（或参考品）、滴定液与培养基及实验动物等管理办法；③ 对物料、中间品和成品进行取样、检验、留样，并出具检验报告；④ 监测洁净室（区）的微生物数和尘粒数；⑤ 评价原料、中间品及成品的质量稳定性，为确定物料储存期和制剂有效期提供数据；⑥ 制定药检室人员的职责。

2. 人员要求

（1）制剂室和药检室的负责人应具有大专以上药学或相关专业学历，具有相应管理的实践经验，有对工作中出现的问题作出正确判断和处理的能力。而且制剂室和药检室的负责人不得互相兼任。

（2）制剂配制操作及药检人员，应经专业技术培训，具有基础理论知识和实际操作技能。如果有特殊要求的制剂配制操作和药检人员还应经相应的专业技术培训。

（二）硬件设施

1. 制剂室

制剂室应远离各种污染源，具有防止污染、昆虫和其他动物进入的有效设施，还应具有与所配制剂相适应的物料、成品等库房，并有通风、防潮等设施。制剂室的房屋和面积必须与所配制的制剂剂型和规模相适应，并设工作人员更衣室。

2. 工作间和操作间

各工作间应按制剂工序和空气洁净度级别要求合理布局。一般区和洁净区分开；配制、分装与贴签、包装分开；内服制剂与外用制剂分开；无菌制剂与其他制剂分开。

各种制剂应根据剂型的需要，工序合理衔接，设置不同的操作间，按工序划分操作岗位。中药材的前处理、提取、浓缩等必须与其后续工序严格分开，并应有有效的除尘、排风设施。

3. 洁净室

洁净室的内表面应平整光滑，无裂缝，接口严密，无颗粒物脱落并能耐受清洗和消毒。墙壁与地面等交界处宜成弧形或采取其他措施，以减少积尘和便于清洁。洁净室（区）内空气的微生物数和尘粒数应符合规定并定期检测、记录。

洁净室内各种管道、灯具、风口以及其他公用设施在设计和安装时应避免出现不易清洁的部位。具有足够照度，主要工作间的照度宜为300lx。洁净室的窗户、技术夹层及进入室内的管道、风口、灯具与墙壁或顶棚的连接部位均应密封。而且，洁净室（区）应维持一定的正压，并送入一定比例的新风。同时，洁净室（区）内安装的水池、地漏的位置应适宜，不得对制剂造成污染。

4. 设备

设备的选型、安装应符合制剂配制要求，易于清洗、消毒或灭菌，便于操作、维修和保养，并能防止差错和减少污染。

（1）纯化水、注射用水的制备、储存和分配应能防止微生物的滋生和污染。储罐和输送管道所用材料应无毒、耐腐蚀，管道的设计和安装应避免死角、盲管。

（2）与药品直接接触的设备表面应光洁、平整、易清洗或消毒、耐腐蚀；不与药品发生化学变化和吸附药品。设备所用的润滑剂、冷却剂等不得对药品和容器造成污染。

（3）用于制剂配制和检验的仪器、仪表、量具、衡器等适用范围和精密度应符合制剂配制和检验的要求，应定期校验，并有合格标志。校验记录应至少保存一年。

（4）建立设备管理的各项规章制度，制定标准操作规程。设备应由专人管理，定期维修、保养，并作好记录。

5. 物料

制剂配制所用的物料应符合药用要求，不得对制剂质量产生不良影响。配制所用的中药材应按质量标准购入，合理储存与保管。

各种物料要严格管理。合格物料、待验物料及不合格物料应分别存放，并有易于识别的明显标志。不合格的物料，应及时处理。各种物料应按其性能与用途合理存放。对温度、湿度等有特殊要求的物料，应按规定条件储存。挥发性物料的存放，应注意避免污染其他物料。各种物料不得露天存放。

制剂的标签、使用说明书必须与药品监督管理部门批准的内容、式样、文字相一致，不得随意更改；应专柜存放，专人保管，不得流失。

（三）软件管理

1. 卫生

制剂室应有防止污染的卫生措施和卫生管理制度，并由专人负责。配制间和制剂设备、容器等应有清洁规程，内容包括清洁方法、程序、间隔时间、使用清洁剂或消毒剂、清洁工具的清洁方法和存放地点等。

2. 文件

医疗机构制剂室应有配制管理、质量管理的各项制度和记录。

（1）制剂配制管理文件：制剂配制管理文件包括配制规程、标准操作规程和配制记录。

配制规程包括制剂名称、剂型、处方、配制工艺的操作要求，原料、中间产品、成品的质量标准和技术参数及储存注意事项，成品容器、包装材料的要求等。

标准操作规程是指配制过程中涉及的单元操作（如加热、搅拌、振摇、混合等）具体规定和应达到的要求。

配制记录（制剂单）应包括编号、制剂名称、配制日期、制剂批号、有关设备名称与操作记录、原料用量、成品和半成品数量、配制过程的控制记录及特殊情况处理记录和各工序的操作者、复核者、清场者的签名等。

（2）配制制剂的质量管理文件

① 物料、半成品、成品的质量标准和检验操作规程；

② 制剂质量稳定性考察记录；

③ 检验记录。

四、医疗机构制剂配制监督管理

（一）医疗机构制剂调剂使用

医疗机构制剂一般不得调剂使用，只能在本医疗机构内凭执业医师或者执业助理医师的处方使用，并与医疗机构执业许可证所载明的诊疗范围一致。但发生灾情、疫情、突发事件或者临床急需而市场没有供应时，需要调剂使用的，属省级辖区内医疗机构制剂调剂的，必须经所在地省级药品监督管理部门批准；属国务院药品监督管理部门规定的特殊制剂以及省级之间医疗机构制剂调剂的，必须经国务院药品监督管理部门批准。此外，医疗机构制剂的调剂使用，不得超出规定的期限、数量和范围。

（二）医疗机构制剂销售和使用

经审批后，配制的制剂必须按照规定进行质量检验，合格的，凭医师处方在本医疗机构使用。由此看出，医疗机构自配制剂为处方药，只能凭处方在本机构使用于门诊和住院病人，不得在市场上销售或变相销售，未经批准，医疗机构擅自使用其他医疗机构配制的制剂应按《药品管理法》第一百三十三条的规定给予处罚。此外，不得发布医疗机构自配制剂的广告，配制制剂所用的原料、辅料、包装材料必须符合药用要求。

一般情况下，医疗机构配制的制剂是医疗机构在长期医疗实践中总结出来的经验方或协定处方。一方面它没有按照《药品注册管理办法》进行系统、规范的药理、药效、毒理、生物药剂等实验。虽然国家药品监督管理局在 2005 年制定了《医疗机构制剂注册管理办法》，引入了《药品注册管理办法》的核心精神，但具体要求则宽松许多，因而其安全性和有效性还需进一步验证。另一方面，医疗机构配制与生产企业生产药品还有一定的差距。企业必须按《药品生产质量管理规范》生产，而医疗机构的制剂室必须按《医疗机构制剂配制质量管理规范》配制，相对而言，《医疗机构制剂配制质量管理规范》更多考虑到医疗机构的实际情况，在许多方面仅作了原则性的规定。因此，国家规定将医疗机构配制制剂限定在本医疗机构使用。

思考题

1. 简述医疗机构管理部门及其职责。
2. 简述现行药品采购制度的监督管理部门。
3. 处方"四查十对"有哪些内容？
4. 简述药品调剂的操作过程以及注意事项。
5. 简述医疗机构制剂注册及监督管理内容。

药品信息管理

本章主要涉及药品标识物、药品广告和互联网药品信息服务等药品信息管理内容。通过本章的学习，可以系统全面地掌握我国药品信息管理的相关规定，了解互联网药品信息服务管理相关内容。

教学要求

1. 了解：药品广告管理和互联网药品信息服务管理的相关法律责任。
2. 熟悉：药品包装、名称、商标、标签、说明书、药品广告、互联网药品信息服务的相关概念和分类。
3. 掌握：药品标识物管理、药品广告管理、互联网药品信息服务管理的具体法律规定。
4. 重点掌握：药品说明书和标签管理规定、药品广告的审查标准。

药品信息管理包括国家对药品信息活动的管理和对药品信息的监督管理，涉及的范围十分广泛。药品信息活动管理的基本目标是以最少的人、财、物和时间的投入，充分开发和利用药品信息，保证药品信息的客观、及时和准确，以促使该药事单位目标的实现。国家对药品信息监督管理的基本目标是保证药品信息的真实性、准确性、全面性，以完成保障人们用药安全有效，维护人们健康的基本任务。

第一节 药品标识物管理

本节术语 药品标识物、药品包装、药包材、标签、说明书

药品的包装、标签、说明书，又称药品标识物。药品标识物是作为整体商品的药品的重要组成部分，是药品外在质量的主要体现，也是医师和药师决定用药和指导消费者购买选择的重要药品信息来源之一。对药品标识物的管理是各国药事管理部门对药品监督管理的重要内容之一。

一、药品包装和药包材管理

（一）药品包装管理规定

1. 药品包装的定义和分类

药品包装是指药品在使用、保管、运输和销售过程中，为保持其价值和保护其安全而用包装材料经技术处理的一种状态。药品的包装分为内包装和外包装。内包装是指直接与

药品接触的包装，如安瓿、大输液瓶、片剂或胶囊剂的泡罩铝箔等，是保证药品在生产、运输、贮藏及使用过程中的质量，并便于医疗使用的重要元素之一。内包装以外的包装称为外包装，按由里向外可分为中包装和大包装。外包装根据药品特性选用不易破损的包装，以保证药品在运输、贮藏、使用过程中的质量。

2. 药品包装的具体要求

《药品管理法》规定，药品包装应当按照规定印有或者贴有标签并附有说明书。标签和说明书作为药品包装的一个组成部分，是传递药品信息、指导医疗专业人员和消费者用药选择的重要资料之一。

（1）药品包装的标准及基本要求：① 药品包装必须符合国家标准、专业标准或地方、企业标准的规定。② 药品包装必须按照规定印有或者贴有标签，不得夹带其他任何介绍或者宣传产品、企业的文字、音像及其他资料。③ 凡在中国境内销售、使用的药品，其包装、说明书及标签所用文字必须以中文为主并使用国家语言文字工作委员会公布的规范化汉字。④ 药品包装提供药品信息的标志及文字说明，字迹应清晰易辨，标示清楚醒目，不得有印字脱落或粘贴不牢等现象，并不得用粘贴、剪切的方式进行修改或补充。⑤ 药品生产企业生产供上市销售的最小包装必须附有说明书。⑥ 在非处方药的包装上，OTC标识应与内外包装一体化印刷，其大小可根据实际需要设定，但必须醒目、清晰，并按照国家药品监督管理局公布的坐标比例使用。在包装外形、颜色等方面应与处方药严格区别开来。儿童和成人用OTC药品应分别包装，易于辨认。

（2）药品储运包装的要求：① 在正常储运条件下，包装必须保证合格的药品在有效期内不变质。药品包装必须加封口、封签、封条或使用防盗盖、瓶盖套等。标签必须贴正、粘牢，不得与药物一起放入瓶内。凡封签、标签、包装容器等有破损的，不得出厂或销售。② 药品运输包装必须牢固、防潮、防震，包装用的衬垫材料、缓冲材料必须清洁卫生。各类药品的运输包装必须符合其理化性质要求。凡怕冻、怕热药品，在不同时令发到不同地区，须采用相应的防寒或防暑措施。药品运输包装的储运图示标志、危险货物的包装标志等，必须符合国家标准和有关规定。③ 发运中药材必须有包装。在每件包装上，必须注明品名、产地、日期、调出单位，并附有质量合格标识。

（3）包装工作人员的要求：① 包装管理人员必须具有中专或高中以上文化水平，并经专业培训、考核合格，具备药品包装技术和管理知识。② 包装操作人员必须熟悉本岗位操作规程和职责，必须定期培训，学习有关药品包装的法规、标准及有关包装材料、包装机械、包装技术等基本知识。③ 对包装操作人员必须定期进行健康检查，凡患传染性疾病（包括隐性的）者，一律不能参与直接接触药品的包装工作。

（4）包装厂房的要求：① 包装厂房应适合所包装药品的包装操作要求，其流程布置必须防止药品的混杂和污染。② 厂房的建筑和结构设计要能防止昆虫等进入，室内表面（墙、地面、天花板）光滑无缝隙，便于清洁和消毒。③ 凡有药品直接暴露在空气中的包装区域，必须达到GMP所规定的洁净度要求，并定期进行检测。

（二）药包材管理

1. 药包材的定义

直接接触药品的包装材料和容器又称药包材，是药品不可分割的一部分，它伴随着药品生产、流通、使用的全过程。很多药品制剂，如胶囊剂、气雾剂、水针剂等本身就是依附包装而存在的。目前，世界上大多数国家均将药包材的质量监督管理作为药品质量监督管理的重要组成部分。

2. 药包材管理的具体规定

我国为了加强直接接触药品的包装材料和容器的监督管理，保证药品包装材料质量，国务院药品监督管理部门根据《药品管理法》及《药品管理法实施条例》，先后制定了相关的法规。2004年7月20日，SFDA又颁布了《直接接触药品的包装材料和容器管理办法》，对直接接触药品的包装材料和容器（以下简称药包材）作了专门的规定。药品包材管理的主要内容有以下几方面：

（1）药包材的质量要求：《药品管理法》规定，直接接触药品的包装材料和容器，应当符合药用要求，符合保障人体健康、安全的标准，国务院药品监督管理部门在审批药品时，对化学原料药一并审评审批，对相关辅料、直接接触药品的包装材料和容器一并核准。具体要求有：① 凡直接接触药品的包装材料和容器应当符合药用要求，符合保障人体健康、安全的标准。② 生产、进口和使用药包材，必须符合药包材国家标准。

（2）药包材的生产注册管理：药包材的生产注册管理包括两部分：① 药包材的生产申请与注册。国务院药品监督管理部门对药包材产品实行注册管理。药包材生产申请人在完成药包材试制工作后，向所在地省级药品监督管理部门报送有关资料和样品，由省级药品监督管理部门组织对药包材生产企业进行现场检查和药包材的注册检验。对于符合要求的，省级药品监督管理部门将检验报告书、相关审查意见及申请人报送的资料和样品一并报送国务院药品监督管理部门进行技术审评，符合规定的，核发药包材注册证。② 药包材的补充申请。药包材经批准注册后，需要变更药包材标准、改变工艺及药包材注册证或者进口药包材注册证中所载明事项等的，申请人应当提出补充申请。

（3）药包材使用的审批：药品生产企业作为药包材的使用单位，在确定药品包装用材料和容器时，必须依法经过审批。《药品管理法》第四十六条规定："直接接触药品的包装材料和容器，应当符合药用要求，符合保障人体健康、安全的标准。对不合格的直接接触药品的包装材料和容器，由药品监督管理部门责令停止使用。"第二十五条规定："国务院药品监督管理部门在审批药品时，对化学原料药一并审评审批，对相关辅料、直接接触药品的包装材料和容器一并审评。"

（4）药包材进口申请与注册：申请人向国务院药品监督管理部门提出药包材进口申请，并报送有关资料和样品。由国务院药品监督管理部门组织对药包材生产企业进行现场检查和药包材的注册检验，并根据检验报告及其相关意见进行技术审评，符合规定的，核发进口药包材注册证。我国香港、澳门和台湾地区的药包材生产厂商申请药包材注册的，参照进口药包材办理。

（5）药包材的再注册：药包材再注册是指对药包材注册证或者进口药包材注册证有效期届满需要继续生产或者进口的药包材实施审批的过程。药包材注册证或者进口药包材注册证有效期为5年，有效期届满需要继续生产或者进口的，申请人应当在有效期届满前6个月申请再注册。均按照原申报程序进行，符合规定的，予以再注册，并换发药包材注册证或者进口药包材注册证。

有下列情况之一的，国务院药品监督管理部门不予再注册：① 国家公布禁止使用或者淘汰的药包材；② 在规定的时间内未提出再注册申请的药包材；③ 注册检验不合格的药包材。

二、药品名称管理

（一）药品名称定义及分类

药品名称分为药品通用名称和药品商品名称。药品通用名称是指列入国家药品标准之中的药品名称，而药品商品名称是指经国务院药品监督管理部门批准的特定企业使用的该药品专用的商品名称。

1. 药品通用名

药品通用名是国家核定的药品法定名称，与国际通用的药品名称、我国药典及国家药品监督管理部门颁发的药品标准中的名称一致，是同一种成分或相同配方组成的药品在中国境内的通用名称，具有强制性和约束性。因此，药品必须标注其通用名称。

2. 药品商品名

药品的商品名称实际上属于商标的范畴。严格地讲，"药品商品名"不是法律概念，在成为注册商标前，并不受《商标法》保护。但是药品商品名有望成为知名药品的特有名称，作为一种商业标识，则受《反不正当竞争法》的保护。商品名称对于化学制剂药品非常重要，其优势在于：其一，便于消费者识别记忆；其二，有利于厂商品牌被识别和接受。

知识链接

药品的通用名、商品名及商标的区别和联系

1. 商品名、通用名的区别和联系

一种药品常有多个厂家生产，许多药品生产企业为了树立自己的品牌，往往给自己的药品注册独特的商品名以示区别，因此，同一药品有多个商品名（"一药多名"）的现象一度盛行，例如对乙酰氨基酚复方制剂的商品名就有百服宁、泰诺林、必理通等。依据《商标法》规定，通用名不能作为商标或商品名注册。通用名可以帮助识别药品，避免重复用药。

《药品管理法》和《药品说明书和标签管理规定》规定，在药品包装上或药品说明书上应标有药品通用名。通用名与商品名之间的关系应是：药品通用名称不得作为药品商标使用，已经作为商标使用的名称，药品监督管理部门不得作为通用名列入国家标准和药典。

2. 商品名与商标的区别

商品名属于药品名称的一种，而商标是标志，这是两者的区别。商标是注册人所有商品的特定标志，由国家工商行政管理部门核准注册；商品名为特定药品专有，是由国家药品监督管理部门批准，然后经国家工商行政管理部门核准注册，方受保护，也即商品名称的商标保护。商标可以是文字或图形，也可以是文字和图形的组合形式；商品名只能是文字形式。

（二）药品名称管理规定

《药品说明书和标签管理规定》中明确规定：

（1）药品说明书和标签中标注的药品名称必须符合CFDA公布的药品通用名称和商

品名称的命名原则，并与药品批准证明文件的相应内容一致。

（2）药品通用名称应当显著、突出，其字体、字号和颜色必须一致，并符合以下要求：① 对于横版标签，必须在上三分之一范围内显著位置标出；对于竖版标签，必须在右三分之一范围内显著位置标出。② 不得选用草书、篆书等不易识别的字体，不得使用斜体、中空、阴影等形式对字体进行修饰。③ 字体颜色应当使用黑色或者白色，与相应的浅色或者深色背景形成强烈反差。④ 除因包装尺寸的限制而无法同行书写的，不得分行书写。

（3）药品商品名称不得与通用名称同行书写，其字体和颜色不得比通用名称更突出和显著，其字体以单字面积计不得大于通用名称所用字体的二分之一。

（4）药品说明书和标签中禁止使用未经注册的商标以及其他未经国家食品药品监督管理局批准的药品名称。

（5）药品标签使用注册商标的，应当印刷在药品标签的边角，含文字的，其字体以单字面积计不得大于通用名称所用字体的四分之一。

三、药品说明书和标签管理

药品说明书和标签是药品生产经营企业向医药卫生专业人员和消费者介绍药品特性、指导合理用药和普及医药知识的重要途径。药品说明书和标签的管理是各国药品监督管理的重要内容之一。为规范药品说明书和标签的管理，原国家食品药品监督管理局根据《中华人民共和国药品管理法》和《中华人民共和国药品管理法实施条例》制定了《药品说明书和标签管理规定》，自 2006 年 6 月 1 日起施行。

（一）药品说明书管理

1. 药品说明书的定义

药品说明书是指药品生产企业印制并提供的，包含药品安全性、有效性的重要科学数据、结论和信息，用以指导安全、合理使用药品的技术性资料。药品说明书是新药审批的重要资料，经审核批准的药品说明书是药品的法定文件，生产和经营企业不得自行更改。如果药品说明书所标明的适应证或功能主治超出规定范围的，则按假劣药论处。

2. 药品说明书管理的具体规定

（1）药品说明书文字表述应当科学、规范、准确。非处方药说明书还应当使用容易理解的文字表述，以便患者自行判断、选择和使用。

药品说明书的文字应当清晰易辨，标识应当清楚醒目，不得有印字脱落或者粘贴不牢等现象，不得以粘贴、剪切、涂改等方式进行修改或者补充。

药品说明书应当使用国家语言文字工作委员会公布的规范化汉字，增加其他文字对照的，应当以汉字表述为准。

（2）出于保护公众健康和指导正确合理用药的目的，药品生产企业可以主动提出在药品说明书或者标签上加注警示语，国务院药品监督管理部门也可以要求药品生产企业在说明书或者标签上加注警示语。

相应的警示语或忠告语如下：① 处方药：凭医师处方销售、购买和使用！② 甲类非处方药、乙类非处方药：请仔细阅读药品使用说明书并按说明使用或在药师指导下购买和使用!

（3）药品说明书对疾病名称、药学专业名词、药品名称、临床检验名称和结果的表述，应当采用国家统一颁布或规范的专用词汇，度量衡单位应当符合国家标准的规定。

药品说明书应当列出全部活性成分或者组方中的全部中药药味。注射剂和非处方药还应当列出所用的全部辅料名称。

药品处方中含有可能引起严重不良反应的成分或者辅料的，应当予以说明。

（4）药品生产企业应当主动跟踪药品上市后的安全性、有效性情况，需要对药品说明书进行修改的，应当及时提出申请。药品说明书获准修改后，药品生产企业应当将修改的内容立即通知相关药品经营企业、使用单位及其他部门，并按要求及时使用修改后的说明书和标签。

根据药品不良反应监测、药品再评价结果等信息，国务院药品监督管理部门也可以要求药品生产企业修改药品说明书。

（5）药品说明书应当充分包含药品不良反应信息，详细注明药品不良反应。药品生产企业未根据药品上市后的安全性、有效性情况及时修改说明书或者未将药品不良反应在说明书中充分说明的，由此引起的不良后果由该生产企业承担。

（6）药品说明书核准日期和修改日期应当在说明书中醒目标示。

（7）药品生产企业生产上市销售的最小包装必须附有说明书。

3. 药品说明书的主要内容

药品说明书应当包含药品安全性、有效性的重要科学数据、结论和信息，用以指导安全、合理使用药品。药品说明书应当列出全部活性成分或者组方中的全部中药药味。注射剂和非处方药还应当列出所用的全部辅料名称。药品处方中含有可能引起严重不良反应的成分或者辅料的，应当予以说明并充分包含药品不良反应信息，详细注明药品不良反应。

4. 药品说明书各项内容的书写要求

（1）化学药品和治疗用生物制品说明书规范

【核准和修改日期】核准日期为国家药品监督管理局批准该药品注册的时间。修改日期为此后历次修改的时间。核准和修改日期应当印制在说明书首页左上角。修改日期位于核准日期下方，按时间顺序逐行书写。

【特殊药品、外用药品标识】麻醉药品、精神药品、医疗用毒性药品、放射性药品和外用药品等专用标识在说明书首页右上方标注。

【说明书标题】"×××说明书"中的"×××"是指该药品的通用名称。

【请仔细阅读说明书并在医师指导下使用】该内容必须标注，并印制在说明书标题下方。

【警示语】警示语是指对药品严重不良反应及其潜在的安全性问题的警告，还可以包括药品禁忌、注意事项及剂量过量等需提示用药人群特别注意的事项。有该方面内容的，应当在说明书标题下以醒目的黑体字注明。无该方面内容的，不列该项。

【药品名称】按下列顺序列出：

通用名称：中国药典收载的品种，其通用名称应当与药典一致；药典未收载的品种，其名称应当符合药品通用名称命名原则。

商品名称：未批准使用商品名称的药品不列该项。

英文名称：无英文名称的药品不列该项。

汉语拼音

【成分】

① 列出活性成分的化学名称、化学结构式、分子式、分子量。并按下列方式书写：化学名称、化学结构式、分子式、分子量。

② 复方制剂可以不列出每个活性成分化学名称、化学结构式、分子式、分子量内容。本项可以表达为"本品为复方制剂，其组分为："。组分按一个制剂单位（如每片、粒、支、瓶等）分别列出所含的全部活性成分及其量。

③ 多组分或者化学结构尚不明确的化学药品或者治疗用生物制品，应当列出主要成分名称，简述活性成分来源。

④ 处方中含有可能引起严重不良反应的辅料的，该项下应当列出该辅料名称。

⑤ 注射剂应当列出全部辅料名称。

【性状】性状包括药品的外观、臭、味、溶解度以及物理常数等。

【适应证】应当根据该药品的用途，采用准确的表述方式，明确用于预防、治疗、诊断、缓解或者辅助治疗某种疾病（状态）或者症状。

【规格】指每支、每片或其他每一单位制剂中含有主药（或效价）的重量或含量或装量。生物制品应标明每支（瓶）有效成分的效价（或含量及效价）及装量（或冻干制剂的复溶后体积）。表示方法一般按照中国药典要求规范书写，有两种以上规格的应当分别列出。

【用法用量】应当包括用法和用量两部分。需按疗程用药或者规定用药期限的，必须注明疗程、期限。应当详细列出该药品的用药方法，准确列出用药的剂量、计量方法、用药次数以及疗程期限，并应当特别注意与规格的关系。用法上有特殊要求的，应当按实际情况详细说明。

【不良反应】应当实事求是地详细列出该药品不良反应。并按不良反应的严重程度、发生的频率或症状的系统性列出。

【禁忌】应当列出禁止应用该药品的人群或者疾病情况。

【注意事项】列出使用时必须注意的问题，包括需要慎用的情况（如肝、肾功能的问题），影响药物疗效的因素（如食物、烟、酒），用药过程中需观察的情况（如过敏反应，定期检查血常规、肝功能、肾功能）及用药对于临床检验的影响等。滥用或者药物依赖性内容可以在该项目下列出。

【孕妇及哺乳期妇女用药】着重说明该药品对妊娠、分娩及哺乳期母婴的影响，并写明可否应用本品及用药注意事项。未进行该项实验且无可靠参考文献的，应当在该项下予以说明。

【儿童用药】主要包括儿童由于生长发育的关系而对于该药品在药理、毒理或药代动力学方面与成人的差异，并写明可否应用本品及用药注意事项。未进行该项实验且无可靠参考文献的，应当在该项下予以说明。

【老年用药】主要包括老年人由于机体各种功能衰退的关系而对于该药品在药理、毒理或药代动力学方面与成人的差异，并写明可否应用本品及用药注意事项。未进行该项实验且无可靠参考文献的，应当在该项下予以说明。

【药物相互作用】列出与该药产生相互作用的药品或者药品类别，并说明相互作用的结果及合并用药的注意事项。未进行该项实验且无可靠参考文献的，应当在该项下予以说明。

【药物过量】详细列出过量应用该药品可能发生的毒性反应、剂量及处理方法。未进行该项实验且无可靠参考文献的，应当在该项下予以说明。

【临床试验】为本品临床试验概述，应当准确、客观地进行描述。包括临床试验的给药方法、研究对象、主要观察指标、结果（包括不良反应）等。

没有进行临床试验的药品不书写该项内容。

【药理毒理】包括药理作用和毒理研究两部分内容：

药理作用为临床药理中药物对人体作用的有关信息。也可列出与临床适应证有关或有助于阐述临床药理作用的体外试验和（或）动物实验的结果。复方制剂的药理作用可以为每一组成成分的药理作用。

毒理研究所涉及的内容是指与临床应用相关，有助于判断药物临床安全性的非临床毒理研究结果。应当描述动物种属类型，给药方法（剂量、给药周期、给药途径）和主要毒性表现等重要信息。复方制剂的毒理研究内容应当尽量包括复方给药的毒理研究结果，若无该信息，应当写入单药的相关毒理内容。

未进行该项实验且无可靠参考文献的，应当在该项下予以说明。

【药代动力学】应当包括药物在体内吸收、分布、代谢和排泄的全过程及其主要的药代动力学参数，以及特殊人群的药代动力学参数或特征。说明药物是否通过乳汁分泌、是否通过胎盘屏障及血脑屏障等。应以人体临床试验结果为主，如缺乏人体临床试验结果，可列出非临床试验的结果，并加以说明。

未进行该项实验且无可靠参考文献的，应当在该项下予以说明。

【贮藏】具体条件的表示方法按《中国药典》要求书写，并注明具体温度。如阴凉处（不超过20℃）保存。

生物制品应当同时注明制品保存和运输的环境条件，特别应明确具体温度。

【包装】包括直接接触药品的包装材料和容器及包装规格，并按该顺序表述。

【有效期】以月为单位表述。

【执行标准】列出执行标准的名称、版本，如《中国药典》2005年版二部，或者药品标准编号，如 WS-10001（HD-0001）—2002。

【批准文号】指该药品的药品批准文号，进口药品注册证号或者医药产品注册证号。

麻醉药品、精神药品、蛋白同化制剂和肽类激素还需注明药品准许证号。

【生产企业】国产药品该项内容应当与药品生产许可证载明的内容一致，进口药品应当与提供的政府证明文件一致。并按下列方式列出：

企业名称；

生产地址；

邮政编码；

电话和传真号码：须标明区号。

网址：如无网址可不写，此项不保留。

（2）中药说明书各项内容书写要求

【药品名称】① 品名，即通用名称，须采用国家批准的法定中文名称。民族药可增加相应的民族文字名称。② 汉语拼音。

【主要成分】按国家药典委员会下发的具体规定书写。

【性状】按各种品种的国家药品标准的规定书写。

【药理作用】经国家主管部门审核，确认与功能主治相关的主要药理作用方可写入。

【功能与主治】按各品种的国家药品标准的规定书写。

【用法与用量】一般按各品种的国家药品标准的规定书写。在用法上有特殊要求的，可按实际情况在说明书中详细说明。

【不良反应】系指在常规剂量下出现的与治疗无关的副作用、毒性和过敏反应。可按其严重程度、发生的频率或症状的系统性列出。

【禁忌证】列出忌用、禁用该药品的人群或疾病情况。

【注意事项】说明使用药品时必须注意的问题。如服药期间的饮食禁忌，需要慎用的情况，用药过程中需要观察的情况，用药对临床检验的影响等。

【规格】按各品种的国家药品标准的规定书写。无此项内容的，不再保留该项标题。

【贮藏】按各品种的国家药品标准的规定书写。

【包装】包括包装规格和包装材料。包装规格系指小包装的规格。包装材料系指小包装的材质。

【有效期】系指药品被批准的使用期限。

【批准文号】系指国家批准的药品生产文号。

【生产企业】包括企业名称、地址、邮政编码、电话和传真号码及网址。企业名称和地址须与药品生产企业许可证中的内容一致。如无网址可不写。

（二）药品标签管理

1. 药品标签的定义和分类

药品的标签是指药品包装上印有或者贴有的内容，分为内标签和外标签。药品内标签指直接接触药品的包装的标签，外标签指内标签以外的其他包装的标签，包括用于运输、储存包装的标签和原料药标签。

2. 药品标签管理的具体规定

（1）使用文字：凡在中国境内销售和使用的药品，其包装、标签及说明书所用文字必须以中文为主并使用国家语言文字工作委员会公布的规范化汉字。民族药可增加民族文字。增加其他文字对照的，应当以汉字表述为准。药品标签的文字表述应当科学、规范、准确，清晰易辨，标识应当清楚醒目，不得有印字脱落或者粘贴不牢等现象，不得以粘贴、剪切、涂改等方式进行修改或者补充。非处方药说明书还应当使用容易理解的文字表述，以便患者自行判断、选择和使用。

（2）使用药品名称：根据原SFDA《关于进一步规范药品名称管理的通知》的规定，药品说明书和标签中标注的药品名称必须符合国务院药品监督管理部门公布的药品通用名称和商品名称的命名原则，并与药品批准证明文件的相应内容一致。

（3）有效期表达方法：按照年、月、日的顺序标注，年份用四位数字表示，月、日用两位数表示，1 至 9 月份数字前须加 0。其具体标注格式为"有效期至×××× 年 ×× 月"或者"有效期至 ×××× 年 ×× 月 ×× 日"；也可以用数字和其他符号表示为"有效期至 ××××.××."或者"有效期至 ××××/××/××"等，或只用数字表示。

预防用生物制品有效期的标注按照国家食品药品监督管理局批准的注册标准执行，治疗用生物制品有效期的标注自分装日期计算，其他药品有效期的标注自生产日期计算。

有效期若标注到日，应当为起算日期对应年月日的前一天，若标注到月，应当为起算月份对应年月的前一月。

（4）特殊管理的药品、外用药品的标签：《药品管理法》规定："麻醉药品、精神药品、医疗用毒性药品、放射性药品、外用药品和非处方药品的标签、说明书，必须印有规定的标志。"对贮藏有特殊要求的药品，必须在标签的醒目位置中注明。

（5）非处方药药品标签标识：① 非处方药专有标识可用作经营非处方药的企业指南性标志。② 非处方药自药品监督管理部门核发非处方药药品审核登记证书之日起 12 个月后，其药品标签、使用说明书、内包装、外包装上必须印有非处方药专有标识。未印有非处方药专有标识的非处方药药品一律不准出厂。③ 经营非处方药的企业自 2000 年 1 月 1 日起可以使用非处方药专有标识；在使用非处方药专有标识时，必须按照国务院药品监督管理部门公布的坐标比例和色标要求使用。④ 非处方药专有标识图案分为红色和绿色，红色专有标识用于甲类非处方药，绿色专有标识用于乙类非处方药和用作指南性标志。⑤ 使用非处方药专有标识时，药品的使用说明书和大包装可以单色印刷，标签和其他包装必须按国家药品监督管理局公布的色标要求印刷。单色印刷时，非处方药专有标识下方必须标示"甲类"或"乙类"字样。⑥ 非处方药专有标识应与药品标签、使用说明书、内包装、外包装一体化印刷，其大小可根据实际需要设定，但必须醒目、清晰，并按照国家药品监督管理局公布的坐标比例使用。⑦ 非处方药标签、使用说明书和每个销售基本单元包装印有中文药品通用名称（商品名称）的一面（侧），其右上角是非处方药专有标识的固定位置。

（6）进口药品标签：进口药品的包装、标签除按一般规定执行外，还应标明"进口药品注册证号"或"医药产品注册证号"、生产企业名称等；进口分包装药品的包装、标签应标明原生产国或地区企业名称、生产日期、批号、有效期及国内分包装企业名称等。

（7）同一药品生产企业生产的同一药品的标签：同一药品生产企业生产的同一药品，药品规格和包装规格均相同的，其标签的内容、格式及颜色必须一致；药品规格或者包装规格不同的，其标签应当明显区别或者规格项明显标注。

同一药品生产企业生产的同一药品，分别按处方药与非处方药管理的，两者的包装颜色应当明显区别。

（8）异地生产药品、委托加工的药品标签：经批准异地生产的药品，其包装、标签还应标明集团名称、生产企业、生产地点；经批准委托加工的药品，其包装、标签还应标明委托双方企业名称、加工地点。

（9）药品再分装的标签：药品再分装的标签必须加注原批号、分装日期、分装单位和责任者。

（10）注册商标：注册商标应当印制在药品标签的显著位置上，"注册商标"字样或注册标记应当印制在商标附近。药品标签过小不便印制商标和标明注册标记的，必须在其较大的标签上印制商标并标明"注册商标"字样或注册标记。

（11）标签的管理：标签不得以任何形式转让、出售或外流（包括印废的标签）。每批新印的标签和说明书必须留样存档，并注明印刷单位、印刷日期、印刷数量和验收入库日期。

3. 药品标签的主要内容

（1）化学药品与生物制品、制剂标签内容：① 内包装标签内容。包括药品名称、规格、适应证（功能与主治）、用法用量、贮藏、生产日期、生产批号、有效期及生产企业。由于包装尺寸的原因而无法全部标明上述内容的，可适当减少，至少应当标注药品通用名称、规格、产品批号、有效期等内容。② 直接接触内包装的外包装标签内容包括药品通用名称、成分、性状、适应证或者功能主治、规格、用法用量、不良反应、禁忌、注意事项、贮藏、生产日期、产品批号、有效期、批准文号、生产企业等内容。适应证或者功能主治、用法用量、不良反应、禁忌、注意事项不能全部注明的，应当标出主要内容并注明"详见说明书"字样。③ 大包装标签内容包括药品名称、规格、生产批号、生产日期、有效期、贮藏、包装、批准文号、生产企业及运输注意事项或其他标记。

（2）原料药标签内容：原料药标签内容包括药品名称、包装规格、生产批号、生产日期、有效期、贮藏、批准文号、生产企业及运输注意事项或其他标记。

（3）运输、贮藏标签内容：运输、贮藏标签内容包括药品通用名称、规格、贮藏、生产日期、产品批号、有效期、批准文号、生产企业，也可以根据需要注明包装数量、运输注意事项或者其他标记等必要内容。

第二节　药品广告管理

本节术语　*药品广告*

药品广告不仅对人们安全、有效、经济、合理地用药具有重要的指导意义，对医药企业的长远发展同样具有重大的影响。近年来，药品广告的问题层出不穷，治理难度较大。许多国家在药品管理的法律法规中明确规定了对药品广告的管理，WHO 制定的《药品促销道德准则》中对药品广告的管理也提出了明确要求。

为加强药品广告管理，保证药品广告的真实性和合法性，国务院药品监督管理部门和原国家工商行政管理总局根据《中华人民共和国广告法》（简称《广告法》）《中华人民共和国药品管理法》（简称《药品管理法》）和《中华人民共和国药品管理法实施条例》（简称《药品管理法实施条例》）及国家有关广告、药品监督管理的规定，联合发布了《药品广告审查办法》和《药品广告审查发布标准》，作为目前我国药品广告管理的主要法律依据。

一、药品广告的审查标准

《药品广告审查办法》规定，凡利用各种媒介或者形式发布的广告含有药品名称、药品适应证（功能主治）或者与药品有关的其他内容的，为药品广告，应当按照本办法进行审查。而非处方药仅宣传药品名称（含药品通用名称和药品商品名称）的，或者处方药在指定的医学药学专业刊物上仅宣传药品名称（含药品通用名称和药品商品名称）的，无须审查。

（一）不得发布及限制发布广告的药品

1. 不得发布广告的药品

不得发布广告的药品包括：① 麻醉药品、精神药品、医疗用毒性药品、放射性药品；② 医疗机构配制的制剂；③ 军队特需药品；④ 国家药品监督管理局依法明令停止或者禁止生产、销售和使用的药品；⑤ 批准试生产的药品。

2. 限制发布广告的药品

2001—2004 年期间国家药品监督管理部门先后四次发文明确不得在大众媒介发布广告的药品如下：

（1）以下四大类处方药广告可发布至 2001 年 4 月 1 日：① 粉针剂类；② 大输液类；③ 已经正式发文明确的其他品种吗啡，主要指特殊管理的药品；④ 抗生素类的处方药，具体包括抗感染药物［β-内酰胺类（青霉素类、头孢菌素类、其他 β-内酰胺类）、氨基糖苷类、四环素类、氯霉素类、大环内酯类、林可霉素类、其他抗生素类（如盐酸万古霉素、盐酸去甲万古霉素、杆菌肽、磷霉素等）］、抗结核药、抗真菌药物。

（2）自 2001 年 11 月 1 日起停止通过大众媒介发布小容量注射剂药品广告。

（3）以下六大类处方药广告可发布至 2002 年 2 月 1 日：① 非抗生素类抗感染处方药，包括喹诺酮类药、抗真菌类药、抗病毒类药、抗结核病类药、磺胺类药、其他化学及天然抗菌类药；② 激素类处方药，包括肾上腺皮质激素类药、雌激素及孕激素类药、子宫收缩药及抗生育类药、雄性激素及同化激素类药、胰腺激素及其他调节血糖类药、甲状腺激素及抗甲状腺类药、垂体激素类药；③ 用于治疗心绞痛的处方药；④ 用于治疗高血压的处方药；⑤ 用于治疗肝炎的处方药；⑥ 用于治疗糖尿病的处方药。

（4）自 2002 年 12 月 1 日起所有处方药一律不得在大众媒介进行广告宣传。

（二）药品广告的内容

1. 药品广告发布原则

药品在发布广告时必须遵循客观、真实、准确、科学的原则，不得含有虚假、欺骗的内容，以误导消费者。

2. 药品广告内容

药品广告的内容应以国家已批准的该药品质量标准和使用说明书为依据，任何单位不得随意扩大广告的范围。

（1）药品广告中不得出现的情形：① 含有不科学地表示功效的断言或者保证的；② 说明治愈率或者有效率的；③ 与其他药品的功效和安全性进行比较的；④ 违反科学规律，明示或者暗示包治百病、适应所有症状的；⑤ 含有"安全无毒副作用""毒副作用小"等内容的；含有明示或者暗示中成药为"天然"药品，因而安全性有保证等内容的；⑥ 含有明示或者暗示该药品为正常生活和治疗病症所必需等内容的；⑦ 含有明示或暗示服用该药能应付现代紧张生活和升学、考试等需要，能够帮助提高成绩、使精力旺盛、增强竞争力、增高、益智等内容的；⑧ 其他不科学的用语或者表示，如"最新技术""最高科学""最先进制法"等。

（2）药品广告不得含有的内容：① 含有不科学的表述或者使用不恰当的表现形式，引起公众对所处健康状况和所患疾病产生不必要的担忧和恐惧，或者使公众误解不使用该药品会患某种疾病或加重病情的；② 含有免费治疗、免费赠送、有奖销售、以药品作为礼品或者奖品等促销药品内容的；③ 含有"家庭必备"或者类似内容的；④ 含有"无效退款""保险公司保险"等保证内容的；⑤ 含有评比、排序、推荐、指定、选用、获奖等综合性评价内容的。

（3）药品广告中其他禁止性规定

① 药品广告不得含有利用医药科研单位、学术机构、医疗机构或者专家、医生、患者的名义和形象作证明的内容。② 药品广告不得使用国家机关和国家机关工作人员的名义。③ 药品广告不得含有军队单位或者军队人员的名义、形象。不得利用军队装备、设施从事药品广告宣传。④ 药品广告不得含有涉及公共信息、公共事件或其他与公共利益相关联的内容，如各类疾病信息、经济社会发展成果或医药科学以外的科技成果。⑤ 药品广告不得在未成年人出版物和广播电视频道、节目、栏目上发布。药品广告不得以儿童为诉求对象，不得以儿童名义介绍药品。⑥ 药品广告不得含有医疗机构的名称、地址、联系办法、诊疗项目、诊疗方法以及有关义诊、医疗（热线）咨询、开设特约门诊等医疗服务的内容。⑦ 处方药可以在原卫生部和国家药品监督管理局共同指定的医学、药学专业刊物上发布广告，但不得在大众传播媒介发布广告或者以其他方式进行以公众为对象的广告宣传。不得以赠送医学、药学专业刊物等形式向公众发布处方药广告。⑧ 处方药名称与该药品的商标、生产企业字号相同的，不得使用该商标、企业字号在医学、药学专业刊物以外的媒介变相发布广告。不得以处方药名称或者以处方药名称注册的商标以及企业字号为各种活动冠名。⑨ 药品广告中涉及改善和增强性功能内容的，必须与经批准的药品说明书中的适应证或者功能主治完全一致。电视台、广播电台不得在7：00—22：00发布含有上款内容的广告。⑩ 非处方药广告不得利用公众对于医药学知识的缺乏，使用公众难以理解和容易引起混淆的医学、药学术语，造成公众对药品功效与安全性的误解。

二、药品广告审批程序

（一）药品广告审批机关

药品广告应当经广告主所在地省、自治区、直辖市人民政府确定的广告审查机关批准；未经批准的，不得发布。

申请药品广告批准文号，应当向药品生产企业所在地的药品广告审查机关提出。申请进口药品广告批准文号，应当向进口药品代理机构所在地的药品广告审查机关提出。

（二）药品广告审批程序

1. 提出药品广告申请

拟发布药品广告的企业需向药品生产企业所在地的药品广告审查机关提出申请，并提交相关材料。

药品广告申请需提交的材料包括：① 申请人的营业执照复印件；② 申请人的药品生产许可证或者药品经营许可证复印件；③ 申请人是药品经营企业的，应当提交药品生产企业同意其作为申请人的证明文件原件；④ 代办人代为申办药品广告批准文号的，应当提交申请人的委托书原件和代办人的营业执照复印件等主体资格证明文件；⑤ 药品批准证明文件（含进口药品注册证、医药产品注册证）复印件、批准的说明书复印件和实际使用的标签及说明书；⑥ 非处方药品广告需提交非处方药品审核登记证书复印件或相关证明文件的复印件；⑦ 申请进口药品广告批准文号的，应当提供进口药品代理机构的相关资格证明文件的复印件；⑧ 广告中涉及药品商品名称、注册商标、专利等内容的，应当提交相关有效证明文件的复印件以及其他确认广告内容真实性的证明文件。

2. 药品广告申请材料审查

药品广告审查机关收到药品广告批准文号申请后，对申请材料进行审查。有下列情况之一的，不受理药品广告申请：① 篡改经批准的药品广告内容进行虚假宣传的，由药品监督管理部门责令立即停止该药品广告的发布，撤销该品种药品广告批准文号，1 年内不受理该品种的广告审批申请。② 对提供虚假材料申请药品广告审批，被药品广告审查机关在受理审查中发现的，1 年内不受理该企业该品种的广告审批申请。③ 对提供虚假材料申请药品广告审批，取得药品广告批准文号的，药品广告审查机关在发现后应当撤销该药品广告批准文号，并 3 年内不受理该企业该品种的广告审批申请。

3. 批准发给药品广告批准文号

药品广告审查机关收到药品广告批准文号申请后，对申请材料齐全并符合法定要求的，发给药品广告受理通知书；申请材料不齐全或者不符合法定要求的，应当当场或者在 5 个工作日内一次告知申请人需要补正的全部内容；逾期不告知的，自收到申请材料之日起即为受理。

药品广告审查机关应当自受理之日起 10 个工作日内，对申请人提交的证明文件的真实性、合法性、有效性进行审查，并依法对广告内容进行审查。对审查合格的药品广告，发给药品广告批准文号；对审查不合格的药品广告，应当做出不予核发药品广告批准文号的决定，书面通知申请人并说明理由，同时告知申请人享有依法申请行政复议或者提起行政诉讼的权利。药品广告批准文号有效期为 1 年，到期作废。

4. 异地药品广告的备案

在药品生产企业所在地和进口药品代理机构所在地以外的省、自治区、直辖市发布药品广告的（简称"异地发布药品广告"），在发布前应当到发布地药品广告审查机关办理备案。异地发布药品广告备案应当提交如下材料：① 药品广告审查表复印件；② 批准的药品说明书复印件；③ 电视广告和广播广告需提交与通过审查的内容相一致的录音带、光盘或者其他介质载体。提供本条规定的材料的复印件，需加盖证件持有单位印章。

药品广告审批程序见图 7-1：

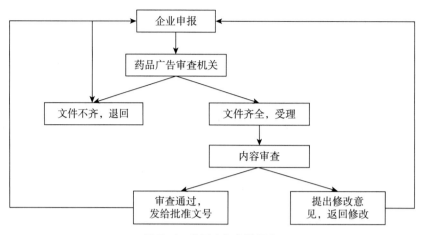

图 7-1　药品广告审批程序

三、法律责任

（一）《广告法》中违反有关药品广告行为的法律责任

药品广告的内容应当真实、合法，以国务院药品监督管理部门核准的药品说明书为准，不得含有虚假的内容。

（1）违反药品广告的管理规定的依照《广告法》的规定处罚，并由发给广告批准文号的药品监督管理部门撤销广告批准文号，一年内不受理该品种的广告审批申请；构成犯罪的，依法追究刑事责任。

（2）利用广告对商品或者服务作虚假宣传的，由市场监督管理部门责令停止发布广告，责令广告主在相应范围内消除影响，处广告费用 1 倍以上 3 倍以下的罚款，广告费用无法计算或者明显偏低的，处 10 万元以上 20 万元以下的罚款；情节严重的，处广告费用 3 倍以上 5 倍以下的罚款，广告费用无法计算或者明显偏低的，处 20 万元以上 100 万元以下的罚款，可以吊销营业执照，并由广告审查机关撤销广告审查批准文件，一年内不受理其广告审查申请。

（3）发布虚假广告，欺骗和误导消费者，使购买商品或者接受服务的消费者的合法权益受到损害的，由广告主依法承担民事责任；广告经营者、广告发布者明知或者应知广告虚假仍设计、制作、发布的，应当依法承担连带责任。

（4）发布含有禁止内容的药品广告或宣传禁止发布广告的药品，由市场监督管理部门和省级药品监管管理部门责令负有责任的广告主、广告经营者、广告发布者改正或者停止发布，没收广告费用，可以并处广告费用 1 倍以上 5 倍以下的罚款；情节严重的，依法停止其广告业务。

（二）《药品广告审查办法》中违反有关药品广告行为的处理

除了《广告法》对有关药品广告违法行为作出法律规定外，《药品广告审查管理办法》也规定相关违法行为的处理方式，具体有以下规定：

（1）篡改经批准的药品广告内容进行虚假宣传的，由药品监督管理部门责令立即停止该药品广告的发布，撤销该品种药品广告批准文号，1 年内不受理该品种的广告审批申请。

（2）对任意扩大产品适应证（功能主治）范围、绝对化夸大药品疗效、严重欺骗和误导消费者的违法广告，省以上药品监督管理部门一经发现，应当采取行政强制措施，暂停该药品在辖区内的销售，同时责令违法发布药品广告的企业在当地相应的媒体发布更正启事。违法发布药品广告的企业按要求发布更正启事后，省以上药品监督管理部门应当在15个工作日内做出解除行政强制措施的决定；需要进行药品检验的，药品监督管理部门应当自检验报告书发出之日起15日内，做出是否解除行政强制措施的决定。

（3）对提供虚假材料申请药品广告审批，被药品广告审查机关在受理审查中发现的，1年内不受理该企业该品种的广告审批申请。

（4）对提供虚假材料申请药品广告审批，取得药品广告批准文号的，药品广告审查机关在发现后应当撤销该药品广告批准文号，并3年内不受理该企业该品种的广告审批申请。

（5）异地发布药品广告未向发布地药品广告审查机关备案的，发布地药品广告审查机关发现后，应当责令限期办理备案手续，逾期不改正的，停止该药品品种在发布地的广告发布活动。

（6）对发布违法药品广告，情节严重的，省、自治区、直辖市药品监督管理部门予以公告，并及时上报国家食品药品监督管理局，国家食品药品监督管理局定期汇总发布。

（7）对发布虚假违法药品广告情节严重的，必要时，由国家市场监督管理局会同国家食品药品监督管理局联合予以公告。

第三节　互联网药品信息服务管理

本节术语　互联网药品信息服务

互联网药品信息服务是一种新的服务形式，可有效促进药品信息的传播。然而，一些违法分子利用这种新的形式向广大人民群众发布药品虚假信息和违法广告，欺骗、误导消费者。为加强药品监督管理，规范互联网药品信息服务活动，保证互联网药品信息的真实、准确，根据《中华人民共和国药品管理法》《互联网信息服务管理办法》，原国家食品药品监督管理局于2004年7月发布了《互联网药品信息服务管理办法》，原国家食品药品监督管理总局于2017年11月予以进一步修正。

一、互联网药品信息服务的定义及分类

1. 互联网药品信息服务的定义

《互联网药品信息服务管理办法》明确指出互联网药品信息服务是指通过互联网向上网用户提供药品（含医疗器械）信息的服务活动。

2. 互联网药品信息服务分类

互联网药品信息服务分为经营性和非经营性两类。

（1）经营性互联网药品信息服务是指通过互联网向上网用户有偿提供药品信息等服务的活动。

（2）非经营性互联网药品信息服务是指通过互联网向上网用户无偿提供公开的、共享性药品信息等服务的活动。

二、互联网药品信息服务管理

（一）互联网药品信息服务发布要求

（1）提供互联网药品信息服务的网站，应当在其网站主页显著位置标注互联网药品信息服务资格证书的证书编号。

（2）提供互联网药品信息服务网站所登载的药品信息必须科学、准确，必须符合国家的法律、法规和国家有关药品、医疗器械管理的相关规定。

（3）提供互联网药品信息服务的网站不得发布麻醉药品、精神药品、医疗用毒性药品、放射性药品、戒毒药品和医疗机构制剂的产品信息。

（4）提供互联网药品信息服务的网站发布的药品（含医疗器械）广告，必须经过药品监督管理部门审查批准。

（5）提供互联网药品信息服务的网站发布的药品（含医疗器械）广告要注明广告审查批准文号。

（二）互联网药品信息服务申请与审批

拟提供互联网药品信息服务的网站，应当在向国务院信息产业主管部门或者省级电信管理机构申请办理经营许可证或者办理备案手续之前，按照属地监督管理的原则，向该网站主办单位所在地省、自治区、直辖市药品监督管理部门提出申请，经审核同意后取得提供互联网药品信息服务的资格。

1. 申请提供互联网药品信息服务的资格要求

申请提供互联网药品信息服务，除应当符合《互联网信息服务管理办法》规定的要求外，还应当具备下列条件：

（1）互联网药品信息服务的提供者应当为依法设立的企事业单位或者其他组织。

（2）具有与开展互联网药品信息服务活动相适应的专业人员、设施及相关制度。

（3）有两名以上熟悉药品、医疗器械管理法律、法规和药品、医疗器械专业知识，或者依法经资格认定的药学、医疗器械技术人员。

2. 申请互联网药品信息服务提交的材料

申请提供互联网药品信息服务，应当填写国家药品监督管理局统一制发的互联网药品信息服务申请表，向网站主办单位所在地省、自治区、直辖市药品监督管理部门提出申请，同时提交以下材料：

（1）企业营业执照复印件。

（2）网站域名注册的相关证书或者证明文件。从事互联网药品信息服务网站的中文名称，除与主办单位名称相同的以外，不得以"中国""中华""全国"等冠名；除取得药品招标代理机构资格证书的单位开办的互联网站外，其他提供互联网药品信息服务的网站名称中不得出现"电子商务""药品招商""药品招标"等内容。

（3）网站栏目设置说明（申请经营性互联网药品信息服务的网站需提供收费栏目及收费方式的说明）。

（4）网站对历史发布信息进行备份和查阅的相关管理制度及执行情况说明。

（5）药品监督管理部门在线浏览网站上所有栏目、内容的方法及操作说明。

（6）药品及医疗器械相关专业技术人员学历证明或者其专业技术资格证书复印件、网站负责人身份证复印件及简历。

（7）健全的网络与信息安全保障措施，包括网站安全保障措施、信息安全保密管理制度、用户信息安全管理制度。

（8）保证药品信息来源合法、真实、安全的管理措施、情况说明及相关证明。

3. 互联网药品信息服务资格审批程序

省、自治区、直辖市药品监督管理部门在收到申请材料之日起 5 日内做出受理与否的决定。受理的，发给受理通知书；不受理的，书面通知申请人并说明理由，同时告知申请人享有依法申请行政复议或者提起行政诉讼的权利。

对于申请材料不规范、不完整的，省、自治区、直辖市药品监督管理部门自申请之日起 5 日内一次告知申请人需要补正的全部内容；逾期不告知的，自收到材料之日起即为受理。

省、自治区、直辖市药品监督管理部门自受理之日起 20 日内对申请提供互联网药品信息服务的材料进行审核，并作出同意或者不同意的决定。同意的，由省、自治区、直辖市药品监督管理部门核发互联网药品信息服务资格证书，同时报国家药品监督管理局备案并发布公告；不同意的，应当书面通知申请人并说明理由，同时告知申请人享有依法申请行政复议或者提起行政诉讼的权利。

国家食品药品监督管理局对各省、自治区、直辖市药品监督管理部门的审核工作进行监督。

4. 互联网药品信息服务资格证书的管理

互联网药品信息服务资格证书有效期为 5 年。有效期届满，需要继续提供互联网药品信息服务的，持证单位应当在有效期届满前 6 个月内，向原发证机关申请换发互联网药品信息服务资格证书。原发证机关进行审核后，认为符合条件的，予以换发新证；认为不符合条件的，发给不予换发新证的通知并说明理由，原互联网药品信息服务资格证书由原发证机关收回并公告注销。

省、自治区、直辖市药品监督管理部门根据申请人的申请，应当在互联网药品信息服务资格证书有效期届满前作出是否准予其换证的决定。逾期未作出决定的，视为准予换证。

互联网药品信息服务提供者变更下列事项之一的，应当向原发证机关申请办理变更手续，填写互联网药品信息服务项目变更申请表，同时提供下列相关证明文件：

（1）互联网药品信息服务资格证书中审核批准的项目（互联网药品信息服务提供者单位名称、网站名称、IP 地址等）；

（2）互联网药品信息服务提供者的基本项目（地址、法定代表人、企业负责人等）；

（3）网站提供互联网药品信息服务的基本情况（服务方式、服务项目等）。

省、自治区、直辖市药品监督管理部门自受理变更申请之日起 20 个工作日内作出是否同意变更的审核决定。同意变更的，将变更结果予以公告并报国家药品监督管理局备案；不同意变更的，以书面形式通知申请人并说明理由。

（三）互联网药品信息服务的监督管理

（1）国务院药品监督管理部门对全国提供互联网药品信息服务活动的网站实施监督管理，对各省级药品监督管理部门的审核工作进行监督。

（2）省级药品监督管理部门负责对本行政区域内提供互联网药品信息服务活动的网站实施监督管理。

（3）省级药品监督管理部门应当对提供互联网药品信息服务的网站进行监督检查，并将检查情况向社会公告。

三、互联网药品信息服务的法律责任

《互联网药品信息服务管理办法》对违反相关规定的行为明确规定了法律责任。

（1）未取得或者超出有效期使用互联网药品信息服务资格证书从事互联网药品信息服务的，由国家药品监督管理局或者省、自治区、直辖市药品监督管理部门给予警告，并责令其停止从事互联网药品信息服务；情节严重的，移送相关部门，依照有关法律、法规给予处罚。

（2）提供互联网药品信息服务的网站不在其网站主页的显著位置标注互联网药品信息服务资格证书的证书编号的，国家药品监督管理局或者省、自治区、直辖市药品监督管理部门给予警告，责令限期改正。在限定期限内拒不改正的，对提供非经营性互联网药品信息服务的网站处以 500 元以下罚款，对提供经营性互联网药品信息服务的网站处以 5 000 元以上 1 万元以下罚款。

（3）互联网药品信息服务提供者违反管理办法，有下列情形之一的，由国家药品监督管理局或者省、自治区、直辖市药品监督管理部门给予警告，责令限期改正；情节严重的，对提供非经营性互联网药品信息服务的网站处以 1 000 元以下罚款，对提供经营性互联网药品信息服务的网站处以 1 万元以上 3 万元以下罚款；构成犯罪的，移送司法部门追究刑事责任：① 已经获得互联网药品信息服务资格证书，但提供的药品信息直接撮合药品网上交易的；② 已经获得互联网药品信息服务资格证书，但超出审核同意的范围提供互联网药品信息服务的；③ 提供不真实互联网药品信息服务并造成不良社会影响的；④ 擅自变更互联网药品信息服务项目的。

（4）互联网药品信息服务提供者在其业务活动中，违法使用互联网药品信息服务资格证书的，由国家药品监督管理局或者省、自治区、直辖市药品监督管理部门依照有关法律、法规的规定处罚。

（5）省、自治区、直辖市药品监督管理部门违法对互联网药品信息服务申请作出审核批准的，原发证机关应当撤销原批准的互联网药品信息服务资格证书，由此给申请人的合法权益造成损害的，由原发证机关依照国家赔偿法的规定给予赔偿；对直接负责的主管人员和其他直接责任人员，由其所在单位或者上级机关依法给予行政处分。

思考题

1. 我国药品包装管理的主要规定有哪些?
2. 我国药品标识物包括的内容及其主要管理规定有哪些?
3. 简述我国目前违反药品广告管理行为的具体表现。
4. 简述互联网药品信息服务的发布要求和申请审批程序。

药品不良反应监测与上市后再评价

本章主要涉及药品不良反应监测、药品不良反应报告制度及上市后再评价制度。通过对本章的学习，使读者对我国在药品不良反应监测及上市后再评价方面的法律制度有较清晰的认识。

1. 了解：不良反应的分类、药品上市后再评价的概况。
2. 熟悉：不良反应监测、药品上市后再评价的相关内容。
3. 掌握：药品不良反应报告制度。
4. 重点掌握：不良反应的相关定义，不良反应报告的程序、报告主体及义务。

药品的安全性在一定程度上是阶段性的，没有绝对安全的药品。药品上市后，开始在大规模人群以及不同环境下使用，潜在的风险就会暴露出来，严重的会损害患者健康，甚至夺走患者生命。世界各国都意识到加强药品上市后监管的必要性与紧迫性，逐步建立和完善药品不良反应监测和再评价体系。

《中华人民共和国药品管理法》第十二条规定：国家建立药物警戒制度，对药品不良反应及其他与用药有关的有害反应进行监测、识别、评估和控制。2004年原国家食品药品监督管理局和原卫生部联合发布并实施了《药品不良反应报告和监测管理办法》，标志着我国药品不良反应监测工作进入新阶段。2009年4月《中共中央、国务院关于深化医药卫生体制改革的意见》中明确提出："加强药品不良反应监测，建立药品安全预警和应急处置机制"。一系列的政策和法规为我国药品不良反应监测指明了方向。

第一节　药品不良反应监测

本节术语　药品不良反应（ADR）、药品不良事件（ADE）、药品不良反应监测

一、药品不良反应

（一）药品不良反应相关概念

1. 药品不良反应（Adverse Drug Reaction，ADR）

广义的药品不良反应是指因用药引起的任何不良情况，其中包括超剂量给药、意外给药、蓄意给药、药物滥用、药物的相互作用等引起的各种不良后果。WHO将药品不良反应定义为：药品不良反应是指药品在预防、诊断、治疗疾病或调节生理功能的正常用法用

量下出现的有害的和意外的反应。

我国《药品不良反应报告和监测管理办法》中规定：药品不良反应是指合格药品在正常用法用量情况下出现的与用药目的无关或意外的有害反应。

2. 新的药品不良反应

根据《药品不良反应报告和监测管理办法》，新的药品不良反应是指药品说明书中未载明的不良反应。说明书中已有描述，但不良反应发生的性质、程度、后果或者频率与说明书描述不一致或者更严重的，按照新的药品不良反应处理。

3. 药品严重不良反应

根据《药品不良反应报告和监测管理办法》，药品严重不良反应是指因使用药品引起以下损害情形之一的反应：① 导致死亡；② 危及生命；③ 致癌、致畸、致出生缺陷；④ 导致显著的或者永久的人体伤残或者器官功能的损伤；⑤ 导致住院或者住院时间延长；⑥ 导致其他重要医学事件，如不进行治疗可能出现上述所列情况的。

4. 药品不良事件（Adverse Drug Event，ADE）

与药品不良反应的含义不同。ADE 是指药物治疗过程中所发生的任何不幸的医疗卫生事件，而这种事件不一定与药物治疗有因果关系。它既包括药品不良反应，也包括用药错误以及因质量问题引起的有害反应。这一概念对药物，特别是新药的安全性评价具有实际意义。因为在很多情况下，ADE 与用药虽然在时间上相关联，但因果关系并不能马上确立。为了最大限度地降低人群的用药风险，本着"可疑即报"的原则，对有重要意义的 ADE 也要进行监测，并进一步明确与药品的因果关系。

5. 群体不良事件

群体不良事件是指同一药品在使用过程中，在相对集中的时间、区域内，对一定数量人群的身体健康或者生命安全造成损害或者威胁，需要予以紧急处置的事件。

▌▌知识链接

药品不良反应与药品不良事件的区别

从药品不良反应和药品不良事件的定义中可以看出这两个概念是有区别的。

药品不良反应的定义排除了意向性和意外超剂量用药与用药不当所致的不良后果，既不包括误用、滥用药品、给药剂量不当、患者不依从等情况而引起的反应，也不同于医疗事故以及因药品质量问题（假药、劣药）而引起的有害反应。药品不良事件包括了药品不良反应，既包括药品常规使用、滥用、误用、故意使用、药品相互作用等所引起的各种不良后果，也包括用药错误以及因药品质量问题而引起的有害反应，两者的区别如下：

项目	药品不良反应	药品不良事件
药品质量	合格	合格药品和（或）不合格药品
用法用量	正常用法、正常剂量	不强调与用法、剂量的关系
因果关系	药品与不良反应有因果关系	药品与不良事件未必有因果关系
用药行为	排除了意向性和意外性过量用药与用药不当的行为	不排除意向性和意外性过量用药与用药不当的行为

项目	药品不良反应	药品不良事件
风险责任	不属于医疗纠纷，不承担赔偿责任	常规使用合格药品，且药品与不良事件有因果关系，不属于医疗纠纷；误用、滥用、故意使用不合格药品等等后果因医方导致，属医疗纠纷并承担相应责任；因药品质量问题，由药品生产企业承担赔偿责任

（二）药品不良反应分类

1. 按病人临床表现分类

（1）副作用（副反应）：药品按正常用法用量使用时所出现的与药品的药理学活性相关但与用药目的无关的作用。一般都较轻微，多为一过性可逆性功能变化，伴随治疗作用同时出现。器官选择作用低即作用广泛的药物，其副作用可能会多。

（2）毒性作用：由于病人的个体差异、病理状态或合用其他药物引起敏感性增加，在治疗量时造成某种功能或器质性损害，一般是药理作用的增强。过度作用在定义上与毒性作用相符，指使用推荐剂量时出现过强的药理作用。

（3）后遗效应：停药后血药浓度已降至阈浓度以下时残存的药理效应。

（4）停药综合征：一些药物在长期应用后，机体对这些药物产生了适应性，若突然停药或减量过快易使机体的调节功能失调而发生功能紊乱，导致病情或临床症状上的一系列反跳回升现象和疾病加重等。

（5）变态反应（过敏反应）：药物或药物在体内的代谢产物作为抗原刺激机体而发生的不正常的免疫反应。这种反应的发生与药物剂量无关或关系甚少，治疗量或极少量都可发生。临床主要表现为皮疹、血管神经性水肿、过敏性休克、血清病综合征、哮喘等。

（6）特异质反应（特异反应性）：因先天性遗传异常，少数病人用药后发生与药物本身药理作用无关的有害反应。该反应和遗传有关，与药理作用无关。大多是由于机体缺乏某种酶，药物在体内代谢受阻所致反应。

（7）依赖性：反复地（周期性或连续性）用药所引起的人体心理上或生理上或两者兼有的对药物的依赖状态，表现出一种强迫性的要连续或定期用药的行为和其他反应。

（8）致癌作用、致畸作用、致突变作用：药物引起的三种特殊毒性，均为药物和遗传物质在细胞的表达发生相互作用的结果。

2. 按不良反应发生特点分类

（1）A型药品不良反应（量变型异常）：由于药品本身的药理作用增强所致，常与剂量或合并用药有关。多数能预测，发生率较高而死亡率较低。临床上常见的副作用与毒性反应均属此类。

（2）B型药品不良反应（质变型异常）：与药品的正常药理作用完全无关的异常反应。B类药品不良反应难预测，发生率低而死亡率高。临床上常见的变态反应属于此类。

（3）C型药品不良反应（迟现型不良反应）：此类药品不良反应发生率较高，非特异性，机制复杂，潜伏期较长，临床上常见的主要有致畸、致癌、致突变作用等。

二、药品不良反应监测

药品不良反应监测是指上市药品不良反应的发现、报告、评价和控制的过程。

（一）我国药品不良反应监测管理机构及职责

我国药品不良反应监测管理部门及职责见表8-1。

表8-1 我国药品不良反应监测管理部门及职责

管理部门	主要职责
国家药品监督管理局	负责药品、医疗器械和化妆品上市后风险管理。组织开展药品不良反应、医疗器械不良事件和化妆品不良反应的监测、评价和处置工作。依法承担药品、医疗器械和化妆品安全应急管理工作
省、自治区、直辖市（食品）药品监督管理局	负责本行政区域内药品上市后风险管理。组织开展药品不良反应、医疗器械不良事件和化妆品不良反应的监测、评价和处置工作，组织开展质量抽查检验工作。依法承担药品安全应急管理工作
国家药品不良反应监测中心	承办全国药品不良反应监测技术工作，在国家药品监督管理局的领导下履行以下主要职责： 1. 组织制定、修订药品不良反应、医疗器械不良事件、化妆品不良反应监测与上市后安全性评价以及药物滥用监测的技术标准和规范； 2. 组织开展药品不良反应、医疗器械不良事件、化妆品不良反应、药物滥用监测工作； 3. 开展药品、医疗器械、化妆品的上市后安全性评价工作； 4. 指导地方相关监测与上市后安全性评价工作，组织开展相关监测与上市后安全性评价的方法研究、技术咨询和国际（地区）交流合作； 5. 参与拟订、调整国家基本药物目录； 6. 参与拟订、调整非处方药目录
省、自治区、直辖市药品不良反应监测中心	承担本辖区内药品、化妆品不良反应、医疗器械不良事件、药物滥用监测等工作；建设和维护监测网络；组织开展监测方法的研究和交流

（二）药品不良反应监测工作内容

我国《药品不良反应报告和监测管理办法》规定：国家实行药品不良反应报告制度。药品生产企业、药品经营企业、医疗卫生机构应按规定报告所发现的药品不良反应。各级药监、卫生部门根据各自的职责，负责实施药品不良反应监测管理工作。

1. 药品不良反应报告制度

药品上市许可持有人应当开展药品上市后不良反应监测，主动收集、跟踪分析疑似药品不良反应信息，对已识别风险的药品及时采取风险控制措施。此外药品上市许可持有人、药品生产企业、药品经营企业和医疗机构应当经常考察本单位所生产、经营、使用的药品质量、疗效和不良反应。发现疑似不良反应的，应当及时向药品监督管理部门和卫生健康主管部门报告。

2. 药品不良反应信息通报制度

国家药品不良反应监测中心在收集、整理药品不良反应报告并征求各省级药品不良反应监测中心意见的基础上，定期发布国家的药品不良反应报告和监测情况。提醒医务人员密切注意可能发生安全性隐患的药品，提高公众安全用药意识，使药品上市许可持有人、生产经营企业、医疗机构逐步树立必须经常考察、追踪所生产、经营、使用药品的法律责任和义务。这些通报可以在国家药品监督管理局官方网站上查到。

三、药品不良反应报告制度

《药品不良反应报告和监测管理办法》总则第三条中提出，国家实行药品不良反应报告制度。第三章对药品不良反应报告的范围、时间、程序和要求进行了规定。

（一）药品不良反应报告制度的相关要求

1. 报告主体

《药品管理法》确定了药品上市许可持有人、药品生产企业、药品经营企业和医疗机构在药品不良反应报告和监测中的主体地位，明确要求药品生产企业、药品经营企业要建立药品不良反应报告制度。报告药品不良反应是上述单位的法定义务。

2. 报告范围

新药监测期内的国产药品应报告该药品发生的所有不良反应；其他国产药品，报告新的和严重的不良反应。进口药品自首次获准进口之日起 5 年内，报告该进口药品的所有不良反应；满 5 年的，报告新的和严重的不良反应。

3. 报告方式

（1）书面报告：书面报告指对发现的药品不良反应，相关机构按要求填写药品不良反应 / 事件报告表或药品群体不良反应 / 事件报告表（按需要）、药品不良反应 / 事件定期汇总表，并向上级药品不良反应监测中心传送的过程。

（2）电子报告：电子报告指对发现的药品不良反应，相关机构在全国药品不良反应监测网络上填写电子版药品不良反应 / 事件报告，并向上级药品不良反应监测中心传送的过程。

4. 报告时限及程序

药品生产、经营企业和医疗机构获知或者发现可能与用药有关的不良反应，应当通过国家药品不良反应监测信息网络报告；不具备在线报告条件的，应当通过纸质报表报所在地药品不良反应监测机构，由所在地药品不良反应监测机构代为在线报告。

药品生产、经营企业和医疗机构发现或者获知新的、严重的药品不良反应应当在 15 日内报告，其中死亡病例须立即报告。进口药品和国产药品在境外发生的严重药品不良反应（包括自发报告系统收集的、上市后临床研究发现的、文献报道的），药品生产企业应自获知之日起 30 日报送国家药品不良反应监测中心。

设区的市级、县级药品不良反应监测机构应当对收到的药品不良反应报告的真实性、完整性和准确性进行审核，自收到死亡病例报告之日起 15 个工作日内完成调查报告，报同级药品监督管理部门和卫生行政部门，以及上一级药品不良反应监测机构；省级药品不良反应监测机构应于每年 4 月 1 日向省级药店监督管理部门和国家药品不良反应监测中心报送上一年度定期安全性更新报告统计情况和分析评价结果。

药品生产、经营企业和医疗机构获知或发现药品群体不良事件后，应当立即通过电话或传真等方式报所在地的县级药品监督管理部门、卫生行政部门和药品不良反应监测机构，必要时可以越级报告。设区的市级、县级药品监督管理部门获知群体不良事件后，应当立即与同级卫生行政部门联合组织开展现场调查，并及时将调查结果逐级报至省级药品监督管理部门和卫生行政部门。

国家药品不良反应监测中心应每年 7 月 1 日向国家药品监督管理局和卫生行政部门报告药品不良反应监测统计资料，其中新的或严重的不良反应报告和群体不良反应报告资料应分析评价后及时报告。个人发现药品引起的新的或严重的不良反应，可直接向所在地的省级药品不良反应监测中心或药品监督管理部门报告。

5. 药品不良反应 / 事件报告表填写要求

一份有效的药品不良反应 / 事件报告表应注意以下基本内容：

（1）患者基本信息资料的完整性，如年龄、性别、简单病史（含过敏史）、是否妊娠等情况。

（2）准确的原患疾病记录。

（3）对 ADR 的描述，包括发生时严重性与关联性评价。

（4）完整、准确的被怀疑药物信息，如药品名称、用药剂量、给药时间和合并用药情况、静脉用药的给药速度以及药品批号等。

（5）报告填写人最好为直接接触药品不良反应的临床医护人员，并提供准确联系方式。

目前我国有效的药品不良反应报告表相对偏少，报告的利用率不高，药品不良反应报告的来源相对单一，主要来自医疗机构，而来源于药品生产企业、经营企业的报告极少。

（二）对违反规定的处罚

《药品管理法》规定：药品上市许可持有人未按照规定开展药品不良反应监测或者报告疑似药品不良反应的，责令限期改正，给予警告；逾期不改正的，责令停产停业整顿，并处 10 万元以上 100 万元以下的罚款。

药品经营企业未按照规定报告疑似药品不良反应的，责令限期改正，给予警告；逾期不改正的，责令停产停业整顿，并处 5 万元以上 50 万元以下的罚款。

医疗机构未按照规定报告疑似药品不良反应的，责令限期改正，给予警告；逾期不改正的，处 5 万元以上 50 万元以下的罚款。

▌▎ 知识链接

药物警戒

1974 年，法国人首先创造了"药物警戒"（Pharmacovigilance，PV）的概念。尽管法国开展药物安全监测比最早建立药物监测体系的欧美国家晚了 10 余年，但法国人却通过这个概念赋予药物安全以新的内涵。药物警戒可以理解为监视、守卫，时刻准备应付可能来自药物的危害。

世界卫生组织（WHO）关于药物警戒的定义和目的如下：药物警戒是与发现、评价、理解和预防不良反应或其他任何可能与药物有关问题的科学研究与活动。药物警戒不仅涉及药物的不良反应，还涉及与药物相关的其他问题，如不合格药品，药物治疗错误，缺乏有效性的报告，对没有充分科学根据而不被认可的适应证的用药，急慢性中毒的病例报告，与药物相关的病死率的评价，药物的滥用与错用，药物与化学药物、其他药物和食品的不良相互作用。

由此可见，药物警戒不等同于传统的药物安全性监测，其范围包括临床前、临床及上市后全过程的监测，最终目的是提高临床安全、合理用药水平，保障公众用药安全。

《药品不良反应报告和监测管理办法》规定：各级药品监督管理部门、卫生行政部门和药品不良反应监测机构及其有关工作人员在药品不良反应报告和监测管理工作中违反本办法，造成严重后果的，依照有关规定给予行政处分。药品生产、经营企业和医疗机构违反相关规定，给药品使用者造成损害的，依法承担赔偿责任。

第二节　药品上市后再评价

本节术语　药品上市后再评价、安全性评价、有效性评价、药品经济性评价

药品上市前研究的局限性和上市后临床应用的不合理性决定了一个药品在上市后的生产、使用中可能会存在一些问题。为确保公众用药的安全性，要不断地对其进行再评价。近年来，随着国际上药品管理的重心逐步由药品注册转向药品监管，各国的药品管理当局都从机构上、法规上、技术上加大了药品上市后管理和评价的力度。如日本、美国等发达国家已经先后出台了药品上市后再评价制度。

我国《药品管理法》已明确指出：国家建立药物警戒制度，对药品不良反应及其他与用药有关的有害反应进行监测、识别、评估和控制。药品上市许可持有人应当对已上市药品的安全性、有效性和质量可控性定期开展上市后评价。

一、药品上市后再评价概述

（一）药品上市后再评价的概念

根据医药学的最新学术水平，从药理学、药学、临床医学、药物流行病学、药物经济学及药物政策等主要方面，对已批准上市的药品在社会人群中的疗效、不良反应、用药方案、稳定性及费用等是否符合药品的安全性、有效性、经济性、合理性原则做出科学的评估和判断。

（二）药品上市后再评价的必要性及意义

临床前研究和临床试验具有局限性，临床应用中也有着诸多复杂因素，所以对药品上市前潜在的、没有被人们发现的不良反应、特殊人群的用药评价和药品远期疗效的评价，都必须通过药品上市后再评价来完成。

药品上市后再评价是一个复杂的系统工程，涵盖了上市后的各个方面，是药品监督管理工作中非常重要的一个环节，是促进临床合理用药、保障人体健康的基石。目前，国际上许多国家已将或正将工作的重点从药品上市前的审批转移到上市后的再评价上来。

药物上市后的风险再评价对于维护公众健康来说非常必要。它可以加大药品上市后的管理力度，指导和促进临床合理安全用药，整体提高我国药品监督水平等。

一套完整的药品上市后再评价体系应该包括建立药品不良反应监测及报告系统、药品召回管理制度，进行质量标准制定和新开展药物临床安全性、有效性研究，进行药物经济学研究。而制药企业对于自身产品开展上市后的临床疗效跟踪、主动进行不良反应监测和

报告以及发生重大不良反应后主动召回，亦有不可推卸的责任。

二、药品上市后再评价的组织机构

国家药品监督管理部门负责药品上市后再评价工作。国家药品监督管理局药品评价中心主要承担药品试产期及上市后的再评价和药品淘汰筛选的技术业务组织工作、药品不良反应监测的技术业务组织工作等，为国家药品监督管理部门提供该项工作强有力的技术支持。

省级药品监督管理部门协助监督管理本行政区内的药品上市后再评价工作。药品上市许可持有人、生产、经营企业是药品上市后再评价的主体，有责任和义务对上市后药品进行追踪和监测。医疗机构是药品上市后再评价的具体操作实施单位，应积极支持和参与药品上市后再评价工作。

三、药品上市后再评价内容、实施及处理方式

（一）药品上市后再评价内容

1. 药品安全性评价

药品安全性评价是一个从实验室到临床，又从临床到实验室的多次往复过程。药品的不良反应研究实际上是对上市前研究的支持与印证。在公众中考察长期应用药品发生的不良反应以及停药后发生的不良反应，同时研究影响药品安全性的因素是药品上市后再评价的主要内容之一。

2. 药品有效性评价

鉴于上市前研究的局限性，药品上市后在公众中应用的有效率、长期效应和发现新的适应证以及临床疗效中存在的可影响药品疗效的各种因素（治疗方案、患者年龄、生理状况、合并用药、食物等）的研究是上市后再评价的重要内容。

3. 药品经济性评价

将药物的成本研究与临床疗效研究结合起来，不仅仅研究药物的经济性，还利用流行病学、决策学、统计学、循证医学等多学科的方法来评估药品的治疗价值。

药物经济学评价的目的就是如何合理地选择和利用药物，以高效、安全又经济节省地提供医疗保健服务，使患者得到最佳的治疗效果和最小的经济负担，从而最大限度地合理利用现有药物资源。因此药物经济学评价也是药品再评价的重要内容之一。

（二）药品再评价实施与处理方式

1. 药品上市后再评价的实施方式

根据我国现状，药品上市后再评价可采取定期系统性评价和不定期的专题评价相结合的模式。

定期系统评价是根据市场现有药品的使用情况调查，按药品评价指导原则有计划、按系统地组织评价。

不定期专题评价是根据国家基本药物和非处方药遴选提出的需要以及不良反应事件的因果分析等需要进行的评价。

2. 处理方式

（1）我国药品上市后再评价的处理方式：在一般情况下，可以采用重点监测，责令修改药品说明书，限制其使用范围，暂停生产、销售和使用的措施。对于比较严重的情况，如疗效不确定、不良反应大，国家药监部门应撤销该药品的批准证明文件。

（2）国外药品再评价的处理方式：① 发出临床治疗警告；② 修改药品说明书，对新的警告信息用黑框标明警示；③ 对存在较严重安全性隐患，但临床急需或没有更好的替代治疗的药品，采取限制使用措施；④ 发布临床用药指南，特别标明严重的用药风险并告知患者应采取的避免措施；⑤ 药品被召回、暂停药品生产或销售；⑥ 药品被撤销上市权。

思考题

1. 何为药品不良反应？与药品不良事件的不同之处是什么？
2. 试述我国药品不良反应监测体系。
3. 简述药品不良反应报告制度。
4. 试述药品上市后再评价的概念、内容。
5. 我国实施药品不良反应监测工作的障碍有哪些？

第九章

中药管理

教学目标

本章教学主要涉及中药与野生药材资源管理、中药材生产质量管理规范（GAP）、中药品种保护、《中医药法》等内容。通过本章的学习，使读者较为全面地了解我国中药管理的概况。

教学要求

1. 了解：关于中药的基本概念。
2. 熟悉：中药管理的规章制度。
3. 掌握：中药和野生资源保护，中药材生产质量规范的相关内容。
4. 重点掌握：中药品种保护，《中医药法》。

第一节　中药与野生药材资源管理

本节术语　中药材、中药饮片、中成药、野生药材资源

中药作为我国传统药的重要组成部分，有其独特的理论内涵和实践基础，其应用历史源远流长。中药在加工炮制、制剂工艺、配伍禁忌、剂量服法等方面均与现代药存在较大差异，决定了中药管理在内容、方法等方面的特殊性。为保证中药使用的安全、有效、经济、合理，不仅要保证中成药的质量，还要对中药材的种质资源、生长习性以及中药饮片的炮制等各方面进行研究并规范其使用，以加强对中药材、中药饮片等的质量控制。

一、中药管理概述

（一）中药的相关概念

中药是指以我国中医药理论体系中的术语表述药物性能、功效和使用规律，并在中医药理论指导下使用的药物，包括中药材、中药饮片、中成药和民族药。

1. 中药材

中药材是指药用植物、动物、矿物的药用部分采收后经产地初加工形成的原料药材。大部分中药材来源于植物，药用部位有根、茎、花、果实、种子、皮等。药用动物来自动物的骨、胆、结石、皮、肉及脏器。药用动、植物最初主要来源于野生动植物，由于医药的发展和科技的进步，药物需求量日益增长，野生动植物药材已满足不了人们的需要，便出现了人工栽培植物和家养动物等品种。矿物类药材包括可供药用的天然矿物、矿物加工品种以及动物的化石等。

2. 中药饮片

中药饮片是指在中医药理论指导下，根据辨证施治和调剂、制剂的需要，对中药材进行特殊加工炮制后切制成具有一定形状的药材，如片、块、丝、段等。

3. 中成药

中成药是指根据疗效确切、应用广泛的处方、验方或秘方，以中药材为原料配制加工而成的药品，包括丸、散、膏、丹、露、酒、锭、片剂、冲剂、糖浆等各种剂型。

4. 民族药

民族药是指我国某些地区少数民族经长期医疗实践的积累并用少数民族文字记载的药品，在使用上有一定的地域性，如藏药、蒙药、壮药等。

（二）中药管理发展概述

新中国成立以来，国家高度重视中药产业，在管理体制上多次作出重大决策并制定了一系列体现"继承""发扬"的政策和措施，保护和促进中药产业的发展，中药管理取得了进一步的发展。中药管理体制的确立、调整和完善，是中药行业保持快速、持续、健康发展的决定性因素之一，主要体现在管理机构的建设和法律法规层面上。

1. 管理机构建设方面

新中国成立初期，国家对中药生产经营缺乏统一的领导和管理，中药生产恢复、发展缓慢，难以适应医疗卫生事业发展的需要。1955年，中国药材公司成立，使中药由分散生产经营转向集中统一管理。1988年，国务院决定成立国家中医药管理局，实行中医中药统一管理。国家中医药管理局的职责如下：

（1）依据国家卫生、药品的有关政策和法律法规，研究拟定中医、中医中药结合、中西医结合以及民族医疗医药的方针、政策和发展战略；组织起草有关法律法规并监督执行。

（2）根据各类卫生技术准则和中医药自身特点，拟定中医医疗、保健、中药、护理等有关人员的技术职务评定标准和医疗、保健、护理等人员执业资格标准并监督实施；参加制定国家基本药物目录和执业中药师资格标准。

（3）规划、指导和协调中医医疗、科研、教学机构的结构布局及其运行机制的改革；拟定各类中医医疗、保健等机构管理规范和技术标准并监督执行。

（4）对中医医疗、预防、保健、康复、护理及临床用药等进行监督和业务指导；依据有关规定在中医行业推行医药人员执业资格制度。

（5）研究和指导中西医结合工作，拟定有关管理规范和技术标准；监督和协调管理中西医结合的医疗、研究机构。

（6）研究和指导藏医、蒙医、维医等各民族医疗医药工作；组织各民族医疗医药的理论、医术、药物的发掘、整理、总结和提高；拟定和逐步完善相关的制度规范和技术标准；监督和协调管理各民族医疗、医药机构。

（7）拟定和组织实施中医药科学研究、技术开发规划，加强重点实验室建设；管理国家重大中医药科研项目，组织重大中医药科技成果的奖励、推广和保密工作。

（8）在国家教育方针指导下，组织拟定和实施中医药教育发展规划，加强中医药人才培养，注重中医药师承教育；对中医药教育质量进行监督和业务指导，并在教育及实践中提高人才素质和专业水平。

（9）组织拟定中医药人员职业道德规范，倡导并监督医德医风建设，加强敬业爱岗宣传，提高中医行业人员思想道德素质和医疗保健服务质量。

（10）指导与协调中医药对外及香港特别行政区、澳门特别行政区以及台湾地区的学术交流、人才培养和技术合作，推进中医药科学的国际传播。

（11）按规定权限负责局机关及直属单位的有关办公事务、人事管理和党群工作；联系相关中医药社会团体。

（12）承办国务院及卫生部门交办的其他事项。

2. 法律法规建设方面

1982年第五届全国人民代表大会通过的《中华人民共和国宪法》第21条规定"国家发展医药卫生事业，发展现代医药和我国传统医药"，为我国中医药事业的发展提供了根本法律依据。随后，1984年颁布的《中华人民共和国药品管理法》规定："国家发展现代药和传统药，充分发挥其在预防、医疗和保健中的作用。"在国家行政法规层面上，1987年颁布了《野生药材资源保护管理条例》，对野生药材资源实行保护；1992年颁布了《中药品种保护条例》，对中药采取特殊的行政保护办法。这些法律法规的颁布实施，使我国在中药资源与品种保护等方面基本实现了依法管理。2016年12月25日，十二届全国人大常委会第二十五次会议通过了备受关注的《中华人民共和国中医药法》（简称《中医药法》），自2017年7月1日起施行。这是我国第一部全面、系统体现中医药特点和规律的基本性法律，成为开展中医药工作的基本遵循和依据，在中医药事业发展中具有基础性和全局性的作用，极大地促进了中药材、中成药、中药饮片的生产和中药商业的发展。

二、中药管理有关规定

（一）《中医药法》对中药管理的规定

作为我国首部全面、系统体现中医药特色的综合性法律，《中医药法》不仅从法律层面明确了中医药的地位、发展方针和扶持措施，为中医药事业发展提供了法律保障，还对实践中存在的突出问题作了针对性的规定，加强对中医药的法律监管，有助于中医药的规范发展。

《中医药法》明确规定，国家大力发展中医药事业，实行中西医并重的方针，建立符合中医药特点的管理制度，充分发挥中医药在我国医药卫生事业中的作用。发展中医药事业应当遵循中医药发展规律，坚持继承和创新相结合，保持和发挥中医药特色和优势，运用现代科学技术，促进中医药理论和实践的发展。国家鼓励中医西医相互学习，相互补充，协调发展，发挥各自优势，促进中西医结合。

《中医药法》包括总则、中医药服务、中药保护与发展、中医药人才培养、中医药科学研究、中医药传承与文化传播、保障措施、法律责任、附则9章，共计63条。《中医药法》内容全面丰富，在具体制度设计中有以下亮点：坚持党的中医药政策，明确了发展方针；遵循中医药发展规律，体现了中医药自身特点；明确了建立符合中医药特点的管理制度、体系和职责；强化了政府责任，加大了支持力度；加强中医药传承与传统知识保护；鼓励中医药创新与中西医结合；提出建立中医药的医疗教育科研体系；放宽市场准入，促进中医药事业发展；发展中药产业，强化中药质量管理。

（二）《药品管理法》对中药管理的规定

1. 中药材

国家保护野生药材资源和中药品种，鼓励培育道地中药材。国家实行中药品种保护制度。新发现和从境外引种的药材，经国务院药品监督管理部门批准后，方可销售。药品经营企业销售中药材，必须标明产地。城乡集市贸易市场可以出售中药材，国务院另有规定的除外。发运中药材应当有包装。在每件包装上，必须注明品名、产地、日期、供货单位，并附有质量合格的标志。

2. 中药饮片

中药饮片应当按照国家药品标准炮制；国家药品标准没有规定的，应当按照省、自治区、直辖市人民政府药品监督管理部门制定的炮制规范炮制。省、自治区、直辖市人民政府药品监督管理部门制定的炮制规范应当报国务院药品监督管理部门备案。不符合国家药品标准或者不按照省、自治区、直辖市人民政府药品监督管理部门制定的炮制规范炮制的，不得出厂、销售。

（三）《药品管理法实施条例》对中药管理的规定

国家鼓励培育中药材。对集中规模化栽培养殖、质量可以控制并符合国务院药品监督管理部门规定条件的中药材品种，实行批准文号管理。生产中药饮片，应当选用与药品性质相适应的包装材料和容器；包装不符合规定的中药饮片，不得销售。中药饮品包装必须印有或者贴有标签。中药饮片的标签必须注明品名、规格、产地、生产企业、产品批号、生产日期，实施批准文号管理的中药饮片还必须注明药品批准文号。

（四）2015版《中国药典》提升中药标准

2015版《中国药典》，一部收载药材和饮片618个、植物油脂和提取物47个、成方制剂和单味制剂1 493个，品种共计2 158种，新增了品种440个，修订品种517个。2015版药典对标准坚持科学、先进、实用和规范相结合，在广泛吸取国内外先进技术和实验方法的基础上，积极推进药物分析新方法、新技术在药品标准中的应用，进一步加强对药品安全性控制的要求，进一步提升对药品质量可控性的要求，逐步完善中药质量标准体系和质量控制模式。

1. 更加注重质量标准在安全性方面的控制

2015版药典高度重视中药的安全性控制，制定了中药材及中药饮片中二氧化硫残留量的控制；对海洋药物增加重金属和有害元素限量要求；对人参、西洋参增加了16种有机氯农药残留限量要求；对易霉变的14味中药材及其饮片增加黄曲霉毒素的限度检查要求；对银杏叶提取物中总银杏酸的测定方法进行了修订；继续提倡绿色环保的概念，全面禁用"苯"作为溶剂；在药典四部增加了直接服用中药饮片的微生物限度检查要求。

2. 逐步建立符合中医药特点的质量控制体系和模式

2015版药典在科学研究的基础上，逐步建立、完善符合中医药特点的控制体系和控制模式，对中成药标准，根据其功效，控制处方中相关联的主要药味或成分；在部分中成药、中药材和中药提取物质量标准中采用指纹图谱或特征图谱技术来控制药品质量；增加符合中药特点的专属性鉴别，由测定指标成分逐渐向测定活性成分转变，由单一指标成分定性定量向有效成分、多指标成分质量控制转变；强调标准控制的协调统一，力争做到系列品种标准基本一致或大体一致，强调中药标准自药材、饮片到中成药控制的系统性、均衡性。

3. 科学应用新技术，提高中药标准水平

2015 版药典积极采用新技术、新方法，采用与美国药典相同的一测多评技术控制丹参药材的质量；对于川贝母药材采用了 DNA 分子鉴定技术，以区分川贝母和其他贝母，对鉴别川贝母的假冒伪品起到了决定性的作用。

（五）《药品经营质量管理规范》对中药管理的规定

GSP 对经营中药饮片作了明确规定。经营中药饮片还应划分零货称取专库（区）。经营中药材及中药饮片的应设置中药样品室（柜）。分装中药饮片应有符合规定的专门场所，其面积和设备应与分装要求相适应。购进的中药产品必须要标明产地。同时法规还提到，易串味的药品、中药材、中药饮片要与其他药品分开存放；对中药材和中药饮片按其特性，采取干燥、降氧、熏蒸等方法养护；中药饮片装斗前应做质量复核，不得错斗、串斗，防止混药。饮片斗前应写正名正字。

（六）《中华人民共和国中医药条例》对中药管理的规定

2003 年 4 月 7 日，国务院公布了《中华人民共和国中医药条例》，自 2003 年 10 月 1 日起施行。该条例强调，发展中医药事业应当遵循继承与创新相结合的原则，保持和发扬中医药特色和优势，积极利用现代科学技术，促进中医药理论和实践的发展，推进中医药现代化。

国家积极鼓励开展中医药专家学术经验和技术专长继承工作，培养高层次的中医临床人才和中药技术人才。

国家保护野生中药材资源，扶持濒危动植物中药材人工代用品的研究和开发利用。

县级以上地方人民政府应当加强中药材的合理开发和利用，鼓励建立中药材种植、培育基地，促进短缺中药材的开发、生产。

三、野生药材资源保护管理

《野生药材资源保护管理条例》是我国对药用野生动植物资源进行保护管理的行政法规。1987 年 10 月 30 日由国务院发布，自 1987 年 12 月 1 日起施行。我国野生药材资源极为丰富，但乱采滥猎情况十分严重，为保护和合理利用野生药材资源，《野生药材资源保护管理条例》对野生药材资源的管理原则、国家重点保护的野生药材物种、野生药材的采猎规则、野生药材资源保护区的建立和管理、野生药材的经营管理和出口、野生药材的价格、等级标准、奖励和处罚等作了规定。该条例对野生药材实行保护、采猎相结合的原则，创造条件开展人工种养。

（一）国家重点保护野生药材物种的分级

国家重点保护的野生药材物种分为三级管理。

1. 一级保护野生药材物种

一级保护野生药材物种系指濒临灭绝状态的稀有珍贵野生药材物种。一级保护药材名称有虎骨、豹骨、羚羊角、鹿茸（梅花鹿）。

2. 二级保护野生药材物种

二级保护野生药材物种指分布区域缩小、资源处于衰竭状态的重要野生药材物种。二级保护药材名称有鹿茸（马鹿）、麝香、熊胆、穿山甲片、蟾酥、蛤蟆油、金钱白花蛇、乌梢蛇、蕲蛇、蛤蚧、甘草、黄连、人参、杜仲、厚朴、黄柏、血竭。

3. 三级保护野生药材物种

三级保护野生药材物种指资源严重减少的主要常用野生药材物种。三级保护药材名称有川贝母、伊贝母、刺五加、黄芩、天冬、猪苓、龙胆（草）、防风、远志、胡黄连、肉苁蓉、秦艽、细辛、紫草、五味子、蔓荆子、诃子、山茱萸、石斛、阿魏、连翘、羌活。

（二）国家重点保护野生药材的采猎管理规定

1. 对一级保护野生药材物种的管理

禁止采猎一级保护野生药材物种。

2. 对二、三级保护野生药材物种的管理

采猎、收购二、三级保护野生药材物种必须经过批准后持有"采药证"，并按计划进行。该计划由县以上（含县，下同）医药管理部门（含当地人民政府授权管理该项工作的有关部门，下同）会同同级野生动物、植物管理部门制定，报上一级医药管理部门批准。不得在禁止采猎区、禁止采猎期进行采猎，并不得使用禁用工具进行采猎。

3. 罚则

违反采猎、收购、保护野生药材物种规定的单位或个人，由当地县以上药品生产经营行业主管部门会同同级有关部门没收其非法采猎的野生药材及使用工具，并处以罚款。

违反规定，未经野生药材资源保护管理部门批准进入野生药材资源保护区从事科研、教学、旅游等活动者，当地县以上药品生产经营行业主管部门和自然保护区主管部门有权制止，造成损失的，必须承担赔偿责任。

违反保护野生药材物种收购、经营管理的，由市场监督管理部门或有关部门没收其野生药材和全部违法所得，并处以罚款。

保护野生药材资源管理部门的工作人员徇私舞弊的，由所在单位或上级管理部门给予行政处分，造成野生药材资源损失的，须承担赔偿责任。

破坏野生药材资源情节严重，构成犯罪的，由司法机关依法追究刑事责任。

（三）野生药材资源保护区的管理规定

建立国家或地方野生药材资源保护区须经国务院或县级以上地方人民政府批准。在国家或地方自然保护区内建立野生药材资源保护区，必须征得国家或地方自然保护区主管部门同意。进入野生药材资源保护区从事科研、教学、旅游等活动的，必须经该保护区管理部门批准。进入设在国家或地方自然保护区范围内野生药材资源保护区的，还需征得该自然保护区主管部门的同意。

（四）国家重点保护野生药材出口的管理规定

1. 一级保护野生药材

一级保护野生药材物种属于自然淘汰的，其药用部分由各级药材公司负责经营管理，但不得出口。

2. 二、三级保护野生药材

二、三级保护野生药材物种属于国家计划管理的品种，由中国药材公司统一经营管理；其余品种由产地县级药材公司或其委托单位按照计划收购。二、三级保护野生药材物种的药用部分，除国家另有规定除外，实行限量出口。实行限量出口和出口许可证制度的品种，由国家医药管理部门会同国务院有关部门确定。

3. 罚则

违反保护野生药材物种出口管理的，由市场监督管理部门或有关部门没收其野生药材和全部违法所得，并处以罚款。

第二节　《中药材生产质量管理规范》（GAP）

本节术语　中药材生产质量管理规范（GAP）、地道药材、中药材 GAP 认证

中药材是通过一定的生产加工过程而形成的。影响中药材产量和质量的因素有药用动植物的种质、生态环境、栽培和养殖技术、采收、加工方法等。我国中药材生产存在一些问题，如种质不清，种植、加工技术不规范，农药残留量严重超标，导致中药材质量低劣，抽检不合格率高，野生资源破坏严重。因此，通过规范中药材生产过程，提升中药材、中药饮片和中成药的质量，显得十分有意义。

一、《中药材生产质量管理规范》简介

为规范中药材生产，保护中药材质量，促进中药标准化、国际化，国家药品监督管理局制定了《中药材生产质量管理规范（试行）》（Good Agricultural Practice Chinese Crude Drug，GAP），并于 2002 年 6 月 1 日起施行。该规范是中药材生产和质量管理的基本准则，适用于中药材生产企业（以下简称生产企业）生产中药材（含植物、动物药）的全过程。

GAP 共有十章五十七条，其框架如下：

第一章　总则
第二章　产地生态环境
第三章　种质和繁殖材料
第四章　栽培与养殖管理
第五章　采收与初加工
第六章　包装、运输与贮藏
第七章　质量管理
第八章　人员和设备
第九章　文件管理
第十章　附则

二、GAP 主要内容介绍

（一）GAP 对采收与初加工的要求

1. 采集应坚持"最大持续产量"原则

野生或半野生药用动植物采集，应坚持"最大持续产量"原则，即不危害生态环境，可持续生产（采收）的最大产量。应有计划地进行野生抚育、轮采与封育，以利生物的繁衍与资源的更新。

2. 确定适宜采收期、采收年限和采收方法

根据产品质量及植物单位面积产量或动物养殖数量，并参考传统采收经验等因素确定适宜的采收时间（包括采收期、采收年限）和方法。

3. 对采收机械、器具、加工场地的要求

采收机械、器具应保持清洁，无污染，存放在无虫鼠害和禽畜的干燥场所。

加工场地应清洁、通风，具有遮阳、防雨和防鼠、虫及禽畜的设施。

4. 对药用部分采收后的要求

药用部分采收后，应经拣选、清洗、切制或修整等加工，需干燥的应采用适宜的办法和技术迅速干燥，并控制温度和湿度，使中药材不受污染，有效成分不被破坏。

鲜用药材采用冷藏、砂藏、罐贮、生物保鲜等适宜的保鲜方法，尽可能不用保鲜剂和防腐剂。如必须使用时，应符合国家对食品添加剂的有关规定。

5. 对地道药材加工的要求

地道药材应按传统方法进行加工。如有改动，应提供充分的试验数据，不得影响药材质量。

（二）GAP 对包装、运输与贮藏的规定

GAP 对包装操作、包装材料、包装记录的内容作了明确规定，对药材批量运输、药材仓库应具备的设施和条件也提出了要求。

1. 包装

包装前应检查并清除劣质品及异物。包装应按标准操作规程操作，并有批包装记录，其内容应包括品名、规格、产地、批号、重量、包装工号、包装日期等。所使用的包装材料应清洁、干燥、无污染、无破损，并符合药材质量要求。在每件药材包装上，应注明品名、规格、产地、批号、包装日期、生产单位，并附有质量合格的标志。易破碎的药材应使用坚固的箱盒包装；毒性、麻醉性、贵细药材应使用特殊包装，并应贴上相应的标记。

2. 运输

药材批量运输时，不应与其他有毒、有害、易串味物质混装。运载容器应具有较好的通气性，以保持干燥，并应有防潮措施。

3. 贮藏

药材仓库应通风、干燥、避光，必要时安装空调及除湿设备，并具有防鼠、虫、禽畜的措施。地面应整洁、无缝隙、易清洁。药材应存放在货架上，与墙壁保持足够距离，防止虫蛀、霉变、腐烂、泛油等现象发生，并定期检查。在应用传统贮藏方法的同时，应注意选用现代贮藏保管新技术、新设备。

（三）质量管理

1. 设置质量管理部门

生产企业应设质量管理部门，负责中药材生产全过程的监督管理和质量监控，其主要职责为：① 负责环境监测、卫生管理；② 负责生产资料、包装材料及药材的检验，并出具检验报告；③ 负责制订培训计划，并监督实施；④ 负责制定和管理质量文件，并对生产、包装、检验等各种原始记录进行管理。

2. 质量检验

药材包装前，质量检验部门应对每批药材按国家规定或常规标准检验。检验项目至少包括药材性状与鉴别杂质、水分、灰分与酸不溶性灰分、浸出物、指标性成分或有效成分含量。农药残留量、重金属及微生物限度应符合国家标准和有关规定。不合格的中药材不得出场和销售。

▌知识链接

医院的中药饮片管理

为加强医院中药饮片管理，保障人体用药安全、有效，根据《中华人民共和国药品管理法》及其实施条例等法律、行政法规的有关规定，制定了《医院中药饮片管理规范》（2007 年）。该规范适用于各级各类医院中药饮片的采购、验收、保管、调剂、临方炮制、煎煮等管理。

1. 管理制度

县级以上卫生、中医药管理部门负责本行政区域内医院的中药饮片管理工作，医院的中药饮片管理由本单位法定代表人全面负责。中药饮片管理应当以质量管理为核心，制定严格的规章制度，实行岗位责任制。

2. 人员要求

二级以上医院的中药饮片管理由单位的药事管理委员会监督指导，药学部门主管，中药房主任或相关部门负责人具体负责。直接从事中药饮片技术工作的，应当是中药学专业技术人员。三级医院应当至少配备一名副主任中药师以上专业技术人员，二级医院应当至少配备一名主管中药师以上专业技术人员，一级医院应当至少配备一名中药师或相当于中药师以上专业技术水平的人员。负责中药饮片验收的，在二级以上医院应当是具有中级以上专业技术职称和饮片鉴别经验的人员；在一级医院应当是具有初级以上专业职称和饮片鉴别经验的人员。负责中药饮片临方炮制工作的，应当是具有三年以上炮制经验的中药学专业技术人才。中药饮片煎煮工作应当由中药学专业技术人员负责，具体操作人员应当经过相应的专业技术培训。

3. 采购验收保管管理

医院应当从合法的供应单位购进中药饮片。定期对供应单位供应的中药饮片质量进行评估，并根据评估结果及时调整供应单位和供应方案。医院对所购进的中药饮片应当按照相关标准和规范进行验收，验收不合格的不得入库。饮片出入库应当有完整的记录；出库前应当严格进行检查核对，不合格的不得出库使用。应当定期进行中药饮片养护检查并记录检查结果。

4. 调剂与临方炮制管理

中药饮片调剂人员在调配处方时，应当按照《处方管理办法》和中药饮片调剂规程的有关规定进行审方和调剂。对存在"十八反"、"十九畏"、妊娠禁忌、超过常用剂量等可能引起用药安全问题的处方，应当由处方医生确认（"双签字"）或重新开具处方后方可调配。调配后，必须经复核后方可发出。医院进行临方炮制，应当具备与之相适应的条件和设施，严格遵照国家药品标准和省、自治区、直辖市药品监督管理部门制定的炮制规范炮制，并填写"饮片炮制加工及验收记录"，经医院质量检验合格后投入临床使用。

第三节　中药品种保护

本节术语　*中药品种保护*

为提高中药品种的质量，保护中药生产企业的合法权益，促进中药事业的发展，国家鼓励研制开发临床有效的中药品种，对质量稳定、疗效确切的中药品种实行分级保护制度。我国针对中药品种保护颁布了相应的法规文件等，为我国的中药品种保护工作提供法定依据。

一、中药品种保护的法规文件

（一）《中药品种保护条例》

1992 年 10 月 14 日，国务院发布《中药品种保护条例》，该条例自 1993 年 1 月 1 日起施行，2018 年进行修订。本条例适用于中国境内生产制造的中药品种，包括中成药、天然药物的提取物及其制剂和中药人工制成品。申请专利的品种，依照专利法的规定办理，不适用本条例。

该条例的颁布实施，标志着我国对中药的研制生产、管理工作走上法制化轨道，对保护中药名优产品，保护中药研制生产的知识产权，提高中药质量和信誉，推动中药制药企业的科技进步，开发临床安全有效的新药和促进中药走向国际医药市场均有重要意义。

（二）《关于中药品种保护有关事宜的通知》

为进一步加强中药品种保护的监督管理工作，2006 年 2 月 6 日原国家食品药品管理监督局对一些中药品种保护相关文件进行整理后发布了《关于中药品种保护有关事宜的通知》，接收对象是各省、自治区、直辖市食品药品监督管理局。

（三）《中药品种保护指导原则》

为加强中药品种保护管理工作，突出中医药特色，鼓励创新，促进提高，保护先进，保证中药品种保护工作的科学性、公正性和规范性，根据《中药品种保护条例》的有关规定，2009 年 2 月原国家食品药品监督管理局又制定并颁布实施了《中药品种保护指导原则》。本原则明确了临床评价标准，合理设定了同品种管理要求，提高了延长保护期的门槛，体现了中药保护管理的前瞻性。

二、中药品种保护的范围和等级划分

（一）中药品种保护的范围

根据《中药品种保护条例》，凡属于中国境内生产制造的中药品种，包括中成药、天然药物的提取物及其制剂、中药人工制成品，都可申请中药品种保护。但需要注意的是，申请专利的中药品种，不在中药品种保护制度保护范围之内；申请保护的中药品种，必须是列入国家药品标准的品种。

（二）中药品种保护等级划分

根据《中药品种保护条例》规定，受保护的中药品种分为一级和二级。

1. 申请一级保护的条件
（1）对特定疾病有特殊疗效的；
（2）相当于国家一级保护野生药材物种的人工制成品；
（3）用于预防和治疗特殊疾病的。

2. 申请二级保护的条件
（1）符合上述一级保护规定的品种或者已经解除一级保护的品种；
（2）对特定疾病有显著疗效的；
（3）从天然药物中提取的有效物质及特殊制剂。

三、中药品种保护申请的类别和程序

（一）中药品种保护申请的类别

1. 初次保护申请
初次保护申请，是指首次提出的中药品种保护申请。其他同一品种生产企业在该品种保护公告前提出的保护申请，按初次保护申请管理。申报品种由多家企业生产的，应由原研企业提出首次申报。

2. 同品种保护申请
同品种，指药品名称、剂型、处方都相同的品种。同品种保护申请，指初次保护申请品种公告后，其他同品种生产企业按规定提出的保护申请。

3. 延长保护期申请
延长保护期申请，是指中药保护品种生产企业在该品种保护期届满前按规定提出延长保护期的申请。

（二）中药保护申请的程序

1. 申请
中药生产企业对其生产的符合中药保护条例规定的中药品种，可以向所在地省、自治区、直辖市人民政府药品监督管理部门提出申请，由省、自治区、直辖市人民政府药品监督管理部门初审签署意见后，报国务院药品监督管理部门。特殊情况下，中药生产企业也可以直接向国务院药品监督管理部门提出申请。

2. 审评
国务院药品监督管理部门委托国家中药品种保护审评委员会负责对申请保护的中药品

种进行审评。国家中药品种保护审评委员会应当自接到申请报告书之日起六个月内做出审评结论。

3. 决议

根据国家中药品种保护审评委员会的审评结论，由国务院药品监督管理部门决定是否给予保护。批准保护的中药品种，由国务院药品监督管理部门发给中药保护品种证书。国务院药品监督管理部门负责组织国家中药品种保护审评委员会，委员会成员由国务院药品监督管理部门聘请中医药方面的医疗、科研、检验及经营、管理专家担任。

具体流程如图 9-1 所示：

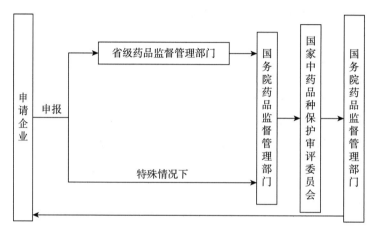

图 9-1　核发中药保护品种证书流程

四、中药品种保护的保护措施

（一）保护期限规定

1. 一级保护品种

中药一级保护品种保护期限分别为 30 年、20 年、10 年。因特殊情况需要延长保护期限的，由生产企业在该品种保护期满前六个月申请延期保护。延长的保护期限由国务院药品监督管理部门根据国家中药品种保护审评委员会的审评结果确定。但是，每次延长的保护期限不得超过第一次批准的保护期限。

2. 二级保护品种

中药二级保护品种保护期限为七年。在保护期满后可以延长七年。申请延长保护期的中药二级保护品种应当在保护期满前六个月，由生产企业依照中药品种保护的审批程序申报。

（二）保密规定

中药一级保护品种的处方组成、工艺制法，在保护期内由获得中药保护品种证书的生产企业和有关的药品监督管理部门及有关单位和个人负责保密，不得公开。负有保密责任的有关部门、企业和单位应按照国家有关规定，建立必要的保密制度。

向国外转让中药一级保护品种的处方组成、工艺制法，应当按照国家有关保密的规定办理。

（三）生产保护规定

在保护期内只有获得中药保护品种证书的企业可以生产被批准保护的中药品种。如果在批准前中药保护品种是由多家企业生产的，其中未申请中药保护品种证书的企业应当自公告发布之日起六个月内向国务院药品监督管理部门申报，由国务院药品监督管理部门指定药品检验机构对该申报品种进行同品种的质量检验。对达到国家药品标准的，补发中药保护品种证书；对未达到国家药品标准的，依照药品管理的法律、行政法规的规定撤销该中药品种的批准文号。

对临床用药紧缺的中药保护品种的仿制，须经国务院药品监督管理部门批准并发给批准文号。仿制企业应当付给持有中药保护品种证书并转让该中药品种的处方组成、工艺制法的企业合理的使用费，其数额由双方商定；双方不能达成协议的，由国务院药品监督管理部门裁决。

▌ 知识链接

中药专利保护和中药品种保护的比较

中药专利保护与中药品种保护的目的都是对中药技术成果给予合法的保护，但二者的区别很大，主要体现在以下几个方面。

1. 保护客体不同

《专利法》对中药专利的保护同对其他专利相同，保护的客体均为新颖性、创造性、实用性。而依据《中药品种保护条例》，受保护的中药品种，必须是列入国家药品标准的品种。可以看出，《中药品种保护条例》保护的客体是现有技术，不同于《专利法》保护的创新性的技术。

2. 保护期限不同

《专利法》规定，发明专利权的期限为20年，实用新型专利权和外观设计专利权的期限为10年，均自申请日起计算。《中药品种保护条例》规定，中药一级保护品种的保护期限分别为30年、20年、10年；中药二级保护品种的保护期限为7年。另外，《中药品种保护条例》还规定了中药保护品种在保护期满后可以延长保护期。目前中药品种保护绝大多数是二级保护，整体上中药品种保护的期限要短于中药专利的保护期限。

3. 保护适用范围不同

《专利法》对中药领域的保护主要包括产品发明专利、方法发明专利、用途发明专利、实用新型和外观设计等。而《中药品种保护条例》适用于中国境内生产制造的中药品种，包括中成药、天然药物的提取物及其制剂和中药人工制成品。不难看出，中药专利保护的适用范围要比中药品种保护的适用范围宽很多。

4. 审评时限不同

根据《专利法》，对于发明专利3年内必须进行实质审查，而对实质审查并没有规定审查的时间长短，所以，发明专利并没有固定的批准时限。对于中药领域来说，一般中药发明专利的批准时间为3～5年。中药的实用新型专利和外观设计专利的批准时间一般为1年。根据《中药品种保护条例》，国家中药品种保护审评委员会应当自接到申请报告书之日起6个月内做出审评结论。可以看出，中药品种保护的审查和批准时限比中药专利的审查和批准时限要短许多。

5. 独占性保护不同

根据《专利法》，专利权被授予后，除本法另有规定的以外，任何单位或者个人未经专利权人许可，都不得实施其专利，即中药专利保护具有独一无二的独占性。而中药品种保护依据中药保护品种证书，多家企业可同时持有同一品种的中药保护品种证书，即中药品种保护是非独占性的。

第四节 《中医药法》

一、《中医药法》概述

2016 年 12 月 25 日，十二届全国人大常委会第二十五次会议通过了备受关注的《中华人民共和国中医药法》(简称《中医药法》)，该法自 2017 年 7 月 1 日起施行。《中医药法》是我国第一部全面、系统体现中医药特点和规律的基本性法律，是中医药领域的根本大法，在中医药事业发展中具有基础性和全局性的作用，是开展中医药工作的基本遵循和依据。

《中医药法》共包括 9 章 63 条，其框架如下：

第一章 总则
第二章 中医药服务
第三章 中药保护与发展
第四章 中医药人才培养
第五章 中医药科学研究
第六章 中医药传承与文化传播
第七章 保障措施
第八章 法律责任
第九章 附则

二、《中医药法》的特点

1. 明确中医药事业的重要地位和发展方针

《中医药法》规定中医药事业是我国医药卫生事业的重要组成部分，国家大力发展中医药事业，实行中西医并重的方针。《中医药法》出台的目的是为了继承和弘扬中医药，保障和促进中医药事业发展，保护人民健康，地位是"中医药事业是我国医药卫生事业的重要组成部分"，发展方针是"国家大力发展中医药事业，实行中西医并重的方针，建立符合中医药特点的管理制度，充分发挥中医药在我国医药卫生事业中的作用"。

2. 构建符合中医药特点的制度体系和监管措施

中医药是反映中华民族对生命、健康和疾病的认识，具有悠久历史传统和独特理论及技术方法的医药学体系。正因为中医药具有鲜明的特色，所以需要建立符合中医药特点的管理制度。中医药法在中医诊所、中医医师准入、中药管理等多个方面对现有的管理制度进行了改革创新，规定了适应中医药发展规律、符合中医药特点的管理制度。

3. 加大对中医药事业的扶持力度

我国中医药事业发展取得了显著成就，但是与人民群众的中医药服务需求相比，中医药资源总量仍然不足，中医药服务能力仍然薄弱。为此《中医药法》进一步加大对中医药事业的扶持力度，规定县级以上政府应当"将中医药事业纳入国民经济和社会发展规划，建立健全中医药管理体系，将中医药事业发展经费纳入财政预算，为中医药事业发展提供政策支持和条件保障，统筹推进中医药事业发展"，"将中医医疗机构建设纳入医疗机构设置规划，举办规模适宜的中医医疗机构，扶持有中医药特色和优势的医疗机构发展"，"合理确定中医医疗服务的收费项目和标准，将符合条件的中医医疗机构、中医药项目分别纳入医保定点机构范围和医保支付范围"；国家应当"发展中医药教育，建立适应中医药事业发展需要、规模适宜、结构合理、形式多样的中医药教育体系，培养中医药人才"，"采取措施加大对少数民族医药传承创新、应用发展和人才培养的扶持力度，加强少数民族医疗机构和医师队伍建设，促进和规范少数民族医药事业发展"。

4. 坚持扶持与规范并重，加强对中医药的监管

针对中医药行业中存在的服务不规范、中药材质量下滑等问题作出针对性的规定，如明确开展中医药服务应当符合中医药服务基本要求；加强对中医医疗广告管理；明确国家制定中药材种植养殖、采集、贮存和初加工的技术规范、标准，加强对中药材生产流通全过程的质量监督管理，保障中药材质量安全；加强中药材质量监测，建立中药材流通追溯体系和进货查验记录制度；鼓励发展中药材规范化种植养殖，严格管理农业投入品的使用，禁止在中医药种植过程中使用剧毒、高毒农药等。

5. 加大对中医药违法行为的处罚力度

针对中医诊所和中医医师非法执业、医疗机构违法炮制中药饮片、违法配制中药制剂、违法发布中医医疗广告等违法行为规定了明确的法律责任，特别是对在中药材种植过程中使用剧毒、高毒农药的违法行为，明确了严厉的处罚：除依照有关法律、法规规定给予处罚外，情节严重的，可以对直接负责的主管人员和其他直接责任人员处 5 日以上 15 日以下拘留，以加大对危害中药材质量安全行为的惩处力度，保证人民群众用药安全。

三、《中医药法》的核心内容

1. 中医药的定义

第二条：本法所称中医药，是包括汉族和少数民族医药在内的我国各民族医药的统称，是反映中华民族对生命、健康和疾病的认识，具有悠久历史传统和独特理论及技术方法的医药学体系。

2. 中医药的地位和发展方针

第三条：中医药事业是我国医药卫生事业的重要组成部分。国家大力发展中医药事业，实行中西医并重的方针，建立符合中医药特点的管理制度，充分发挥中医药在我国医药卫生事业中的作用。

发展中医药事业应当遵循中医药发展规律，坚持继承和创新相结合，保持和发挥中医药特色和优势，运用现代科学技术，促进中医药理论和实践的发展。

国家鼓励中医西医相互学习，相互补充，协调发展，发挥各自优势，促进中西医结合。

3. 中医药工作管理体制

第五条：国务院中医药主管部门负责全国的中医药管理工作。国务院其他有关部门在各自职责范围内负责与中医药管理有关的工作。

县级以上地方人民政府中医药主管部门负责本行政区域的中医药管理工作。县级以上地方人民政府其他有关部门在各自职责范围内负责与中医药管理有关的工作。

4. 医疗机构中医药服务及中医医疗机构的变更或撤销

第十一条：县级以上人民政府应当将中医医疗机构建设纳入医疗机构设置规划，举办规模适宜的中医医疗机构，扶持有中医药特色和优势的医疗机构发展。

合并、撤销政府举办的中医医疗机构或者改变其中医医疗性质，应当征求上一级人民政府中医药主管部门的意见

5. 中医诊所备案制

第十四条：举办中医医疗机构应当按照国家有关医疗机构管理的规定办理审批手续，并遵守医疗机构管理的有关规定。

举办中医诊所的，将诊所的名称、地址、诊疗范围、人员配备情况等报所在地县级人民政府中医药主管部门备案后即可开展执业活动。中医诊所应当将本诊所的诊疗范围、中医医师的姓名及其执业范围在诊所的明显位置公示，不得超出备案范围开展医疗活动。具体办法由国务院中医药主管部门拟订，报国务院卫生行政部门审核、发布。

6. 医术确有专长的人员（师承方式学习中医或经多年实践）医师资格考核制

第十五条：从事中医医疗活动的人员应当依照《中华人民共和国执业医师法》的规定，通过中医医师资格考试取得中医医师资格，并进行执业注册。中医医师资格考试的内容应当体现中医药特点。

以师承方式学习中医或者经多年实践，医术确有专长的人员，由至少两名中医医师推荐，经省、自治区、直辖市人民政府中医药主管部门组织实践技能和效果考核合格后，即可取得中医医师资格；按照考核内容进行执业注册后，即可在注册的执业范围内，以个人开业的方式或者在医疗机构内从事中医医疗活动。国务院中医药主管部门应当根据中医药技术方法的安全风险拟订本款规定人员的分类考核办法，报国务院卫生行政部门审核、发布。

7. 开展中医药服务应遵循的要求

第十七条：开展中医药服务，应当以中医药理论为指导，运用中医药技术方法，并符合国务院中医药主管部门制定的中医药服务基本要求。

8. 农业投入品使用管理

第二十二条：国家鼓励发展中药材规范化种植养殖，严格管理农药、肥料等农业投入品的使用，禁止在中药材种植过程中使用剧毒、高毒农药，支持中药材良种繁育，提高中药材质量。

9. 道地中药材评价体系

第二十三条：国家建立道地中药材评价体系，支持道地中药材品种选育，扶持道地中药材生产基地建设，加强道地中药材生产基地生态环境保护，鼓励采取地理标志产品保护等措施保护道地中药材。

前款所称道地中药材，是指经过中医临床长期应用优选出来的，产在特定地域，与其他地区所产同种中药材相比，品质和疗效更好，且质量稳定，具有较高知名度的中药材。

10. 医疗机构临方炮制中药饮片备案制

第二十八条：对市场上没有供应的中药饮片，医疗机构可以根据本医疗机构医师处方的需要，在本医疗机构内炮制、使用。医疗机构应当遵守中药饮片炮制的有关规定，对其炮制的中药饮片的质量负责，保证药品安全。医疗机构炮制中药饮片，应当向所在地设区的市级人民政府药品监督管理部门备案。

根据临床用药需要，医疗机构可以凭本医疗机构医师的处方对中药饮片进行再加工。

11. 生产来源于古代经典名方的中药复方制剂

第三十条：生产符合国家规定条件的来源于古代经典名方的中药复方制剂，在申请药品批准文号时，可以仅提供非临床安全性研究资料。具体管理办法由国务院药品监督管理部门会同中医药主管部门制定。

前款所称古代经典名方，是指至今仍广泛应用、疗效确切、具有明显特色与优势的古代中医典籍所记载的方剂。具体目录由国务院中医药主管部门会同药品监督管理部门制定。

12. 传统工艺配制中药制剂备案制

第三十二条：医疗机构配制的中药制剂品种，应当依法取得制剂批准文号。但是，仅应用传统工艺配制的中药制剂品种，向医疗机构所在地省、自治区、直辖市人民政府药品监督管理部门备案后即可配制，不需要取得制剂批准文号。

医疗机构应当加强对备案的中药制剂品种的不良反应监测，并按照国家有关规定进行报告。药品监督管理部门应当加强对备案的中药制剂品种配制、使用的监督检查。

13. 中医药人才培养

第三十四条：国家完善中医药学校教育体系，支持专门实施中医药教育的高等学校、中等职业学校和其他教育机构的发展。

中医药学校教育的培养目标、修业年限、教学形式、教学内容、教学评价及学术水平评价标准等，应当体现中医药学科特色，符合中医药学科发展规律。

第三十五条：国家发展中医药师承教育，支持有丰富临床经验和技术专长的中医医师、中药专业技术人员在执业、业务活动中带徒授业，传授中医药理论和技术方法，培养中医药专业技术人员。

14. 中医药传统知识保护

第四十三条：国家建立中医药传统知识保护数据库、保护名录和保护制度。

中医药传统知识持有人对其持有的中医药传统知识享有传承使用的权利，对他人获取、利用其持有的中医药传统知识享有知情同意和利益分享等权利。

国家对经依法认定属于国家秘密的传统中药处方组成和生产工艺实行特殊保护。

15. 中医养生保健服务

第四十四条：国家发展中医养生保健服务，支持社会力量举办规范的中医养生保健机构。中医养生保健服务规范、标准由国务院中医药主管部门制定。

16. 加强中医药标准体系建设

第五十条：国家加强中医药标准体系建设，根据中医药特点对需要统一的技术要求制定标准并及时修订。

中医药国家标准、行业标准由国务院有关部门依据职责制定或者修订，并在其网站上公布，供公众免费查阅。

国家推动建立中医药国际标准体系。

17. 中医诊所超出备案范围开展医疗活动的法律责任

第五十四条：违反本法规定，中医诊所超出备案范围开展医疗活动的，由所在地县级人民政府中医药主管部门责令改正，没收违法所得，并处一万元以上三万元以下罚款；情节严重的，责令停止执业活动。

中医诊所被责令停止执业活动的，其直接负责的主管人员自处罚决定作出之日起五年内不得在医疗机构内从事管理工作。医疗机构聘用上述不得从事管理工作的人员从事管理工作的，由原发证部门吊销执业许可证或者由原备案部门责令停止执业活动。

18. 违反本法有关备案规定应当承担的法律责任

第五十六条：违反本法规定，举办中医诊所、炮制中药饮片、委托配制中药制剂应当备案而未备案，或者备案时提供虚假材料的，由中医药主管部门和药品监督管理部门按照各自职责分工责令改正，没收违法所得，并处三万元以下罚款，向社会公告相关信息；拒不改正的，责令停止执业活动或者责令停止炮制中药饮片、委托配制中药制剂活动，其直接责任人员五年内不得从事中医药相关活动。

医疗机构应用传统工艺配制中药制剂未依照本法规定备案，或者未按照备案材料载明的要求配制中药制剂的，按生产假药给予处罚。

知识链接

中医药立法名称

在《中医药法》起草过程中，社会各界及学界关于这部法律应采用何种名称存在较大争议。主要有三种观点：第一，应采用"中医药法"之立法名称；第二，应采用"传统医药法"之立法名称；第三，应采用"中医药、民族医药与民间医药法"之立法名称。争论的核心在于中医药与传统医药的关系，以及中医药与少数民族医药的关系。基于以下理由，起草者最终采纳第一种观点：

一是国际上习惯将中医药作为我国传统医药的代表，采用传统医药法的名称易将中医药、少数民族医药等我国的传统医药与其他国家的传统医药相混淆，从而降低中医药的国际认同度。

二是中医药既是传统的又是现代的，采用传统医药法的名称，不能体现中医药不断发展与走向现代化的根本属性。以"中医药"一词的英文翻译为例，过去通常将其翻译为 Traditional Chinese Medicine，目前越来越多的机构将其翻译为 Chinese Medicine，如世界中医药学会联合会（许多国家和地区的中医药学术团体联合组成的国际性学术组织）英文名称为 World Federation of Chinese Medicine Societies；中华中医药学会英文名称为 China Association of Chinese Medicine。

三是我国现行相关法律政策中多已采用此表述，如《中医药条例》《国务院关于扶持和促进中医药事业发展的若干意见》《中国的中医药》白皮书等，并得到业界的广泛认同，法律政策体系应当保持连续性。

　　四是关于中医药的界定有广义与狭义之分，狭义的中医药仅指汉医药，广义的中医药则包含汉族和少数民族在内，是我国各民族医药的统称。中医药是中华民族固有的医药，基于广义的中医药的定位，应当能包括汉族和少数民族的医药在内（《中医药法》第2条），而不致引起认知歧义或争议。

思考题

1. 中药分为哪几种？分别是什么概念？
2. 对于采猎保护野生药材物种的要求是什么？
3. GAP 主要分为哪几个部分的内容，都主要是哪些规范？
4. 中药饮片生产有哪些 GMP 要求？
5. 中药品种保护的范围和等级划分是什么？
6. 申请中药保护的程序是什么？
7. 简述专利保护和中药品种保护的区别。
8. 简述《中医药法》的特点及主要内容。

特殊药品管理

　　本章教学主要涉及特殊药品的概述，麻醉药品和精神药品、医疗用毒性药品、放射性药品的监督管理等内容。通过本章的学习，读者可以对我国部分药品实行特殊管理的概况，以及特殊药品的监管制度和措施有一定的了解。

教学要求

　　1. 了解：特殊管理药品的范畴和监管特点、特殊药品管理的历史。

　　2. 熟悉：我国对特殊药品的管理概况，麻醉药品、精神药品实验研究、生产、经营、储存运输的管理。

　　3. 掌握：麻醉药品、精神药品使用的管理规定及医疗用毒性药品的管理规定。

　　4. 重点掌握：麻醉药品和精神药品的监督管理。

　　麻醉药品、精神药品、医疗用毒性药品以及放射性药品被称为特殊管理的药品，本书简称特殊药品。特殊药品在临床上具有不可否定的医疗和科学价值，同时具有特殊的生理、药理作用，若管理使用不当则会产生社会公共卫生和经济问题。因此，我国《药品管理法》第一百一十二条规定：国务院对麻醉药品、精神药品、医疗用毒性药品、放射性药品、药品类易制毒化学品等有其他特殊管理规定的，依照其规定。

第一节　麻醉药品和精神药品的管理

本节术语　麻醉药品、精神药品、药物依赖性、定点生产、定点经营

一、麻醉药品和精神药品的定义及分类

（一）麻醉药品的定义及分类

1. 麻醉药品的定义

　　麻醉药品，是指对中枢神经有麻醉作用，具有依赖性潜力，连续使用、滥用或者不合理使用，易产生身体依赖性和精神依赖性，能成瘾癖的药品、药用原植物或其他物质。我国《麻醉药品和精神药品管理条例》（国务院令第 442 号）将麻醉药品定义为列入麻醉药品目录的药品和其他物质。

2. 麻醉药品的分类及品种

　　我国规定麻醉药品主要包括阿片类、可卡因类、大麻类、合成麻醉药类及国务院药品监督管理部门指定的其他易成瘾癖的药品、药用原植物及其制剂。

根据《麻醉药品品种目录》(2013年版),麻醉药品共121种,我国生产和使用的有可卡因、罂粟浓缩物、二氢埃托啡、地芬诺酯、芬太尼、氢可酮、氢吗啡酮、美沙酮、吗啡、阿片、羟考酮、哌替啶、瑞芬太尼、舒芬太尼、蒂巴因、可待因、右丙氧芬、乙基吗啡、福尔可定、布桂嗪、罂粟壳共21种。

(二)精神药品的定义及分类

1. 精神药品的定义

精神药品是指直接作用于中枢神经系统,使之兴奋或抑制,连续使用能产生药物依赖性的药品或其他物质。我国《麻醉药品和精神药品管理条例》(国务院令第442号)将精神药品定义为列入精神药品目录的药品和其他物质。

2. 精神药品的分类及品种

精神药品根据对人体产生依赖性的程度不同,分为第一类精神药品和第二类精神药品。其中第一类精神药品比第二类精神药品更易产生依赖性,其毒性和成瘾性更强,因此对其管理更加严格。

根据《精神药品品种目录》(2013年版),精神药品共149种。我国生产和使用的第一类精神药品有7种:哌醋甲酯、司可巴比妥、丁丙诺啡、γ-羟丁酸、氯胺酮、马吲哚、三唑仑;第二类精神药品有27种:异戊巴比妥、格鲁米特、喷他佐辛、戊巴比妥、阿普唑仑、巴比妥、氯硝西泮、地西泮、艾司唑仑、氟西泮、劳拉西泮、甲丙氨酯、咪达唑仑、硝西泮、奥沙西泮、匹莫林、苯巴比妥、唑吡坦、丁丙诺啡透皮贴剂、布托啡诺及其注射剂、咖啡因、安钠咖、地佐辛及其注射剂、麦角胺咖啡因片、氨酚氢可酮片、曲马多、扎来普隆。

(三)其他相关术语

1. 药物依赖性

药物依赖性又称药物成瘾,是指机体和药物相互作用而引起的精神方面和躯体方面的改变,并在行为上常常有为了再度体验这些药物精神效果或为了避免没有药物而产生的不快感,而周期地、持续地使用药物这一种强迫性愿望的特征。可存在或不一定存在耐药性,但同一个人可对一种以上的药物产生依赖性。WHO将药物依赖性分为精神依赖性和身体依赖性。

2. 精神依赖性

精神依赖性又称心理依赖性,是指药物使人产生一种愉快满足或欣快的感觉,并且在精神上驱使用药者具有一种要周期地或连续地用药的欲望,产生强烈的心理渴求和强迫性用药行为。凡能引起令人愉快意识状态的任何药物即可引起精神依赖性。

药物的精神依赖性是构成药物滥用倾向的必要药理学特性。阿片类、巴比妥类、苯二氮草类、苯丙胺类、可卡因、氯胺酮、酒类等均可以产生精神依赖性。

3. 身体依赖性

身体依赖性又称躯体依赖性或生理依赖性。它是由于反复用药所造成的一种机体适应状态,中断用药后产生一种强烈的躯体方面的损害,即戒断综合征,表现为精神和躯体出现一系列特有的症状,这些症状常令人难以忍受,甚至有生命威胁。滥用阿片类、巴比妥类等药物可以产生明显的身体依赖性。

知识链接

麻醉药品与麻醉药、精神药品与抗精神失常药的区别

	定义	品种	用途	管理
麻醉药品	列入我国麻醉药品目录的药品和其他物质；是指具有依赖性潜力，不合理使用或者滥用易产生精神依赖性和身体依赖性，能成瘾癖的药品、药用原植物或其他物质	共121种，如吗啡、哌替啶、美沙酮等	用于手术疼、创伤疼、癌症晚期痛，作用于疼痛感觉的中枢部位，使疼痛感觉减轻，并有镇静作用，但若滥用成瘾就是毒品	属国家管理的特殊管理药品，《麻醉药品和精神药品管理条例》对种植、生成、流通、使用等各环节都有详细规定，违规者将承担法律责任
麻醉药	是指能使整个机体或机体局部暂时、可逆性地失去知觉及疼痛的药物	氯仿、乙醚、普鲁卡因、利多卡因等	用于手术的麻醉，使肌肉松弛、疼痛减轻，利于手术的顺利进行	作为一般的药品管理
精神药品	列入我国精神药品目录的药品和其他物质；是指直接作用于中枢神经系统，使之兴奋或抑制，连续使用能产生药物依赖性的药品或其他物质	共149种，如哌醋甲酯、司可巴比妥、三唑仑等第一类精神药品，巴比妥、地西泮、艾司唑仑等第二类精神药品	兴奋或抑制人的中枢神经系统，但连续使用可产生精神依赖性，损害人体健康	属国家管理的特殊管理药品，按《麻醉药品和精神药品管理条例》实行严格管理
抗精神失常药	是指用于治疗由多种原因引起的精神活动障碍疾病的药物统称	丙咪嗪、氟西汀、帕罗西、文拉法欣、卡马西平、丙戊酸钠等	按用途分为三类：抗精神病药、抗躁狂抑郁药和抗焦虑药。主要治疗精神分裂症和躁狂症	抗焦虑药中的安定类、巴比妥类属于第二类精神药品，按特殊管理药品管理；其他同另外两类按一般药品管理

二、麻醉药品和精神药品监督管理法规体系及部门职责

（一）麻醉药品和精神药品监督管理法规体系的完善

为加强对麻醉药品的管理，1950年11月，经中央人民政府政务院批准颁布了《关于麻醉药品临时登记处理办法的通令》和《管理麻醉药品暂行条例》及实施细则。1978年，经国务院重新修订后颁布了《麻醉药品管理条例》；1979年原卫生部颁布了其实施细则，对麻醉药品（含原植物种植）的生产、使用提出了严格要求，并对违法条例行为做出了根据情节轻重给予惩处的规定。这些条例为严格规范麻醉药品的生产、经营、使用提供了保证。

随后，国务院于1987年颁布了《麻醉药品管理办法》，于1988年颁布了《精神药品管理办法》和《医疗用毒性药品管理办法》，于1989年颁布了《放射性药品管理办法》。这些行政法规对特殊管理药品的生产、供应、使用、运输和进出口的管理均做了明确的规定。

为加强对麻醉药品和精神药品的管理，保证麻醉药品和精神药品的合法、安全、合理使用，防止流入非法渠道，2005年8月3日，国务院发布了新的《麻醉药品和精神药

品管理条例》(原《麻醉药品管理办法》《精神药品管理办法》同时废止)，自 2005 年 11 月
1 日起施行。同年，原国家食品药品监督管理局依据《麻醉药品和精神药品管理条例》，
颁布了《麻醉药品和精神药品生产管理办法（试行)》《麻醉药品和精神药品经营管理办法
（试行)》《医疗机构麻醉药品、第一类精神药品管理规定》《麻醉药品和精神药品邮寄管理
办法》等多个配套规范。

（二）麻醉药品和精神药品监管部门及其职责

根据《麻醉药品和精神药品管理条例》，麻醉药品和精神药品的监督管理部门及其职
责如表 10-1 所列：

表 10-1　麻醉药品和精神药品监督管理部门及其职责

管理部门	职责
药品监督管理部门	拟定放射性药品、麻醉药品、毒性药品及精神药品、药品类易制毒化学品等特殊药品的生产、经营监管制度并监督实施。组织指导特殊药品的监督检查和重大违法行为查处工作
国务院农业主管部门	会同药品监督管理部门对麻醉药品药用原植物实施监督管理
国务院公安部门	负责对造成麻醉药品药用原植物、麻醉药品和精神药品流入非法渠道的行为进行查处
国务院其他有关部门	在各自职责范围内负责与麻醉药品和精神药品有关的管理工作
省级药品监督管理部门	负责本行政区域内麻醉药品和精神药品的监督管理工作
县级以上地方公安机关	负责对本行政区域内造成麻醉药品和精神药品流入非法渠道的行为进行查处
县级以上地方人民政府其他有关主管部门	在各自职责范围内负责与麻醉药品和精神药品有关的管理工作

在各级管理机构严格履行监督管理的同时，麻醉药品和精神药品生产、经营企业和使
用单位可以依法参加行业协会。行业协会应当加强行业自律管理。

三、麻醉药品和精神药品的管理

《麻醉药品和精神药品管理条例》对麻醉药品药用原植物的种植，麻醉药品和精神药
品的实验研究、生产、经营、使用、储存、运输等活动以及监督管理作出了相应规定。国
家对麻醉药品药用原植物以及麻醉药品和精神药品实行管制。除《麻醉药品和精神药品管
理条例》另有规定的除外，任何单位、个人不得进行麻醉药品药用原植物的种植以及麻醉
药品和精神药品的实验研究、生产、经营、使用、储存、运输等活动。同时为了更加明确
进行特殊管理的麻醉药品和精神药品的含义，《麻醉药品和精神药品管理条例》规定麻醉
药品和精神药品是指列入麻醉药品目录、精神药品目录的药品和其他物质。

（一）种植、实验研究和生产管理

国家根据麻醉药品和精神药品的医疗、国家储备和企业生产所需原料的需要确定需求
总量，对麻醉药品药用原植物的种植、麻醉药品和精神药品的生产实行总量控制。

1. 麻醉药品药用原植物的种植管理

国务院药品监督管理部门和国务院农业主管部门根据麻醉药品年度生产计划，制订麻醉药品药用原植物年度种植计划。麻醉药品药用原植物种植企业应当向国务院药品监督管理部门和国务院农业主管部门定期报告种植情况。麻醉药品药用原植物种植企业由国务院药品监督管理部门和国务院农业主管部门共同确定，其他单位和个人不得种植麻醉药品药用原植物。

2. 麻醉药品和精神药品的实验研究管理

开展麻醉药品和精神药品实验研究活动应当具备下列条件，并经国务院药品监督管理部门批准：

（1）以医疗、科学研究或者教学为目的；

（2）有保证实验所需麻醉药品和精神药品安全的措施和管理制度；

（3）单位及其工作人员2年内没有违反有关禁毒的法律、行政法规规定的行为。

另外，按照2005年11月SFDA发布的《关于麻醉药品和精神药品实验研究管理规定的通知》的第六条规定，有下列情况之一的，不得申请麻醉药品、精神药品实验研究：

（1）医疗不得使用的麻醉药品、精神药品；

（2）仿制国内监测期内的麻醉药品、精神药品；

（3）仿制国内药品标准试行期内的麻醉药品、精神药品；

（4）含罂粟壳的复方制剂；

（5）不符合麻醉药品、精神药品生产企业数量规定；

（6）申请人在药品实验研究或生产中曾有过违反有关禁毒法律、行政法规规定的行为；

（7）其他不符合国家麻醉药品、精神药品有关规定的情况。

申请人开展麻醉药品和精神药品实验研究应当填写麻醉药品和精神药品实验研究立项申请表，连同相关资料报所在地省级药品监督管理部门。经省级药品监督管理部门初审后报国家药品监督管理局审查，必要时国家药品监督管理局可以要求申请人补充技术资料，并发给麻醉药品和精神药品实验研究立项补充通知件。符合规定的，由国家药品监督管理局发给麻醉药品和精神药品实验研究立项批件，该立项批件不得转让。

麻醉药品和第一类精神药品的临床试验，不得以健康人为受试对象。

药品研究单位在普通药品的实验研究过程中，若产生规定的管制品种，应当立即停止实验研究活动，并向国务院药品监督管理部门报告。国务院药品监督管理部门应当根据情况，及时作出是否同意其继续实验研究的决定。

3. 麻醉药品和精神药品的生产管理

国家对麻醉药品和精神药品实行定点生产制度。由国务院药品监督管理部门根据麻醉药品和精神药品的需求总量确定麻醉药品和精神药品定点生产企业的数量和布局，并根据年度需求总量对数量和布局进行调整、公布。定点生产企业应当严格按照麻醉药品和精神药品年度生产计划安排生产，并依照规定向所在地省、自治区、直辖市人民政府药品监督管理部门报告生产情况。

麻醉药品和精神药品的定点生产企业应当具备下列条件：

（1）有药品生产许可证。

（2）有麻醉药品和精神药品实验研究批准文件。

（3）有符合规定的麻醉药品和精神药品生产设施、储存条件和相应的安全管理设施。

（4）有通过网络实施企业安全生产管理和向药品监督管理部门报告生产信息的能力。

（5）有保证麻醉药品和精神药品安全生产的管理制度。

（6）有与麻醉药品和精神药品安全生产要求相适应的管理水平和经营规模。

（7）麻醉药品和精神药品生产管理、质量管理部门的人员应当熟悉麻醉药品和精神药品管理以及有关禁毒的法律、行政法规。

（8）没有生产、销售假药、劣药或者违反有关禁毒的法律、行政法规规定的行为。

（9）符合国务院药品监督管理部门公布的麻醉药品和精神药品定点生产企业数量和布局的要求。

从事麻醉药品、精神药品生产的企业，应当经所在地省、自治区、直辖市人民政府药品监督管理部门批准。定点生产企业生产麻醉药品和精神药品，应当依照药品管理法的规定取得药品批准文号。未取得药品批准文号的，不得生产麻醉药品和精神药品。

（二）经营管理

1. 经营制度

国家对麻醉药品和精神药品实行定点经营制度。未经批准的任何单位和个人不得从事麻醉药品和精神药品经营活动。由国务院药品监督管理部门根据麻醉药品和第一类精神药品的需求总量，确定麻醉药品和第一类精神药品的定点批发企业布局，并根据年度需求总量对布局进行调整、公布。

麻醉药品和精神药品定点批发企业除应当具备《药品管理法》第五十二条规定的药品经营企业的开办条件外，还应当具备下列条件：

（1）有符合本条例规定的麻醉药品和精神药品储存条件。

（2）有通过网络实施企业安全管理和向药品监督管理部门报告经营信息的能力。

（3）单位及其工作人员2年内没有违反有关禁毒的法律、行政法规规定的行为。

（4）符合国务院药品监督管理部门公布的定点批发企业布局。

麻醉药品和第一类精神药品的定点批发企业，还应当具有保证供应责任区域内医疗机构所需麻醉药品和第一类精神药品的能力，并具有保证麻醉药品和第一类精神药品安全经营的管理制度。

2. 企业审批

（1）批发企业审批：跨省、自治区、直辖市从事麻醉药品和第一类精神药品批发业务的企业（以下称全国性批发企业），应当经国务院药品监督管理部门批准；在本省、自治区、直辖市行政区域内从事麻醉药品和第一类精神药品批发业务的企业（以下称区域性批发企业），应当经所在地省、自治区、直辖市人民政府药品监督管理部门批准。专门从事第二类精神药品批发业务的企业，应当经所在地省、自治区、直辖市人民政府药品监督管理部门批准。

全国性批发企业和区域性批发企业可以从事第二类精神药品批发业务。

国务院食品药品监督管理局在批准全国性批发企业以及省、自治区、直辖市人民政府药品监督管理部门在批准区域性批发企业时，应当明确其所承担供药责任的区域。

（2）零售（连锁）企业审批：麻醉药品和第一类精神药品不得零售。申请零售第二类精神药品的药品零售连锁企业，应当向所在地设区的市级药品监督管理机构提出申请，经批准后，方可从事经营活动。经所在地设区的市级药品监督管理部门批准，实行统一进货、统一配送、统一管理的药品零售连锁企业可以从事第二类精神药品零售业务。

3. 购销管理

（1）麻醉药品和第一类精神药品的购销：全国性批发企业应当从定点生产企业购进麻醉药品和第一类精神药品。区域性批发企业可以从全国性批发企业购进麻醉药品和第一类精神药品；经所在地省、自治区、直辖市人民政府药品监督管理部门批准，也可以从定点生产企业购进麻醉药品和第一类精神药品。

全国性批发企业可以向区域性批发企业，或者经批准可以向取得麻醉药品和第一类精神药品使用资格的医疗机构以及依照本条例规定批准的其他单位销售麻醉药品和第一类精神药品。区域性批发企业可以向本省、自治区、直辖市行政区域内取得麻醉药品和第一类精神药品使用资格的医疗机构销售麻醉药品和第一类精神药品。

（2）第二类精神药品的购销：从事第二类精神药品批发业务的企业可以从第二类精神药品定点生产企业、全国性批发企业、区域性批发企业、其他专门从事第二类精神药品批发业务的企业购进第二类精神药品。

从事第二类精神药品批发业务的企业可以将第二类精神药品销售给医疗机构、定点批发企业和符合本条例第三十一条规定的药品零售企业以及依照本条例规定批准的其他单位。

（三）使用环节管理

1. 购用管理

（1）药品生产企业：药品生产企业需要以麻醉药品和第一类精神药品为原料生产普通药品的，应当向所在地省、自治区、直辖市人民政府药品监督管理部门报送年度需求计划，由省、自治区、直辖市人民政府药品监督管理部门汇总报国务院药品监督管理部门批准后，向定点生产企业购买。

药品生产企业需要以第二类精神药品为原料生产普通药品的，应当将年度需求计划报所在地省、自治区、直辖市人民政府药品监督管理部门，并向定点批发企业或者定点生产企业购买。

（2）科研教学单位：科学研究、教学单位需要使用麻醉药品和精神药品开展实验、教学活动的，应当经所在地省、自治区、直辖市人民政府药品监督管理部门批准，向定点批发企业或者定点生产企业购买。需要使用麻醉药品和精神药品的标准品、对照品的，应当经所在地省、自治区、直辖市人民政府药品监督管理部门批准，向国务院药品监督管理部门批准的单位购买。

（3）医疗机构：医疗机构需要使用麻醉药品和第一类精神药品的，应当经所在地设区的市级人民政府卫生主管部门批准，取得麻醉药品、第一类精神药品购用印鉴卡（以下称印鉴卡）。医疗机构应当凭印鉴卡向本省、自治区、直辖市行政区域内的定点批发企业购买麻醉药品和第一类精神药品。

医疗机构取得印鉴卡应当具备下列条件：

①有专职的麻醉药品和第一类精神药品管理人员；

②有获得麻醉药品和第一类精神药品处方资格的执业医师；

③有保证麻醉药品和第一类精神药品安全储存的设施和管理制度。

省、自治区、直辖市人民政府卫生主管部门应当将取得印鉴卡的医疗机构名单向本行政区域内的定点批发企业通报。

2. 使用管理

（1）医疗机构对于麻醉药品和精神药品的使用管理：具有处方权的医师在为患者首次开具麻醉药品、第一类精神药品处方时，应当亲自诊查患者，为其建立相应的病历，留存患者身份证明复印件，要求其签署知情同意书。病历由医疗机构保管。麻醉药品注射剂仅限于医疗机构内使用，或者由医疗机构派医务人员出诊至患者家中使用。

医疗机构抢救病人急需麻醉药品和第一类精神药品而本医疗机构无法提供时，可以从其他医疗机构或者定点批发企业紧急借用；抢救工作结束后，应当及时将借用情况报所在地设区的市级药品监督管理部门和卫生主管部门备案。

（2）处方权管理：医疗机构应当按照国务院卫生主管部门的规定，对本单位执业医师进行有关麻醉药品和精神药品使用知识的培训、考核，经考核合格的，授予麻醉药品和第一类精神药品处方资格。执业医师取得麻醉药品和第一类精神药品的处方资格后，方可在本医疗机构开具麻醉药品和第一类精神药品处方，但不得为自己开具该种处方。具有麻醉药品和第一类精神药品处方资格的执业医师，根据临床应用指导原则，对确需使用麻醉药品或者第一类精神药品的患者，应当满足其合理用药需求。

（3）处方管理：开具麻醉药品、精神药品要使用专用处方，并对处方进行专册登记。麻醉药品和第一类精神药品处方的印刷用纸为淡红色，处方右上角分别标注"麻""精一"；第二类精神药品处方的印刷用纸为白色，处方右上角标注"精二"。

单张处方的最大用量应当符合：麻醉药品、第一类精神药品注射剂处方为1次用量，其他剂型处方不得超过3日用量，控缓释制剂处方不得超过7日用量；第二类精神药品处方一般不得超过7日用量。

麻醉药品处方至少保存3年，精神药品处方至少保存2年。

（4）制剂配制管理：对临床需要而市场无供应的麻醉药品和精神药品，持有医疗机构制剂许可证和印鉴卡的医疗机构需要配制制剂的，应当经所在地省、自治区、直辖市人民政府药品监督管理部门批准，且只能在本医疗机构使用，不得对外销售。

（四）储存、运输与邮寄管理

1. 储存管理

麻醉药品药用原植物种植企业、定点生产企业、全国性批发企业和区域性批发企业以及国家设立的麻醉药品储存单位，以及麻醉药品和第一类精神药品的使用单位应设置专库或专柜储存麻醉药品和第一类精神药品。专库应当设有防火防盗监控设施并安装报警装置，专柜应当使用保险柜。专库和专柜应当实行双人双锁管理，配备专人负责管理工作，并建立储存麻醉药品和第一类精神药品的专用账册。药品入库双人验收，出库双人复核，做到账物相符。专用账册的保存期限应当自药品有效期期满之日起不少于5年。

第二类精神药品经营企业应当在药品库房中设立独立的专库或者专柜储存第二类精神

药品，并建立专用账册，实行专人管理。专用账册的保存期限应当自药品有效期期满之日起不少于 5 年。

2. 运输管理

托运人办理麻醉药品和第一类精神药品运输手续，应当向所在地设区的市级药品监督管理部门申请领取运输证明，并将运输证明副本交付承运人。承运人应当查验、收存运输证明副本，并检查货物包装。没有运输证明或者货物包装不符合规定的，承运人不得承运。承运人在运输过程中应当携带运输证明副本，以备查验。托运、承运和自行运输麻醉药品和精神药品的，应采取安全保障措施，防止麻醉药品和精神药品在运输过程中被盗、被抢和丢失。

通过铁路运输麻醉药品和第一类精神药品的，应当使用集装箱或者铁路行李车运输；没有铁路，需要通过公路或者水路运输麻醉药品和第一类精神药品的，应当由专人负责押运。

运输证明有效期为 1 年，应当由专人保管，不得涂改、转让、转借。

定点生产企业、全国性批发企业和区域性批发企业之间运输麻醉药品、第一类精神药品，发货人在发货前应当向所在地省、自治区、直辖市人民政府药品监督管理部门报送本次运输的相关信息。属于跨省、自治区、直辖市运输的，收到信息的药品监督管理部门应当向收货人所在地的同级药品监督管理部门通报；属于在本省、自治区、直辖市行政区域内运输的，收到信息的药品监督管理部门应当向收货人所在地设区的市级药品监督管理部门通报。

3. 邮寄管理

邮寄麻醉药品和精神药品，寄件人应当提交所在地设区的市级药品监督管理部门出具的准予邮寄证明。邮政营业机构应当查验、收存准予邮寄证明；没有准予邮寄证明的，邮政营业机构不得收寄。

第二节　医疗用毒性药品管理

本节术语　*毒性药品*

为加强医疗用毒性药品（简称"毒性药品"）管理，防止中毒或者死亡事故的发生，根据《药品管理法》，国务院于 1988 年颁布了《医疗用毒性药品管理办法》，对毒性药品的生产、供应、使用等做了明确规定，标志着我国将毒性药品的管理逐步纳入了法治化管理的轨道。2002 年 10 月，原国家食品药品监督管理局发布《关于切实加强医疗用毒性药品监管的通知》，进一步明确生产、经营、储运和使用的监督管理。

一、医疗用毒性药品的定义及分类

（一）医疗用毒性药品的定义

医疗用毒性药品系指毒性剧烈、治疗剂量与中毒剂量相近，使用不当会致人中毒或死亡的药品。

（二）医疗用毒性药品的分类及品种

毒性药品分为毒性中药和毒性西药两大类。

1. 毒性中药品种（原药材和饮片）

毒性中药品种共有 27 种：砒石（红砒、白砒）、砒霜、水银、生马钱子、生川乌、生草乌、生白附子、生附子、生半夏、生南星、生巴豆、斑蝥、青娘虫、红娘虫、生甘遂、生狼毒、生藤黄、生千金子、生天仙子、闹羊花、雪上一枝蒿、白降丹、蟾酥、洋金花、红粉、轻粉、雄黄。

2. 毒性西药品种（原料药）

毒性西药品种有去乙酰毛花苷丙、阿托品、洋地黄毒苷、氢溴酸后马托品、三氧化二砷、毛果芸香碱、升汞、水杨酸毒扁豆碱、亚砷酸钾、氢溴酸东莨菪碱、士的宁。

注：士的宁、阿托品、毛果芸香碱等包括其盐类化合物。

此外，1999 年 8 月 23 日，国家药监局发布通知，将亚砷酸注射液列入毒性药品的管理品种，并确定哈尔滨伊达药业有限公司为亚砷酸注射液的定点生产企业。2008 年 7 月 21 日，SFDA 发布通知，将 A 型肉毒毒素及其制剂列入毒性药品管理。

二、医疗用毒性药品的管理

毒性药品年度生产、收购、供应和配制计划由所在地省级药品监督管理部门根据医疗需要制订，并下达给指定的毒性药品生产、收购、供应企业，同时抄报国家药品监督管理部门。

（一）生产管理

生产毒性药品及其制剂的生产企业不得擅自改变生产计划，自行销售，必须严格执行生产工艺操作规程，在本单位药品检验人员的监督下准确投料，并建立完整的生产记录，保存 5 年备查。

药厂必须由医药专业人员负责生产、配制和质量检验，并建立严格的管理制度，严防与其他药品混杂。每次配料，必须经 2 人以上复核无误，并详细记录每次生产所用原料和成品数，经手人要签字备查。所有工具、容器要处理干净，以防污染其他药品。标示量要准确无误，包装容器要有毒药标志。生产毒性药品过程中产生的废弃物，必须妥善处理，不得污染环境。

凡加工炮制毒性中药，必须按照《中国药典》或者省级药品监督管理部门制定的炮制规范进行。药材符合药用要求的，方可供应、配方和用于中成药生产。

（二）经营管理

毒性药品的收购、经营由各级医药管理部门指定的药品经营单位负责，配方用药由国营药店、医疗单位负责。其他任何单位或者个人均不得从事毒性药品的收购、经营和配方业务。

收购、经营、加工、使用毒性药品的单位必须建立健全保管、验收、领发、核对等制度，严防收假、发错，严禁与其他药品混杂，做到画定仓间或仓位，专柜加锁并由专人保管。

毒性药品的包装容器上必须印有毒药标志，在运输毒性药品的过程中，应当采取有效措施，防止发生事故。

《药品管理法》规定，医疗用毒性药品不得在网络上销售。

（三）使用管理

医疗单位供应和调配毒性药品须凭医生签名的正式处方。药品经营企业供应和调配毒性药品，凭盖有医生所在的医疗单位公章的正式处方。每次处方剂量不得超过 2 日剂量。调配处方时必须认真负责，计量准确，按医嘱注明要求，并由配方人员及具有药师以上技术职称的复核人员签名盖章后方可发出。对处方未注明"生用"的毒性中药，应当附炮制品。如发现处方有疑问时，须经原处方医生重新审定后再行调配。处方一次有效，取药后处方保存 2 年备查。

科研和教学单位所需的毒性药品，必须持本单位的证明信，经单位所在地县以上卫生行政部门批准后，供应部门方能发售。

群众自配民间单、秘、验方需用毒性中药，购买时要持有本单位或者城市街道办事处、乡（镇）人民政府的证明信，供应部门方可发售。每次购用量不得超过 2 日极量。

第三节　放射性药品管理

本节术语　放射性药品

放射性药品和核医学医疗技术作为一门新兴科学，在医学上广泛应用，可诊断和治疗多种疾病，其灵敏性、早期性和无创伤性在医学界日益显现出其重要性，社会效益十分显著。为了加强放射性药品的管理，根据《药品管理法》的有关规定，国务院于 1989 年 1 月发布了《放射性药品管理办法》。该办法对放射性药品的研制、生产、经营、使用及运输等问题做了具体规定。

一、放射性药品的定义及品种

（一）放射性药品定义

放射性药品是指用于临床诊断或者治疗的放射性核素制剂或者其标记药物，包括裂变制品、加速器制品、放射性同位素发生器及其配套药盒、放射免疫分析药盒等。

放射性药品与其他药品的不同之处在于，放射性药品含有的放射性核素能放射出射线。因此，凡在分子内或制剂内含有放射性核素的药品都被称为放射性药品。

（二）放射性药品品种

《中国药典》共收载了 17 种放射性药品标准以及 6 种注射用冻干无菌粉末，具体如下：

① 含锝［^{99m}Tc］放射性药品 7 种：高锝［^{99m}Tc］酸钠注射液，锝［^{99m}Tc］亚甲基二磷酸盐注射液，锝［^{99m}Tc］依替菲宁注射液，锝［^{99m}Tc］焦磷酸盐注射液，锝［^{99m}Tc］喷替酸盐注射液，锝［^{99m}Tc］植酸盐注射液，锝［^{99m}Tc］聚合白蛋白注射液。

② 含碘［^{131}I］放射性药品 3 种：邻碘［^{131}I］马尿酸钠注射液，碘［^{131}I］化钠口服溶

液，碘［^{131}I］化钠胶囊。

③ 含磷［^{32}P］放射性药品 3 种：磷［^{32}P］酸钠盐口服溶液，磷［^{32}P］酸钠盐注射液，胶体磷［^{32}P］酸铬注射液。

④ 其他：氙［^{113}Xe］注射液，枸橼酸镓［^{67}Ga］注射液，铬［^{51}Cr］酸钠注射液，氯化亚铊［^{201}Tl］注射液。

6 种注射用冻干无菌粉末有注射用亚锡亚甲基二磷酸盐、注射用亚锡依替菲宁、注射用亚锡植酸盐、注射用亚锡喷替酸、注射用亚锡聚合白蛋白和注射用亚锡焦磷酸钠。

二、放射性药品的管理

凡在中华人民共和国领域内进行放射性药品的研究、生产、经营、运输、使用、检验、监督管理的单位和个人都必须遵守《放射性药品管理办法》。国务院药品监督管理部门、国防科技工业主管部门与环境保护主管部门共同负责全国放射性药品的研制、生产、流通、使用和监督管理工作。

（一）放射性药品研究、临床试验及审批管理

放射性新药的研制内容包括工艺路线、质量标准、临床前药理及临床研究。研制单位在制订新药工艺路线的同时，必须研究该药的理化性能、纯度（包括核素纯度）及检验方法、药理、毒理、动物药代动力学、放射性比活度、剂量、剂型、稳定性等。研制单位对放射免疫分析药盒必须进行可测限度、范围、特异性、准确度、精密度、稳定性等方法学的研究。

放射性新药进行临床试验或者验证前，应当向国务院药品监督管理部门提出申请，按新药审批办法的规定报送资料及样品，经国务院药品监督管理部门审批同意后，在国务院药品监督管理部门指定的医院进行临床研究。临床研究结束后，向国务院药品监督管理部门提出申请，经审核批准，发给新药证书。

（二）放射性药品生产、经营管理

国家对放射性药品实行合理布局、定点生产。

开办放射性药品生产、经营企业，必须具备《药品管理法》规定的生产、经营条件，符合国家的放射卫生防护基本标准，并履行环境影响报告的审批手续，经有关部门审查同意，药监部门审核批准后，由所在地省级药品监督管理部门发给放射性药品生产企业许可证、放射性药品经营企业许可证。无许可证的生产、经营企业，一律不准生产、销售放射性药品。

放射性药品生产、经营企业，必须配备与生产、经营放射性药品相适应的专业技术人员，具有安全、防护和废气、废物、废水处理等设施，并建立严格的质量管理制度；建立质量检验机构，严格实行生产全过程的质量控制和检验。产品出厂前，须经质量检验。符合国家药品标准的产品方可出厂，不符合标准的产品一律不准出厂。

《药品管理法》规定放射性药品不得在网络上销售。

（三）放射性药品的包装和运输管理

放射性药品的包装必须安全实用，符合放射性药品质量要求，具有与放射性药品剂量

相适应的防护装置。包装必须分内包装和外包装两部分，外包装必须贴有商标、标签、说明书和放射性药品标志，内包装必须贴有标签。

标签必须注明药品品名、放射性比活度、装量。

说明书除注明前款内容外，还需注明生产单位、标准文号、批号、主要成分、出厂日期、放射性核素半衰期、适应证、用法、用量、禁忌证、有效期和注意事项等。

放射性药品的运输，按国家运输、邮政等部门制定的有关规定执行。

严禁任何单位和个人随身携带放射性药品乘坐公共交通运输工具。

（四）放射性药品的使用管理

医疗单位设置医学科、室（同位素室），必须配备与其医疗任务相适应的并经核医学技术培训的技术人员。非核医学专业技术人员未经培训，不得从事放射性药品使用工作。

医疗单位使用放射性药品，必须符合国家放射性同位素卫生防护管理的有关规定。所在地的省、自治区、直辖市药品监督管理部门，应当根据医疗单位核医疗技术人员的水平、设备条件，核发相应等级的放射性药品使用许可证，无许可证的医疗单位不得临床使用放射性药品。放射性药品使用许可证有效期为 5 年，期满前 6 个月，医疗单位应当向原发证的行政部门重新提出申请，经审核批准后，换发新证。

医疗单位配制、使用放射性制剂，应当符合《药品管理法》及其实施条例的相关规定。

持有放射性药品使用许可证的医疗单位，必须负责对使用的放射性药品进行临床质量检验、收集药品不良反应等项工作，并定期报告。放射性药品使用后的废物（包括患者排出物），必须按国家有关规定妥善处置。

思考题

1. 特殊药品有哪几类？它们特别在哪里？

2. 什么叫耐受性、成瘾性、药物滥用？

3. 特殊药品有什么区别于一般药品的监管特点？

4. 简述开展麻醉药品和精神药品实验研究活动应当具备的条件和注意的问题。

5. 麻醉药品和精神药品生产管理的原则是什么？

6. 违反麻醉药品和精神药品管理，应当承担哪些行政和刑事责任？

7. 医疗用毒性产品和现实生活中俗称的"毒品"有何差异？试准确理解。

8. 简述对麻醉药品、精神药品实行定点生产、定点经营的意义。

9. 试述对医疗机构使用麻醉药品和第一类精神药品规定与限定。

10. 麻醉药品和精神药品储存和运输的管理中应注意些什么？

第十一章

医药知识产权保护

教学目标

本章主要涉及医药知识产权概述、医药专利保护、医药商标保护、医药商业秘密和医药未披露数据保护等内容。通过本章的学习，读者可以较为全面地了解我国医药知识产权保护的概况。

教学要求

1. 了解：我国医药知识产权保护体系，医药知识产权保护的现状。

2. 熟悉：医药专利的定义、种类，医药商业秘密概念和类型，医药未披露数据的内涵。

3. 掌握：我国专利申请与审查的程序，医药专利侵权保护方式，医药商标权的内容和侵权行为及保护。

4. 重点掌握：医药专利权的内容，医药商标的注册申请和授权，医药商业秘密的构成要件。

第一节　医药知识产权概述

本节术语　知识产权、专利、商标、商业秘密、著作权

医药知识产权是人们对在医药领域中所创造的一切智力劳动成果依法享有的权利的统称。医药产业是高技术、高投入、高风险、高收益的知识密集型高科技产业，是一个特殊而重要的技术领域。因此，世界各国对医药领域的知识产权保护问题都十分重视。实践证明，医药知识产权保护可以有效地推动医药科技创新，促进医药科技成果产业化发展，提高医药企业竞争意识和能力，加强医药国际交流与贸易等。

一、医药知识产权的主要种类

医药知识产权是人们对在医药领域中所创造的一切智力劳动成果依法享有的权利的统称。按照知识产权的范围划分，医药知识产权有医药专利、医药商标、医药商业秘密和医药著作权等。

1. 医药专利

（1）医药发明专利：包括医药产品专利（如新药物化合物、新晶型专利、新药物组合、新发现的天然物质、医疗器具发明创造等）、制备方法专利和医药用途专利3种类型。

（2）实用新型专利：包括与功能相关的药物剂型、形状、结构的改变，如某种新型缓释制剂、某种单剂量给药器。

175

（3）外观设计专利：涉及药品、包装、容器外观等，如有形状药品产品的新的造型或其与图案色彩的搭配和组合；新的容器，如药瓶、药袋、药品瓶盖等；富有美感和特色的说明书、容器和包装盒等。

2. 医药商标

医药商标主要是已注册或已经依法取得认定的医药商标、原产地名称、计算机网络域名等。

3. 医药商业秘密

医药商业秘密主要包括医药经营秘密和技术秘密等。

4. 医药著作权

（1）由医药企业组织人员创作或提供资金、资料等创作条件或承担责任的有关年鉴、辞书、教材、文献、期刊等编辑作品的著作权。

（2）涉及医药企业的计算机软件，如控制系统、控制系统软件等的著作权。

（3）药品临床前和临床试验数据。

二、我国医药企业的知识产权管理

医药企业知识产权管理主要包括三方面的工作：一是如何规避侵犯他人知识产权，二是如何保护自己的知识产权，三是在他人知识产权的基础上建立自己的知识产权。企业研发计划的制定，必须建立在对本领域知识产权的透彻分析基础上，否则就可能因为重复研发而不具有任何价值。企业应当建立自己的知识产权管理体系，包括对企业名称、商标、产品装潢、专利技术、商业秘密、著作权等方面进行科学管理。

三、我国医药知识产权保护体系

新中国成立以后，我国政府曾经颁布过一些保护知识产权的法规、条例。但是，真正建立知识产权制度并逐步完善还是从 20 世纪 80 年代改革开放之后开始的。

在国内立法上，1982 年全国人大常委会通过了《中华人民共和国商标法》（1993 年第一次修订，2001 年第二次修订），1984 年全国人大常委会通过了《中华人民共和国专利法》（1992 年第一次修订，2000 年第二次修订，2008 年第三次修订），1984 年全国人大常务委员会第七次会议通过《中华人民共和国药品管理法》（2001 年第一次修订，2019 年第二次修订），1986 年全国人大审议通过对《民法通则》专节规定了知识产权，1990 年全国人大常委会审议通过了《中华人民共和国著作权法》（2001 年第一次修订，2010 年第二次修订），1991 年国务院常务会议通过了《计算机软件保护条例》（2001 年第一次修订），1992 年国务院发布《中药品种保护条例》（2018 年进行修订），1993 年全国人大常委会通过了《中华人民共和国反不正当竞争法》，1995 年国务院颁布《中华人民共和国知识产权海关保护条例》，2002 年公布《中华人民共和国药品管理法实施条例》等。

此外，我国自 1980 年以后陆续加入了《世界知识产权组织公约》《商标国际注册马德里协定》《世界版权公约》《专利合作条约》《商标注册用商品和服务国际分类尼斯协定》《与贸易有关的知识产权协议》等。

以上法律、法规、规章共同构成了我国医药知识产权保护法规体系（表 11-1），使我国的医药知识产权保护基本与世界接轨。

表 11-1　我国医药知识产权保护体系

保护类别	保护对象	依据法规、规章	主管部门
专利保护	获得专利的药物、工艺、配方、剂型、包装等	《中华人民共和国专利法》	国家知识产权局
商标保护	取得注册商标的药品及其生产企业，包括地理标记	《中华人民共和国商标法》	国家知识产权局
原产地域保护	被授予"原产地域产品"标记的医药产品	《原产地域产品保护规定》	海关总署
原产地标记	道地药材等	《原产地标记管理规定》《原产地标记管理规定实施办法》	海关总署
中药品种保护	依法经审批取得《中药保护品种证书》的中药品种	《中药品种保护条例》	国家药品监督管理局
新药监测期	进入监测期新药	TRIPS 关于保护公共利益的规定《药品管理法实施条例》《药品注册管理办法》	国家药品监督管理局
未披露数据的保护	获得生产或者销售含有新型化学成分药品许可证的生产者或者销售者提交的自行取得且未披露的试验数据和其他数据	TRIPS 关于未披露信息的规定《药品管理法实施条例》《药品注册管理办法》	国家药品监督管理局
商业秘密	不宜公开的商业秘密	《反不正当竞争法》	市场监督管理局
国际保护	WTO 成员方或与中国签订协议或共同参加国际条约的国家的有关药品的知识产权	中国加入知识产权国际条约及国际组织	

第二节　医药专利保护

本节术语　发明专利、实用新型专利、外观设计专利、专利代理、试验例外、独占实施权

专利制度是知识产权保护最主要的制度。药品专利保护是国际上对药品进行知识产权保护的主要手段。美国于 1790 年颁布了本国的第一部专利法，成为世界上建立专利制度较早的国家之一，其药品专利的数量和质量居于世界之首，并对全世界药品的研制和生

产起着重要的影响作用。德国于1877年颁布了本国的首部专利法，专利法保护的对象只限于发明专利，直至1968年才开始对药物化合物给予专利保护。日本于1885年正式建立了专利制度，自1976年开始对药品给予专利保护，而在此之前，日本只对药品制造方法给予专利保护。与这些国家相比，我国药品专利保护起步较晚，1985年开始实施《专利法》，1993年才开始有实质性的药品专利保护。

一、医药专利概述

所谓医药专利权，是指医药专利权人在法定期限内对其发明创造成果依法享有的专有权。它是基于某种医药发明创造，并由申请人向国家专利局提出该医药发明的专利申请，经国家专利局依法审查核准后，向申请人授予在规定期限内对该项发明创造享有的独占权。根据专利法的规定，医药领域的专利保护对象可分为发明、实用新型和外观设计三大类。

（一）医药发明专利

医药领域可授予专利权的发明创造按照一般的划分方法，可分为以下三大类：

1. 产品发明

医药产品发明包括新化合物、已知化合物、药物组合物、微生物及其代谢物、制药设备及药物分析仪器、医疗器械等。其中药品专利通常表现为药物化合物专利、药物组合物专利、药物制剂专利3种形式。

制药领域中涉及新原料、新辅料、中间体、代谢物和药物前体，对该新化合物及其药物组合物都可以申请医药产品的发明专利。药物组合物，是指由两种或两种以上物质组成，至少一种是活性成分，一般要求这种组合具有协同作用或增强疗效作用，具有显而易见的优点的，可以申请药品的发明专利。以天然状态存在的物质，不能申请医药专利，但首次从自然界提取出来，其结构、形态或其物理、化学参数是以前不曾认识的，能够表征，在产业上有应用价值，可以申请产品发明专利。如在美国曾授予从肾上腺组织分离出来的纯肾上腺素的医药专利。中药提取物、中药组合物和中西药复方制剂均可以申请产品专利保护。

2. 方法发明

方法发明专利主要包括新的生产工艺、工作方法等。药物的合成、提取、分离等方法，生物制剂的生产技术与方法，新微生物的生产技术等，新药的制备方法，已知药物产品改进的制备方法和处理方法均可以申请方法发明专利保护。

3. 用途发明专利

对于已知化合物，首次发现其有医疗价值，或发现其有第二医疗用途的可以申请药品的发明专利，包括化合物、组合物的新医疗用途。中药领域可以申请新用途发明专利保护的有：① 新发现的中药材在制备药品中的用途；② 中药材新的药用部位在制备药品中的用途；③ 增加适应证的中成药在制备新适应证药物中的用途。

医药发明专利一般不会孤立存在，大的制药企业拥有丰富的专利战略或专利策略经验，总是提出系列专利申请，以构建起强大的专利网络。对于药品来说，申请路线大致如下：通式结构的基本化合物专利—化合物制备方法专利—结构相对具体的代表性化合物专利—化合物衍生物专利（例如可药用盐、溶剂化物、多晶型等）—化合物中间体专利—申请药物组合物专利、药物制剂专利、药物用途专利。从基本化合物专利到制剂专利的申请时间跨度可达十几年或二十几年。例如，FDA 于 2005 年批准上市的治疗乙型肝炎的药物"恩替卡韦"，自 20 世纪 90 年代至今，已形成了从化合物、合成方法、用途到药物制剂的完整而严密的专利网络。

（二）实用新型专利

实用新型指对产品的形状、构造或其结合所提出的适于实用的新的技术方案。医药领域中以下一些可以申请实用新型专利：① 某些与功能相关的药物剂型、形状、结构的改变，如某种新型缓释制剂、避孕药及药具的形状、结构；② 诊断用药的试剂盒与功能有关的形状、结构；③ 生产药品的专用设备；④ 某些药品的包装容器的形状、结构，如某种单剂量给药器以及包装容器的形状、结构、开关技巧等；⑤ 某些医疗器械的新构造等。

医疗器械指以人体为对象，对人体起到诊断、治疗、保健作用的器具。国家有关部门公告明确规定直接作用于人体的电、磁、声、光、放射或结合的医疗器具不授予实用新型医药专利权，反之属于实用新型医药专利的保护范围。值得注意的是，不能完全以医疗器具是否直接和人体相接触作为"直接作用"的判断依据，而应以治疗机制为判断依据。

（三）外观设计专利

外观设计专利是指对产品的形状、图案、色彩或其结合所做出的富有美感并适于工业上应用的新设计。例如：药品、包装、容器外观等；有形状药品产品的新的造型或其与图案色彩的搭配和组合；新的盛放容器，如药瓶、药袋、药品瓶盖等；富有美感和特色的说明书、容器和纸；包装盒等。

通过外观设计专利，可以保护使用该外观设计的产品如包装盒等不受他人仿制，同时知名药品还可以通过保护与其相关的外观设计进而保护该药品本身。

二、医药专利的申请与审批

（一）医药专利申请

1. 专利申请的原则

根据《专利法》，专利的申请遵循以下基本原则：

（1）书面原则：专利申请以及后续审批过程中所有的手续都必须采用书面形式。

（2）单一性原则：一件专利申请只限于一项发明创造。

（3）先申请原则：两个或两个以上的申请人分别就同样的发明创造提出专利申请的，专利权授予最先提出专利申请的申请人。

（4）优先权原则：以申请人第一次提出专利申请日为判断新颖性的时间标准，第一次提出申请的日期，称为优先权日。在优先权期限内申请人就相同主题在他国或本国提出专利申请时享有优先权。

2. 专利申请文件

专利申请文件的组成见表 11-2。

表 11-2　专利申请文件的组成

名称	内容描述
（1）说明书	发明名称、技术领域、背景技术、发明内容、附图说明、具体实施方式
（2）权利要求书	对发明创造要求法律保护范围的说明性文件
（3）说明书摘要	对发明创造内容进行简要说明的文件
（4）说明书附图	说明书中涉及的图片或照片的集合
（5）摘要附图	说明书附图中最具说明性的一幅图片
（6）请求书	向专利局进行专利申请的法律程序性文件
（7）根据申请要求需提供的其他资料	生物材料保藏和存活证明、核酸序列表机读文本、代理委托书等

3. 专利代理

专利代理是指在专利申请、进行专利许可证贸易或专利纠纷的解决过程中，代理人受专利申请人或专利权人的委托，以申请人的名义进行的法律行为。

我国目前的专利代理机构可以分为办理涉外专利事务的专利代理机构、办理国内专利事务的专利代理机构和办理国内专利事务的律师事务所三大类。

这些专利代理机构主要承担的工作为：专利咨询；代写专利申请文件，办理专利申请，请求实质审查或复审的有关事务；提出异议，请求宣告专利无效的有关事务；办理专利申请权、专利权的转让及许可证的有关事务；接受聘请，指派专利代理人担任专利顾问；帮助委托人办理其他有关事务。

（二）授予医药专利权的条件

WTO 的 TRIPS 协定及各国专利法对授予专利权的必要条件达成了一致共识。对于发明专利和实用新型专利，应具备新颖性、创造性和实用性三个条件；对于外观设计专利，只要具有新颖性，不侵犯他人在先权利即可取得专利权。

1. 新颖性

所谓新颖性，是指在申请日以前没有同样的发明或者实用新型在国内外出版物上公开发表过、在国内公开使用过或者以其他方式为公众所知，也没有同样的发明或者实用新型由他人向国务院专利行政部门提出过申请并且记载在申请日以后公布的专利申请文件中。但我国专利法规定，申请专利的发明创造在申请日以前 6 个月内，有下列情形之一的，不丧失新颖性：① 在中国政府主办或者承认的国际展览会上首次展出的；② 国务院有关部门或者全国性学术团体组织召开的学术会议或者技术会议上首次发表的；③ 他人未经申请人同意而泄露其内容的。

2. 创造性

所谓创造性，是指同申请日以前已有的技术相比，该发明有突出的实质性特点和显著的进步。对于实用新型专利来说，它的创造性标准比发明要低，只要与现有技术相比有所区别并具有进步性即可认为具备创造性。

3. 实用性

所谓实用性，是指该发明或者实用新型能够制造或者使用，并且能够产生积极效果。具体指申请专利的技术可以在医药行业应用；而且医药领域的技术人员根据申请文件公开的内容能够重复实施专利申请中的技术内容，可以得到预期的积极效果，具有良好的技术、经济和社会效益。

为防止专利权垄断阻碍科学进步，妨碍人类的健康福利，对于科学发现、智力活动的规则和方法、疾病的诊断和治疗方法、动物和植物品种以及用原子核变换方法获得的物质等，不授予专利权。但对于疾病诊断治疗的药品、医疗器械以及动植物品种的生产方法可以授予专利权。

（三）医药专利申请的审查和批准程序

1. 发明专利的审批程序

（1）受理申请：专利申请人根据专利申请类型向国务院专利行政部门提交相关规范性申请文件之后，对符合受理条件的专利申请，国务院专利行政部门将确定申请日，给予申请号并发出受理通知书。专利申请人在收到受理通知书以后应缴纳申请费，缴纳申请费的日期自申请日起最迟不得超过2个月。

（2）初步审查：在受理专利申请之后，国务院专利行政部门将首先对专利申请进行初步审查，主要是形式审查，并将审查意见通知专利申请人，要求其在指定期限内陈述意见或补正。专利申请人逾期未予答复的，其专利申请即被视为撤回。而对于实用新型和外观设计专利，其申请人也可以自申请日起2个月内，对其申请主动提出修改。

（3）早期公告：发明专利经初步审查认为符合专利法要求的，自申请日起满18个月即先行公布专利申请，并在一定期限内根据专利申请人的请求或由国务院专利行政部门自行决定对专利申请进行实质审查。

（4）实质审查：发明专利申请自申请日起3年内，根据专利申请人的请求或行政部门自行决定对专利申请进行实质审查。实质审查主要是对发明专利申请的新颖性、创造性、实用性进行审查。

（5）授权阶段：发明专利申请经实质审查没有发现驳回理由，国务院专利行政部门即作出授予发明专利权的决定，向专利申请人颁发发明专利证书，同时予以登记和公告，发明专利权自公告之日起生效。

2. 实用新型和外观设计的审批程序

与发明专利申请的审批程序稍有不同，外观设计和实用新型专利申请的审批不需公开申请和实质审查过程，其他审查过程相同。

3. 复审

专利申请人对国务院专利行政部门驳回申请的决定不服的，可自收到通知之日起3个月内向专利复审委员会请求复审。专利申请人对复审决定不服的，可自收到通知之日起3个月内向人民法院起诉。

发明专利的审批程序见图11-1。

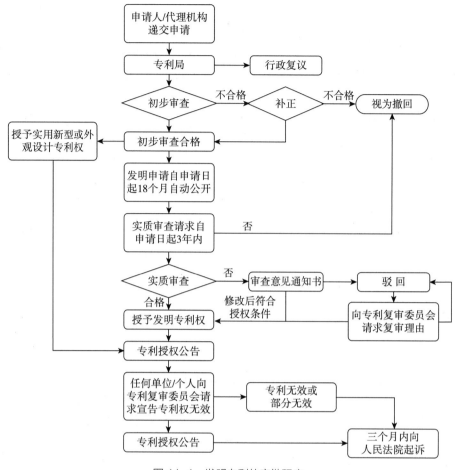

图 11-1　发明专利的审批程序

三、医药专利权的保护

（一）医药专利权的内容

医药专利权作为知识产权的一种，具有双重属性。

1. 人身权

专利权的人身权亦称精神权利。人身权利可以不依赖财产权利而存在，在财产权转让后，人身权利仍然得以保留。比如专利权人的署名权、荣誉权。

2. 财产权

专利权的财产权是非物质的、无形的财产权，主要包括独占实施权、许可权、转让权、标记权。

（1）独占实施权：医药专利权人所享有的独占实施权体现在三个方面：一是专利权人有权自行实施其发明创造；二是专利权人有权许可他人实施其发明创造并收取许可使用费；三是专利权人有权禁止他人未经其许可擅自实施其发明创造，以确保自己独占实施权的实现（又被称为禁止权）。进一步划分，医药专利独占实施权可分为制造权、使用权、许诺销售权、销售权和进口权。

（2）许可权：专利权人可以将自己获得授权的专利许可他人实施，许可方式包括独占许可、排他许可、普通许可、交叉许可和部分实施许可等。

（3）转让权：《专利法》规定，专利权可以转让，但这种转让有一定限制，即全民所有制单位持有的专利权转让时，必须经上级主管机关批准，当向外国人转让时，不管是单位或个人都必须经国务院有关主管部门批准。

（4）标记权：专利权人有权在其专利产品或该产品的包装上标明专利标记和专利号。

（二）医药专利权的保护范围、期限、终止和无效

1. 专利权保护的范围

根据《专利法》的规定，发明或者实用新型专利权的保护范围以其权利要求的内容为准，说明书及附图可以用于解释权利要求的内容；外观设计专利权的保护范围以表示在图片或者照片中的该产品的外观设计为准，简要说明可以用于解释图片或者照片所表示的该产品的外观设计。

2. 专利权的期限

医药发明专利权的期限为 20 年，实用新型专利权和外观设计专利权的期限为 10 年，自申请之日起计算。

3. 专利权的终止

专利权在期限届满时终止。没有按规定缴纳年费的，或专利权人以书面声明放弃其专利权的，专利局可在期限届满前终止其专利权。

4. 专利权的无效

自国务院专利行政部门公告授予专利权之日起，任何单位或者个人认为该专利权的授予不符合《专利法》有关规定的，可以请求专利复审委员会宣告该专利无效。经审核确定为无效的专利由国务院专利行政部门登记和公告。宣告无效的专利权视为自始即不存在。

（三）医药专利权保护的限制

1. 《专利法》六十九条规定的不视为侵犯专利权的五种情形

有下列情形之一的，不视为侵犯专利权：

（1）权利用尽原则：专利权人制造、进口或者经专利权人许可而制造、进口的专利产品或者依照专利方法直接获得的产品售出后，使用、许诺销售或者销售该产品的。

（2）先用权制度：在专利申请日前已经制造相同产品、使用相同方法或者已经作好制造、使用的必要准备，并且仅在原有范围内继续制造、使用的。

（3）临时过境原则：临时通过中国领陆、领水、领空的外国运输工具，依照其所属国同中国签订的协议或者共同参加的国际条约，或者依照互惠原则，为运输工具自身需要而在其装置和设备中使用有关专利的。

（4）试验例外：专为科学研究和实验而使用有关专利的。为生产经营目的使用或者销售不知道是未经专利权人许可而制造并售出的专利产品或者依照专利方法直接获得的产品，能证明其产品合法来源的，不承担赔偿责任。

（5）Bolar 例外：为提供行政审批所需要的信息，制造、使用、进口专利药品或者专利医疗器械的，以及专门为其制造、进口专利药品或者专利医疗器械的。此为《专利法》2008 年修订版第六十九条中新增的内容。

2. 专利实施的强制许可

《专利法》第四十八条规定，国务院专利行政部门根据具备实施条件的单位或者个人的申请，可以给予实施发明专利或者实用新型专利的强制许可。申请强制许可的情况：① 专利权人自专利权被授予之日起满三年，且自提出专利申请之日起满四年，无正当理由未实施或者未充分实施其专利的；② 专利权人行使专利权的行为被依法认定为垄断行为，为消除或者减少该行为对竞争产生的不利影响的。

《专利法》第五十条对于获得专利权的药品的强制许可作了特别规定。为了公共健康目的，对取得专利权的药品，国务院专利行政部门可以给予制造并将其出口到符合中华人民共和国参加的有关国际条约规定的国家或者地区的强制许可。

3. 发明专利的强制推广应用

发明专利的强制推广应用又被称为指定许可，是指对我国国有企业事业单位的发明专利，对国家利益或者公共利益具有重大意义的，国务院有关主管部门和省、自治区、直辖市人民政府报经国务院批准，可以决定在批准的范围内推广应用，允许指定的单位实施，由实施单位按照国家规定向专利权人支付使用费。

（四）医药专利侵权保护

医药产品专利权侵权纠纷处理采用"双轨制"，即行政程序和司法诉讼两种方式，同时追究侵权人的民事、行政和刑事责任。

1. 行政程序

根据现行《专利法》第六十条规定，"未经专利权人许可，实施其专利，即侵犯其专利权，引起纠纷的，由当事人协商解决；不愿协商或者协商不成的，专利权人或者利害关系人可以向人民法院起诉，也可以请求管理专利工作的部门处理。管理专利工作的部门处理时，认定侵权行为成立的，可以责令侵权人立即停止侵权行为，当事人不服的，可以自收到处理通知之日起十五日内依照《中华人民共和国行政诉讼法》向人民法院起诉；侵权人期满不起诉又不停止侵权行为的，管理专利工作的部门可以申请人民法院强制执行。进行处理的管理专利工作的部门应当事人的请求，可以就侵犯专利权的赔偿数额进行调解；调解不成的，当事人可以依照《中华人民共和国民事诉讼法》向人民法院起诉"。

2. 司法诉讼程序

专利权人或者利害关系人认为专利权被侵权，可以向管辖法院提起诉讼。对专利侵权的司法诉讼，必须在专利权人或利害关系人知道或应当知道侵权行为发生之日起 2 年内提出。专利权人或者利害关系人有证据证明他人正在实施或者即将实施侵犯其专利权的行为，如不及时制止将会使其合法权益受到难以弥补的损害的，可以在起诉前向人民法院申请采取责令停止有关行为和财产保全的措施，即申请临时禁令。

当事人对一审法院的判决不服可以向上一级法院上诉，二审判决为终审判决。对本国当事人，上诉期限是判决书送达后 15 天；对在中国境内没有固定居住地或代表处的外国人，上诉期限为判决书送达后 30 天。

3. 侵权责任

专利侵权的责任可以分为民事责任、行政责任和刑事责任三类。

（1）民事责任：诉前禁令、停止侵害、赔偿损失、消除影响。

（2）行政责任：责令改正并公告、没收违法所得，并处违法所得四倍以下罚款，没有违法所得，处 20 万以下罚款。

（3）刑事责任：《专利法》规定，假冒他人专利，构成犯罪的，依法追究刑事责任。我国《刑法》也规定，假冒他人专利，情节严重的，处三年以下有期徒刑或者拘役，并处或者单处罚金。

第三节　医药商标保护

本节术语　医药商标权、商品名、通用名

商标权是知识产权的重要组成部分。商标的经济意义在于使企业经营中积累的商誉得以凝聚，由商标而带来的"品牌"效应，使商标，尤其是驰名商标，作为医药企业的财富，其价值远远高于其有形价值。通过法律手段保护药品生产经营者的商标专用权，可以促进医药市场的正当竞争和医药经济的健康发展。

一、医药商标概述

（一）医药商标的概念及特征

医药商标是医药生产经营者为使自己的药品、医疗器械或医疗服务区别于他人生产经营的药品、医疗器械或医疗服务而使用的可视性标志。商标的构成要素可以是文字、图形、字母、数字、三维标志、颜色组合和声音等，也可以是上述这些要素的组合。

医药商标除了具有一般商标的特征，即显著性、独占性、依附性、价值性和竞争性，同时还表现出一定的特殊性。

（1）医药商标的设计必须体现医药行业特性，即健康性、安全性、生命性。

（2）根据《商标法》规定，申请人用药品商标，应当附送药品监督管理部门发给的证明文件。

（3）相对其他类别的商标，药品商标的叙述性词汇多，这种叙述性显得非常独特，不易把握。

（二）医药商标的分类

从不同的角度，用不同的标准可以对商标进行不同的分类。

1. 按照商标的组成要素和人体感知的方式分类

（1）视觉商标：具有一定的视觉形象，可以通过视觉感知，也称为形象商标，包括平面商标和立体商标。其中平面商标又可细分为文字商标、图形商标、文字与图形组合商标等（见图 11-2）。

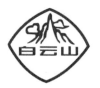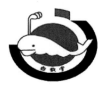

图 11-2　平面商标示例

（2）非视觉商标：如听觉商标、味觉商标、嗅觉商标等，是指以音响、气味等通过听觉、嗅觉才能感知的商标，没有可视的形象。这类商标不具有可视形象，在注册、核准、侵权判定和法律保护等方面都比较复杂，我国现行法律不予保护。

2. 按照商标使用对象分类

（1）商品商标：是指在商品上使用的商标，包括生产者使用的制造商标和销售者使用的销售商标。如"三精"牌双黄连口服液的"三精"制造商标、江苏恩华药业股份有限公司的"恩华"销售商标。

（2）服务商标：是服务提供者为了使自己的服务具有显著的标志而使用的商标。如东南医药物流有限公司的"DN"、南京医药股份有限公司百信药店的"百信"即为服务商标。

3. 根据商标的知名度分类

（1）知名商标：是指由市一级市场监督管理部门认可的，在该行政区划范围内具有较高声誉和市场知名度的商标。

（2）著名商标：是指由省级市场监督管理部门认可的，在该行政区划范围内具有较高声誉和市场知名度的商标。

（3）驰名商标：是指由国务院市场监督管理部门商标局认定的在市场上享有较高声誉并为相关公众所熟知的，享受法律特别保护的商标。认定驰名商标应考虑下列因素：第一，相关公众对该商标的知晓程度；第二，该商标使用持续的时间；第三，该商标的任何宣传工作的持续时间、程度和地理范围；第四，该商标作为驰名商标受保护的记录；第五，该商标驰名的其他因素。

4. 按商标注册与否分类

（1）注册商标：是经国务院市场监督管理部门商标局核准注册的商标，具有独占性，受商标法保护。

（2）未注册商标：未经注册的商标不具有独占性，除未注册的驰名商标外，不受商标法保护。

二、医药商标注册的申请和授权

（一）医药商标注册的原则

1. 申请在先原则

申请在先原则又称注册在先原则。根据我国《商标法》，指两个或两个以上的商标注册申请人，在相同或类似的商品上以相同或者近似的商标申请注册时，申请在先的商标，其申请人可获得商标专用权，在后的商标注册申请予以驳回。这一原则明确了我国实行的是以申请在先原则为主、以使用在先为补充的审核制度。

2. 自愿注册原则

自愿注册原则，是指商标所有人根据自己的需要和意愿，自行决定是否申请商标注册；强制注册原则，是指使用的商标必须注册，未注册的商标不得使用。

我国现行商标法实行自愿注册原则，对于关乎人们健康权益的药品，国家曾经规定必须使用注册商标 ①，而目前药品商标遵循自愿注册原则。

3. 集中注册原则

集中注册、分级管理是我国商标法律制度的突出特点之一。根据《商标法》规定，全国的商标注册工作统一由市场监督管理部门负责办理，其他任何机构都无权办理商标注册，明确了集中注册的原则。

（二）医药商标注册的要求

1. 必备条件

（1）显著性：商标的显著性，是指使本商标区别于其他商标的可识别性和独特性，消费者可以凭借该商标特征区别商品或服务的出处、特点、信息等。

（2）可视性：可视性是指可视觉感知。我国《商标法》第八条规定："任何能够将自然人、法人或者其他组织的商品与他人的商品区别开的可视性标志，包括文字、图形、字母、数字、三维标志、颜色组合和声音等，以及上述要素的组合，均可以作为商标申请注册。"

（3）新颖性：新颖性是指在申请注册日之前的同一类或者类似商品或服务上没有相同或近似的商标注册。

2. 禁止性条件

（1）禁止使用不得作为商标使用的标志：下列标志不得作为商标使用：① 同中华人民共和国的国家名称、国旗、国徽、国歌、军旗、军歌、勋章等相同或者近似的，以及同中央国家机关的名称、标志、所在地特定地点的名称或者标志性建筑物的名称、图形相同的；② 同外国的国家名称、国旗、国徽、军旗等相同或者近似的，但经该国政府同意的除外；③ 同政府间国际组织的名称、旗帜、徽记等相同或者近似的，但经该组织同意或不易误导公众的除外；④ 与表明实施控制、予以保证的官方标志、检验印记相同或者近似的，但经授权的除外；⑤ 同"红十字"、"红新月"的名称、标志相同或者近似的；⑥ 带有民族歧视性的；⑦ 带有欺骗性，容易使公众对商品的质量等特点或者产地产生误会的；⑧ 有害于社会主义道德风尚或者有其他不良影响的。

（2）药品通用名禁止注册：下列标志不得作为商标注册：① 仅有本商品的通用名称、图形、型号的；② 仅直接表示商品的质量、主要原料、功能、用途、重量、数量及其他特点的；③ 其他缺乏显著特征的。

根据我国《药品管理法》第二十九条的规定，列入国家药品标准的药品名称为药品通

---

① 原《药品管理法》（1984年版）第41条规定：除中药材、中药饮片外，药品必须使用注册商标；未经核准注册的，不得在市场上销售；注册商标必须在药品包装和标签上注明。而2001年版《药品管理法》取消了上述规定。因此，人用药品不再作为必须使用注册商标的商品。2006年3月，原国家食品药品监督管理局颁布的《药品说明书和标签管理规定》中规定"药品说明书和标签中禁止使用未经注册的商标"。

用名称。已经作为药品通用名称的，该名称不得作为药品商标使用。

（三）医药商标注册的程序

1. 申请

申请商标注册应向商标局提交申请书、商标图样，附送有关证明文件，缴纳申请费用。

2. 形式审查

经过形式审查，申请手续齐备并按照规定填写申请文件的，商标局发给"受理通知书"。申请手续不齐备或者未按照规定填写申请文件的，发"不予受理通知书"，予以退回。申请手续基本齐备或者申请文件基本符合规定，但是需要补正的，商标局发"商标注册申请补正通知书"。

3. 实质审查

凡符合《商标法》有关规定的商标申请，商标局予以初步审定，并予以公告。驳回申请的，发给申请人"驳回通知书"。商标局认为商标注册申请内容可以修正的，发给"审查意见书"。

4. 公告

对经审查后初步审定的商标，由商标局在"商标公告"上公告。

5. 核准注册

无异议或者经裁定异议不成立的，由国家商标局核准注册，发给商标注册证，并在"商标公告"上予以公告。注册商标的有效期为 10 年。注册商标有效期满需继续使用的，可申请继展注册，每次续展注册的有效期为 10 年。

6. 复审

若申请人对商标局驳回商标注册申请不服，可向商标评审委员会请求复审。商标评审委员会将做出准予注册或不予注册的终局决定，并书面通知申请人。

三、医药商标权的保护

（一）医药商标权的内容

医药商标权，是指医药商标注册人对其注册的商标依法所享有的专有权利。作为一种无形财产权，它具有专有性、地域性、时效性的特点，并且在效期届满时可进行无限次的续展注册。医药商标权的内容主要包括：

1. 医药商标独占使用权

医药商标使用权，是指医药商标专用权人对自己注册的商标在法律规定范围内的专有使用、不受他人侵犯的权利。

2. 医药商标禁止权

禁止权是指商标所有人禁止任何人未经其许可在相同或类似商品上使用与其注册商标相同或近似的商标的权利，表现在禁止权的效力范围大于使用权的效力范围，商标权利人不仅能禁止他人在核定使用的商品上使用核准注册的商标，还有权禁止他人将与注册商标近似的商标用于核定商品或相类似的商品上。

3. 医药商标许可权

许可权是注册商标所有人许可他人使用其注册商标的权利。许可他人使用注册商标是商标所有人利用商标权的一种重要方式。商标注册人可以通过签订商标使用许可合同，许可他人使用其商标。商标使用许可合同包括以下三类：① 普通使用许可，即商标注册人许可他人在合同范围内使用其注册商标，并可自行使用和许可他人使用该注册商标；② 排他使用许可，即商标注册人将该注册商标仅许可一个被许可人使用，并可自行使用，但不得另行许可他人使用该注册商标；③ 独占使用许可，即商标注册人将该商标仅许可一个被许可人使用，不得自行使用也不得另行许可他人使用。

（二）医药商标权的保护范围和期限

1. 医药商标权的保护范围

依《商标法》第五十六条规定："注册商标的专用权，以核准注册的商标和核定使用的商品为限。"简言之，以核准注册的范围为限，在法律规定的这一范围内，注册商标所有人的专用权是排他的、受到法律保护的。

2. 医药商标权的保护期限

注册商标的有效期为 10 年，自核准注册之日起计算。但商标所有人需要继续使用该商标并维持专用权的，可以通过续展注册延长商标权的保护期限。续展注册应当在有效期满前 6 个月内办理；在此期间未能提出申请的，有 6 个月的宽展期。宽展期仍未提出申请的，注销其注册商标。每次续展注册的有效期为 10 年，自该商标上一届有效期满次日起计算。续展注册没有次数的限制。

（三）医药商标侵权的保护

1. 商标侵权行为

商标侵权行为是指未经商标权人许可，在商标有效地域和有效期内，在相同或类似的商品或服务上擅自使用与注册商标相同或近似的商标的行为。

《商标法》第五十七条规定了下列侵犯注册商标专用权的行为：① 未经商标注册人的许可，在同一种商品或者类似商品上使用与其注册商标相同或者近似的商标的；② 销售侵犯注册商标专用权的商品的；③ 伪造、擅自制造他人注册商标标识或者销售伪造、擅自制造的注册商标标识的；④ 未经商标注册人同意，更换其注册商标并将该更换商标的商品又投入市场的；⑤ 给他人的注册商标专用权造成其他损害的；⑥ 故意为侵犯他人商标专用权行为提供便利条件，帮助他人实施侵犯商标专用权行为的。

2. 商标侵权行为的法律责任

商标侵权行为将导致的责任有三个方面，即民事责任、行政责任、刑事责任。

（1）民事责任：商标侵权属于特殊的民事侵权行为，应当依《民法典》及《商标法》有关规定承担民事侵权责任。《民法典》第一百二十三条与第一千一百八十五条明确规定，民事主体依法享有知识产权。故意侵害他人的知识产权，情节严重的，被侵权人有权请求相应的惩罚性赔偿。同时，《商标法》规定，侵犯注册商标专用权行为引起纠纷的，商标注册人或者利害关系人可以向人民法院起诉[①]，请求司法保护。

（2）行政责任：根据《商标法》有关规定，对于商标侵权行为，被侵权人可以向工商行政管理部门要求处理，市场监督管理部门有权采取如下处理措施：

---

① 参见《商标法》第六十条。

① 责令立即停止侵权行为；

② 责令立即停止销售；

③ 没收、销毁侵权商品和主要用于制造侵权商品、伪造注册商标标识的工具；

④ 收缴并销毁侵权商标标识；

⑤ 对侵犯注册商标专用权的行为，工商行政管理部门有权依法查处；

⑥ 根据当事人的请求，可以就侵权赔偿数额进行调解，调解不成，当事人可以向人民法院起诉。

（3）刑事责任：根据法律有关规定，假冒商标罪应按具体情况承担如下的刑事责任：未经注册商标所有人许可，在同一种商品上使用与其注册商标相同的商标和劣造、擅自制造他人注册商标标识或者销售劣造、擅自制造的注册商标标识，违法所得的数额较多，或者有其他严重情节的，处三年以下有期徒刑，或者拘役，可以并处或单处罚金；违法所得数额巨大的，处三年以上七年以下有期徒刑，并处罚金。对于企事业单位实施假冒商标犯罪行为实行"两罚制"。一方面，对企事业单位判处罚金，另一方面对直接负责的主管人员和其他直接责任人员依照《刑法》第一百二十七条和《惩治假冒商标犯罪的补充规定》追究刑事责任。对假冒商标罪的犯罪主体依法追究刑事责任，并不免除其赔偿被侵权人损失的民事责任。

第四节　医药商业秘密保护

本节术语　医药商业秘密、TRIPS 协议

医药企业的知识产权除了包括药品专利、方法专利、注册商标、药品说明书著作权外，还有一项重要组成部分就是商业秘密。在医药企业的生产经营活动中拥有大量的商业秘密，从药品的研究与开发、药品生产工艺的改造、药品的包装设计到药品销售渠道的开拓及客户资源管理等领域无不充满着大量的商业秘密。

一、医药商业秘密的定义和特征

（一）医药商业秘密的定义

所谓医药商业秘密是指在医药行业中，不为公众所知悉，能为权利人带来经济利益且具有实用性，并经权利人采取保密措施的技术信息和经营信息。具体有以下 4 个层次的含义：

（1）不为公众知悉，是指该信息是不能从公开渠道直接获取的；

（2）能为权利人带来经济利益且具有实用性，是指该信息具有确定的可应用性，能为权利人带来现实的或者潜在的经济利益或者竞争优势；

（3）权利人采取保密措施，包括订立保密协议，建立保密制度及采取其他合理的保密措施；

（4）技术信息和经营信息即技术秘密和经营秘密，包括设计、程序、产品配方、制作工艺、制作方法、管理诀窍、客户名单、货源情报、产销策略、招投标中的标底及标书内

容等信息。

（二）医药商业秘密的特征

从医药商业秘密的定义可以概括出医药商业秘密的三个主要特征，这三个特征是医药商业秘密缺一不可的构成要件。具体如下：

1. 不为公众所知

原国家工商行政管理局 1995 年颁布并于 1998 年修订的《关于禁止侵犯商业秘密行为的若干规定》规定："不为公众所知悉，是指该信息是不能从公开渠道直接获取的。"医药商业秘密首先必须是处于秘密状态、不为公众所知悉的信息。即不为所有者或所有者允许知悉范围以外的其他人所知悉，不为同行业或者该信息应用领域的人所普遍知悉。

2. 经济性和实用性

即医药商业秘密具有独立的实际或潜在的经济价值和实用性，能给权利人带来经济效益或竞争优势。商业秘密必须是一种现在或者将来能够直接或间接地应用于生产经营或者对生产经营有用的具体的技术方案和经营策略。

3. 保密性

权利人应当采取保密措施，包括订立保密协议，建立保密制度及采取其他合理的保密手段。只有当权利人采取了能够明示其保密意图的措施，才能成为法律意义上的商业秘密。

二、医药商业秘密的类型和内容

根据《中华人民共和国反不正当竞争法》（简称《反不正当竞争法》），商业秘密主要包括两大类：一类是技术秘密，另一类是经营秘密。相应的，医药商业秘密也包括两类：医药技术秘密和医药经营秘密。

（一）医药技术秘密

医药技术秘密即医药技术信息，它是指与医药产品的生产和制造过程相关的技术诀窍或秘密技术，只要这种信息、技术知识等是未公开的，能给权利人带来经济利益，且已经权利人采取了保密措施，均属于技术秘密的范畴。医药企业中可以成为技术秘密的主要有以下内容：

1. 产品信息

企业自行研究开发的新药，在既没有申请专利也还没有正式投入市场之前，尚处于秘密状态，它就是一项商业秘密。即使药品本身不是秘密，它的组成部分或组成方式也可能是商业秘密。

2. 配方

医药产品的工业配方、化学配方等是医药商业秘密的一种常见形式，其中各种含量的比例也可成为商业秘密。

3. 工艺程序

有时几个不同的设备，尽管其本身属于公知范畴，但经特定组合，产生新工艺和先进的操作方法，也可能成为商业秘密。

4. 机器设备的改进

在公开的市场上购买的机器、制药设备不是商业秘密，但是经公司的技术人员对其进行技术改进、参数设定，使其具有更多用途或更高效率，那么这个改进或参数也可以是商业秘密。

5. 研究开发的有关文件

记录研究和开发活动内容的文件也是商业秘密。如蓝图、图样、实验结果、设计文件、技术改进后的通知、标准件最佳规格、检验原则等，都可成为商业秘密。

（二）医药经营秘密

医药经营秘密即未公开的经营信息，它是指与药品的生产经营销售有关的保密信息，包括未公开的与公司各种经营活动有关联的内部文件、产品的推销计划、进货渠道、销售网络、管理方法、市场调查资料、标底、标书内容、客户情报等。如医药公司的销售人员掌握着公司大量的客户名单、销售渠道、协作关系，这些资料是医药企业通过经营、人力、物力、财力建立起来的宝贵的无形资产，是公司极为重要的经营秘密。

由于医药企业商业秘密的内容比较广泛，如果流到竞争对手那里，将会产生十分不利的影响，医药企业对这些商业秘密应注意采取必要的保密措施。

三、医药商业秘密的保护方式

我国医药商业秘密的保护可以分为两个层面，即法律保护层面和权利人自我保护层面。

（一）医药商业秘密的法律保护

商业秘密保护是 TRIPS 协议中的一个重要条款。目前我国还没有专门针对商业秘密保护的立法，有关商业秘密保护的规定现分布如下法律法规中。

根据《中华人民共和国反不正当竞争法》第九条的规定，侵犯商业秘密的行为可以分为以下四种：

（1）以盗窃、贿赂、欺诈胁迫、电子侵入或者其他不正当手段获取权利人的商业秘密；

（2）披露、使用或者允许他人使用以前项手段获取权利人的商业秘密；

（3）违反保密义务或者违反权利人有关保守商业秘密的要求，披露、使用或者允许他人使用其所掌握的商业秘密；

（4）教唆、引诱、帮助他人违反保密义务或者违反权利人有关保守商业秘密的要求，获取、披露、使用或者允许他人使用权利人的商业秘密。

对于以上侵犯商业秘密权的侵权行为，可以采用以下方式保护：

1. 民事保护

我国通过《民法通则》《合同法》《劳动法》等对商业秘密进行保护。

《民法典》第一千一百八十五条规定：故意侵害他人知识产权，情节严重的，被侵权人有权请求相应的惩罚性赔偿。

同时，《合同法》第四十三条规定：当事人在订立合同过程中知悉的商业秘密，无论合同是否成立，不得泄露或者不正当地使用。泄露或者不正当地使用该商业秘密给对方造成损失的，应当承担损害赔偿责任。

《劳动法》则规定，本公司雇员或者前雇员违反企业商业秘密的规章制度、劳动合同中的保密条款、保密合同或者竞业禁止合同约定，给企业造成损失的，企业可以依据《劳动法》的规定向劳动争议仲裁委员会申请劳动仲裁，要求违反上述约定的雇员承担损害赔偿责任。

2. 行政保护

对侵犯他人商业秘密的行为，被侵害人可以向侵害人所在地或侵害行为发生地县级以上市场监督管理部门申请行政保护，不过同时应当提供商业秘密及侵权行为存在的依据，这些证据包括申请人合法拥有此项商业秘密的证明，已采取了保密措施的证明，被申请人所使用的技术信息、经营信息与自己的商业秘密具有一致性或者相同性的证明，被申请人具有获取权利人商业秘密客观条件的证明。

如果被申请人否认申请人的指控，也要对其所使用的商业秘密的合法性提供证据，如证明自己所使用、披露的有关信息与申请人的信息既不相同也不相似的证据等。如果被申请人不能提供或拒绝提供依据的，则市场监督管理部门可根据《反不当竞争法》，依法认定被申请人实施了侵权行为，受理的市场监督管理部门应当责令被申请人停止侵权行为，并可以根据情节对违法者处以 1 万元以上 20 万元以下的罚款。

3. 刑事保护

上述对医药商业秘密的民事保护、行政保护，其严厉程度还不足以震慑那些严重侵犯商业秘密的行为人。因此，《中华人民共和国刑法》把侵犯商业秘密行为列为犯罪行为之一，作为上述保护手段的补充。

《刑法》第二百一十九条规定：有下列侵犯商业秘密行为之一，给商业秘密的权利人造成重大损失的，处三年以下有期徒刑或者拘役，并处或者单处罚金；造成特别严重后果的，处三年以上七年以下有期徒刑，并处罚金：① 以盗窃、利诱、胁迫或者其他不正当手段获取权利人的商业秘密的；② 披露、使用或者允许他人使用以前项手段获取的权利人的商业秘密的；③ 违反约定或者违反权利人有关保守商业秘密的要求，披露、使用或者允许他人使用其所掌握的商业秘密的。明知或者应知前款所列行为，获取、使用或者披露他人的商业秘密的，以侵犯商业秘密论。

为了有效打击与处理侵犯知识产权的犯罪，最高人民法院、最高人民检察院联合发布了《关于办理侵犯知识产权刑事案件具体应用法律若干问题的解释》，自 2004 年 12 月 22 日起施行。该司法解释对包括侵犯商业秘密犯罪在内的侵犯知识产权犯罪问题作了具体规定。

上述法律规定的侵犯商业秘密行为的法律责任，实际上包括民事责任、行政责任和刑事责任三种。这说明侵犯商业秘密行为的法律责任体系可由民事责任、行政责任和刑事责任构成。一般说来，侵犯商业秘密行为应当主要承担民事责任。当侵犯商业秘密行为构成不正当竞争行为时，依法还应当承担行政责任。情节严重，对权利人造成严重损害并构成犯罪时，则应当承担相应的刑事责任。

（二）医药商业秘密的自我保护

随着知识经济的兴起及我国加入 WTO 后经济、贸易、科技等方面进一步融合，商业秘密已经成为企业技术创新、管理创新的重要内容，也是企业形成和保持竞争优势的重要手段。

医药企业面临更加严峻的竞争和压力，应当积极采取措施对其商业秘密进行自我保护。可以采取以下措施：① 企业内部设立专门的商业秘密管理机构，建立健全企业保密的规章制度；② 通过与涉及商业秘密的人员签订保密合同以及竞业限制协议的形式保护企业的商业秘密；③ 对企业的商业秘密档案实行分级管理；④ 定期对涉及商业秘密的人员进行培训，提高保护商业秘密的意识。

四、医药商业秘密保护的特点

与医药专利保护相比，医药商业秘密保护具有以下特点：

（一）与专利保护互补

商业秘密中的经营秘密不能得到专利保护；而对于技术秘密是否适合采用专利途径加以保护也需要权衡，如那些不为产品直接反映的结构、工艺，不能利用反向工程获取的技术，工艺性、配方性的技术信息，采取商业秘密保护的方法将更加适宜。从中药领域的技术特征看，商业秘密保护是中药知识产权保护很有效的一种方式。

（二）享有保护期限优势

商业秘密的保护期是不确定的，如果能永久保密，则享有无限的保护期。而知识产权中各种权利都是有保护期限的，如发明专利保护期只有 20 年，实用新型和外观设计专利则仅有 10 年。但亦须意识到，如果商业秘密被泄露，保护期也就随之结束。

（三）无地域限制

对于商业秘密而言，如果权利人的商业秘密受到不法侵害，不论其是否在本国都可以向侵害人要求侵权损害赔偿；而专利等均有地域性限制。

第五节　医药未披露数据保护

本节术语　医药未披露数据、数据保护

目前，以美国、欧盟为代表的西方国家和地区纷纷将药品数据作为一种新类型的知识产权予以保护。药品数据是指药品为了获得新药注册上市销售而向药品监督管理机构提交的说明药品安全性、有效性的相关试验数据。这些试验数据既包括临床前研究和临床试验数据，还包括证明新药生产质量可控，生产工艺安全稳定的相关数据。这些数据是药品管理部门授权新药上市销售的依据，对新药的审批非常关键。

一、医药未披露数据的定义、内容和特征

（一）定义

医药未披露数据是指在含有新型化学成分药品注册的过程中，申请者为获得药品首次

上市许可向药品注册管理部门提交的关于药品安全性、有效性、质量可控性的未披露的试验数据。

（二）内容

医药未披露数据主要来源于药品研发过程中的临床前和临床试验，主要涉及三部分内容：临床前试验数据（针对动物）、临床试验数据（针对人体）以及其他数据（针对生产流程、生产设施等）。事实上，若缺乏这些数据，任何一种新药都不可能被批准上市的。

（三）特征

1. 医药未披露数据不具有独占权

《药品管理法实施条例》及《药品注册管理办法》均指出，对其他申请人以其自行取得的数据申请生产、销售新型化学成分药品许可的，药品监督管理部门是可以予以许可的。即医药未披露数据保护并不禁止第三人（如仿制药公司）为支持其申请而开发自己的临床试验数据，如果第三人能够独立地获取该数据，那么也就可以合法地使用该数据。因此医药未披露信息不具有独占权。

2. 医药未披露数据获得途径不具备创新性

所谓医药未披露数据通常并不是应用创新方法而获得的信息，"新型化学成分药品"中的"新"是一个注册性概念，即只要提交的化学活性成分未经注册即是新的。

二、医药未披露数据保护的定义及法律渊源

（一）医药未披露数据保护的定义

医药未披露数据保护是对未在我国注册过的含有新型化学成分药品的申报数据进行保护，在一定时间内负责药品注册的政府部门和第三方（仿制者）既不能够披露也不能依赖该新药研发者提供的证明药品安全性、有效性、质量可控性的试验数据。医药未披露数据保护也称药品数据保护。

（二）医药未披露数据保护的法律渊源

1. 国际公约

关于医药未披露数据保护，世界贸易组织（WTO）框架下的《与贸易有关的知识产权协议》（TRIPS 协议）第三十九条第 3 款规定，当成员国要求以提交未披露过的试验数据或其他数据作为批准使用了新化学成分的药品或农用化工产品上市的条件，如果该数据的原创活动包含了相当的努力，则该成员国应对该数据提供保护，以防止不正当的商业使用。同时，除非出于保护公众的需要，或已采取措施确保该数据不会被不正当地投入商业使用，各成员国均应保护这些数据，以防止其被泄露。

2. 我国法律

为履行加入世界贸易组织（WTO）后的承诺，根据 TRIPS 协议第三十九条第 3 款的规定，我国政府制定了药品数据保护的相关行政法规、部门规章，即《药品管理法实施条例》第三十四条第一款明确规定："国家对获得生产或者销售含有新型化学成分药品许可的生产者或者销售者提交的自行取得且未披露的试验数据和其他数据实施保护，任何人不得对该未披露的试验数据和其他数据进行不正当的商业利用。"第二款同时规定，"自药品

生产者或者销售者获得生产、销售新型化学成分药品的许可证明文件之日起 6 年内，对其他申请人未经已获得许可的申请人同意，使用前款数据申请生产、销售新型化学成分药品许可的，药品监督管理部门不予许可。但是，其他申请人提交自行取得数据的除外。"第三款对医药未披露数据保护的例外情形作了规定，即"除下列情形外，药品监督管理部门不得披露本条第一款规定的数据：（一）公共利益需要；（二）已采取措施确保该类数据不会被不正当地进行商业利用。"

《药品管理法实施条例》第六十七条还对药品监督管理部门违反规定、泄露药品未披露数据的行政责任作了明确的规定，即：药品监督管理部门及其工作人员违反规定，泄露生产者、销售者为获得生产、销售含有新型化学成分药品许可而提交的未披露试验数据或者其他数据，造成申请人损失的，由药品监督管理部门依法承担赔偿责任；药品监督管理部门赔偿损失后，应当责令故意或者有重大过失的工作人员承担部分或者全部赔偿费用，并对直接责任人员依法给予行政处分。

《药品管理法实施条例》明确了关于数据保护的有效期限，同时也明确了药品行政管理部门对药品试验数据及其他数据的法定保密义务以及违反规定所应承担的行政责任，对未披露的试验数据进行了较为完善的保护，同时也保障了科研工作者和医药企业的权益。

▌▌ 知识链接

美国医药未披露数据保护简介

1984 年，美国国会通过了一项重要的法案《药品价格竞争和专利期恢复法》（*Drug Price Competition and Patent Term Restoration Act*，也称为 *Hatch-Waxman Act*），是对《食品、药品和化妆品法案》（*Food, Drug and Cosmetics Act*，简称 FDCA）的一次重要修订以及耗费巨大的时间与金钱投入，作为一种权衡之举，在该法案中首次明确提出了药品"数据保护"。

FDCA 第 355 节中对药品数据保护做出了明确的规定：即在一定的保护期内，FDA 不能依赖新药申请人为了获得首次上市批准而提交的能够证明药品安全性与有效性的未披露的实验数据来批准仿制药的上市。除非仿制药申请者能够提供自行取得的安全性与有效性数据，或者获得新药所有者的"使用授权"，否则在这段数据保护期内，FDA 不再受理该新药的仿制药申请。

美国医药未披露数据保护主要分为以下类型：3 年期保护、5 年期保护、7 年期保护。3 年期数据保护适用于增加了新适应证或新用途及其他变化类别的已被 FDA 批准的药品，5 年期数据保护适用于含有新化学实体的新药，如果该新药是罕见病药品，则可以享受 7 年的药品数据保护。如果该新药是儿科药品，则在 3 年期、5 年期或 7 年期的基础上额外再增加 6 个月的数据保护。

美国政府通过医药未披露数据保护给新药研发者提供必要的激励机制，同时激励研发者致力于罕见病药品和儿科药品的开发，对于维护人类生命健康，造福人类功不可没。

思考题

1. 简述医药知识产权的特征及医药知识产权保护的意义。
2. 简述医药专利制度对药品创新研究的意义。
3. 试比较药品商标、药品的通用名和商品名的区别和联系。
4. 简述医药商业秘密的构成要件。
5. 简述医药未披露数据的内涵与特征。
6. 简述医药未披露数据保护对创新药和仿制药的意义。

第十二章

药师管理

教学目标

本章教学主要涉及药事管理中药学技术人员的分类及其职责，临床药师、执业药师资格准入制度等内容。通过本章的学习，使读者对我国药师管理相关的法律法规体系有更加全面的认识。

教学要求

1. 了解：药师定义。
2. 熟悉：药学技术人员分类及其相关要求。
3. 掌握：执业药师制度、临床药师制度。
4. 重点掌握：执业药师职责与职业道德。

药学人员的管理是药事管理系统中的一个子系统。它包括药学人员的选择、考评、晋升、储备和培养提高，这些工作互相之间有紧密关系，形成一项复杂的系统工程。不管是从药学事业的宏观上看，还是从各单位微观上看，打造一支高水平的药学技术队伍，以及管理好这支队伍是发展药学科学和医院药学事业的重要保证。

第一节　药学技术人员的分类及基本要求

本节术语　药学技术人员、执业药师、从业药师、临床药师

一、药学技术人员的含义

药学技术人员是指取得药学中等以上学历或经过国家有关部门考试考核合格，取得专业技术职务证书或执业药师资格的技术人员，包括执业药师、临床药师、药师和药士等。

二、药学技术人员的配备依据

我国《药品管理法》及相关的法规、规章、规范性文件对配备药学技术人员做出了明确规定，见表 12-1。

表 12-1 药学技术人员的配备依据

名称	规定
《药品管理法》	开办药品生产企业，必须具有依法经过资格认定的药学技术人员、工程技术人员及相应的技术工人；开办药品经营企业必须有依法经过资格认定的药师或者其他药学技术人员；医疗机构必须配备依法经过资格认定的药师或者其他药学技术人员，非药学技术人员不得直接从事药剂技术工作
《药品管理法实施条例》	经营处方药、甲类非处方药的药品零售企业，应当配备执业药师或者其他依法经资格认定的药学技术人员；医疗机构审核和调配处方的药剂人员必须是依法经资格认定的药学技术人员
《处方管理办法》	取得药学专业技术职务任职资格的人员方可从事处方调剂工作；药师在执业的医疗机构取得处方调剂资格。药师签名或者专用签章式样应当在本机构留样备查；具有药师以上专业技术职务任职资格的人员负责处方审核、评估、核对、发药以及安全用药指导；药士从事处方调配工作
2010 版 GMP	生产管理负责人应当至少具有药学或相关专业本科学历（或中级专业技术职称或执业药师资格），具有至少三年从事药品生产和质量管理的实践经验，其中至少有一年的药品生产管理经验，接受过与所生产产品相关的专业知识培训；质量管理负责人应当至少具有药学或相关专业本科学历（或中级专业技术职称或执业药师资格），具有至少五年从事药品生产和质量管理的实践经验，其中至少一年的药品质量管理经验，接受过与所生产产品相关的专业知识培训；质量受权人应当至少具有药学或相关专业本科学历（或中级专业技术职称或执业药师资格），具有至少五年从事药品生产和质量管理的实践经验，从事过药品生产过程控制和质量检验工作
GSP	企业质量管理机构的负责人，应是执业药师或具有相应的药学专业技术职称，并能坚持原则、有实践经验，可独立解决经营过程中的质量问题；药品检验部门的负责人，应具有相应的药学专业技术职称；企业从事质量管理和检验工作的人员，应具有药学或相关专业的学历，或者具有药学专业技术职称，经专业培训并考核合格后持证上岗
GSP 实施细则	药品批发和零售连锁企业质量管理工作的负责人，大中型企业应具有主管药师（含主管药师、主管中药师）或药学相关专业（指医学、生物、化学等专业，下同）工程师（含）以上的技术职称；小型企业应具有药师（含药师、中药师）或药学相关专业助理工程师（含）以上的技术职称；跨地域连锁经营的零售连锁企业质量管理工作负责人，应是执业药师
《药品流通监督管理办法》	经营处方药和甲类非处方药的药品零售企业，执业药师或者其他依法经资格认定的药学技术人员不在岗时，应当挂牌告知，并停止销售处方药和甲类非处方药
《关于深化医药卫生体制改革的意见》	规范药品临床使用，发挥执业药师指导合理用药与药品质量管理方面的作用
《医药卫生体制改革近期重点实施方案（2009—2011 年）》	完善执业药师制度，零售药店必须按规定配备执业药师为患者提供购药咨询和指导
《医疗机构药事管理规定》	医疗机构药学专业技术人员按照有关规定取得相应的药学专业技术职务任职资格；医疗机构药学专业技术人员不得少于本机构卫生专业技术人员的 8%

三、药学技术人员的分类及基本要求

（一）职称系列

所谓职称分类，就是人事管理制度化、标准化的一种设计。它将各类人员的职务与责任，按工作性质与所需条件，予以分门别类，确定名称，评定等级，确定报酬，制定规范，以作为人事行政的基础。一般分为高级职称、中级职称、初级职称。医院药学人员职称分类是卫生技术职称中的一个分支，即药剂人员的技术职称。

《处方管理办法》中所称的药学专业技术人员，指的是职称系列。即按照原卫生部《卫生技术人员职务试行条例》规定，取得药学专业技术职务任职资格人员，包括主任药师、副主任药师、主管药师、药师、药士。

1. 分类

（1）初级职称：药师（中药师）、药剂士（中药士）、药剂员（中药剂员）

（2）中级职称：主管药师（主管中药师）

（3）高级职称：主任药师（主任中药师）、副主任药师（副主任中药师）

2. 基本要求

职称系列药学技术人员基本要求见表12-2。

表 12-2　职称系列药学技术人员基本要求

职称	基本要求
主任药师	① 精通本专业理论并掌握国内外本专业技术发展情况； ② 有丰富的临床或技术工作经验，解决本专业复杂疑难问题； ③ 熟练地掌握一门以上外国语（中医、中药人员暂不作为必备条件），并有较高水平的科学论文或著作； ④ 善于指导本专业全面业务，能为医疗、教学和科研培养出高级人才
副主任药师	① 通晓本专业理论，了解国内外本专业技术发展情况； ② 有丰富的临床或技术工作经验； ③ 能掌握一门外国语（中医、中药人员暂不作为必备条件），并有一定水平的科学论文或著作； ④ 能够指导本专业全面业务，能为医疗、科研和教学培养高级人才； ⑤ 从事本专业主管药师（或相当职务）工作五年以上
主管药师	① 熟悉本专业理论和具有较系统的专业知识； ② 有较丰富的工作经验，能处理本专业复杂问题； ③ 能阅读一门外文专业书籍（中医、中药人员暂不作为必备条件）； ④ 具有一定的科学研究、教学和指导下级卫生人员的能力； ⑤ 从事药师（或相当职务）工作五年以上
药师	① 熟悉本专业理论和基础药学知识； ② 能独立处理本专业常见问题或解决常用业务技术问题； ③ 能初步阅读一门外文专业书籍（中医、中药人员暂不作为必备条件）； ④ 能对中、初级人员进行业务指导； ⑤ 高等院校毕业或从事本专业药士工作（或相当职务）五年以上或有高中文化程度，从师学习五年（初中文化程度须七年）以上，并经考核合格

职称	基本要求
药剂士	① 了解本专业基本理论； ② 能担任本专业一般常用业务技术工作； ③ 能对初级人员进行业务指导； ④ 中等技术学校毕业或中医药学徒出师、初中文化程度独立从事本专业工作三年以上，并经考核合格
药剂员	① 初步了解本专业一般知识，并能担任一般的专业工作； ② 具有初中以上文化程度，在实际工作中经过短期学徒或培训

（二）职业资格准入

职业资格指按照国家或行业协会制定的职业技能标准或任职资格所谓的职业资格条件，通过一定的考核鉴定机构，对劳动者的技能水平或职业资格进行客观公正、科学规范的评价和鉴定，对合格者认定相应的职业资格。职业资格准入的实施是从业人员质量控制的前提，是对从事某一职业所必备的知识、技术和能力提出的基本要求。

根据《执业药师资格制度暂行规定》，执业药师是经全国统一考试合格，取得执业药师资格证书并经注册登记取得执业药师注册证，在药品生产、经营、使用单位中执业的药学技术人员。执业药师资格制度被纳入全国专业技术人员执业资格制度范围，其性质是对药学技术人员的职业准入控制。

四、执业药师制度

1994 年，原人事部与国家医药管理局联合颁发了《执业药师资格制度暂行规定》，开始在药品生产、经营领域实施执业药师资格制度。执业药师需具备三个条件：取得执业药师资格证书，注册取得执业药师注册证书，并在药品生产、经营和使用单位执业。2019年，国家药监局与人力资源社会保障部在原执业药师资格制度基础上，制定了《执业药师职业资格制度规定》，加强对药学技术人员的职业准入管理，进一步规范执业药师的管理权责，促进执业药师队伍的建设和发展。

（一）执业药师制度的意义

1. 指导公众合理用药，确保公众用药安全有效

执业药师是处方药品流向患者的最终把关者，判断医师处方是否正确、调配处方是否准确、服药注意事项是否交代无误等都是执业药师工作的重点。特别是在远离医师的情况下，只有靠具有药学专业知识的执业药师调配药品，才能保证安全用药。同时，执业药师凭借专业知识可指导非处方药的消费者合理用药。

2. 促使药学人员整体素质的提高

执业药师资格制度规定药学专业人员必须通过国家严格统一的理论知识及专业技能考试，可促进药学人员加强自身的专业学习，向更高层次的专业水平发展，充分发挥执业药师在药学服务中的关键作用，促进我国药学人员整体素质的提高。

3. 促进药事法规体系的建立

目前，国际上大多数国家的医药基本法有两个：一个是对药品管理的药品法，一个是对从事医药工作人员管理的药师法。执业药师资格制度不同于药师法，但它的实施，为我国药师立法奠定了实践的基础。在执业药师资格制度推行一段时间以后，应总结经验，并着重制定符合国际惯例和我国国情的药师法，使我国执业药师资格制度在法制化、规范化、科学化的道路上迈出新的步伐。

（二）执业药师考试

执业药师考试属于职业资格准入考试，实行全国统一大纲、统一命题、统一组织的考试制度。国家药监局与人力资源社会保障部共同负责执业药师职业资格考试工作，日常管理工作委托国家药监局执业药师资格认证中心负责，考务工作委托人力资源社会保障部人事考试中心负责。执业药师资格考试合格者发给执业药师职业资格证书，该证书在全国范围内有效。

1. 报考条件

凡中华人民共和国公民和获准在我国境内就业的外籍人员，具备以下条件之一者，均可申请参加执业药师职业资格考试：

（1）取得药学类、中药学类专业大专学历，在药学或中药学岗位工作满 5 年；

（2）取得药学类、中药学类专业大学本科学历或学士学位，在药学或中药学岗位工作满 3 年；

（3）取得药学类、中药学类专业第二学士学位、研究生班毕业或硕士学位，在药学或中药学岗位工作满 1 年；

（4）取得药学类、中药学类专业博士学位；

（5）取得药学类、中药学类相关专业相应学历或学位的人员，在药学或中药学岗位工作的年限相应增加 1 年。

香港、澳门、台湾地区居民申请国家执业药师资格考试、注册、继续教育、执业等活动，参照本规定办理。

2. 考试科目

执业药师职业资格考试分为药学、中药学两个专业类别。考试科目的规定是：药学类考试科目为药学专业知识（一）、药学专业知识（二）、药事管理与法规、药学综合知识与技能四个科目；中药学类考试科目为中药学专业知识（一）、中药学专业知识（二）、药事管理与法规、中药学综合知识与技能四个科目。

符合《执业药师职业资格制度规定》报考条件，按照国家有关规定取得药学或医学专业高级职称并在药学岗位工作的，可免试药学专业知识（一）、药学专业知识（二），只参加药事管理与法规、药学综合知识与技能两个科目的考试；取得中药学或中医学专业高级职称并在中药学岗位工作的，可免试中药学专业知识（一）、中药学专业知识（二），只参加药事管理与法规、中药学综合知识与技能两个科目的考试。

考试以四年为一个周期，参加全部科目考试的人员须在连续四个考试年度内通过全部科目的考试。免试部分科目的人员须在连续两个考试年度内通过应试科目。

（三）执业药师注册

《执业药师注册管理暂行办法》规定，执业药师实行注册制度，国家药品监督管理局为全国执业药师注册管理机构，省级药品监督管理部门为本辖区执业药师注册机构。执业药师按照执业类别、执业范围、执业地区注册。执业类别分为药学类、中药学类、药学与中药学类；执业范围分为药品生产、药品经营、药品使用；执业地区为省、自治区、直辖市。目前法律环境下，执业药师只能在一个执业药师注册机构注册，在一个执业单位按注册的执业类别、执业范围执业。下面简单介绍一下执业药师的注册程序：

1. 申请注册

申请人必须同时具备以下4项条件：取得执业药师资格证书；遵纪守法，遵守职业道德，无不良信息记录；身体健康，能坚持在执业药师岗位工作；经所在单位考核同意。符合条件者，应当通过全国执业药师注册管理信息系统向所在地注册管理机构申请注册。经注册后，方可从事相应的执业活动。未经注册者，不得以执业药师身份执业。经批准注册者，由执业药师注册管理机构核发国家药监局统一样式的执业药师注册证。执业范围为药品经营的，注册机构须在执业药师注册证上注明药品经营（批发）或药品经营（零售）。在药品零售连锁公司总部或门店注册的，须在执业药师注册证上注明药品经营（零售）。

此外，对已具有从业药师资格并通过考试取得执业药师资格的人员，注册机构在发放执业药师注册证的同时，还应当收回从业药师资格证书，注销其从业药师资格，并在办公场所或电子政务网上公告。

2. 再次注册

执业药师注册有效期为5年，需要延续的，应当在有效期届满30日前，向所在地注册管理机构提出延续注册申请。

3. 变更注册

执业药师变更执业单位、执业范围等应当及时办理变更注册手续。

4. 注销注册

有下列情况之一的，予以注销注册：死亡或被宣告失踪的；受刑事处罚的；被吊销《执业药师资格证书》的；受开除行政处分的；因健康或其他原因不能从事执业药师业务的。

（四）执业药师的继续教育

执业药师继续教育，是以提高执业药师业务水平和素质为目的的各种教育和训练活动。为建立科学有效的执业药师继续教育管理体系，确保执业药师继续教育质量，中国药师协会于2015年7月30日制定了《执业药师继续教育管理试行办法》。

1. 教育机构

我国执业药师继续教育由中国药师协会以及省级（执业）药师协会负责，中国药师协会主要负责组织面向全国执业药师的示范性网络培训，省级（执业）药师协会主要组织面向本辖区执业药师的培训。

2. 教育内容和形式

执业药师继续教育内容必须适应执业药师岗位职责的需求，注重科学性、针对性、实用性和先进性；继续教育形式体现有效、方便、经济的原则。执业药师继续教育内容应以药学服务为核心，以提升执业能力为目标，包括以下方面的内容：

（1）药事管理相关法律法规、部门规章和规范性文件；

（2）职业道德准则、职业素养和执业规范；

（3）药物合理使用的技术规范；

（4）常见病症的诊疗指南；

（5）药物治疗管理与公众健康管理；

（6）与执业相关的多学科知识与进展；

（7）国内外药学领域的新理论、新知识、新技术和新方法；

（8）药学服务信息技术应用知识等。

执业药师继续教育可采取面授、网授、函授等多种方式进行，积极探索网络化培训方式，有效运用现代科学技术拓展培训空间，提升培训效率。

鼓励执业药师参加各种在职学历教育学习。攻读药学专业的大专、本科、研究生、双学位课程者，在读期间可视同参加执业药师继续教育培训。由省级（执业）药师协会负责确认。

3. 学分管理

执业药师继续教育实行学分制。执业药师每年应当参加中国药师协会或省级（执业）药师协会组织的不少于 15 学分的继续教育学习。执业药师参加继续教育学习，经考核合格，按每 3 学时授予 1 学分。由中国药师协会备案的施教机构负责学分授予。执业药师参加中国药师协会或省级（执业）药师协会组织的继续教育学习获取的学分，在全国范围内有效。执业药师继续教育采取学分登记制，实行电子化管理。登记内容主要包括继续教育内容、形式、考核结果、学分数、施教机构等信息。省级（执业）药师协会负责确认参加本辖区执业药师继续教育的学分信息，中国药师协会负责汇总参加全国示范性网络培训的学分信息，并分别与国家药品监督管理局执业药师注册管理信息系统相衔接。

（五）执业药师的职责

（1）执业药师应当遵守执业标准和业务规范，以保障和促进公众用药安全有效为基本准则。

（2）执业药师必须严格遵守《中华人民共和国药品管理法》及国家有关药品研制、生产、经营、使用的各项法规及政策。执业药师对违反《中华人民共和国药品管理法》及有关法规、规章的行为或决定，有责任提出劝告、制止、拒绝执行，并向当地负责药品监督管理的部门报告。

（3）执业药师在执业范围内负责对药品质量的监督和管理，参与制定和实施药品全面质量管理制度，参与单位对内部违反规定行为的处理工作。

（4）执业药师负责处方的审核及调配，提供用药咨询与信息，指导合理用药，开展治疗药物监测及药品疗效评价等临床药学工作。

（5）药品零售企业应当在醒目位置公示执业药师注册证，并对在岗执业的执业药师挂牌明示。执业药师不在岗时，应当以醒目方式公示，并停止销售处方药和甲类非处方药。执业药师执业时应当按照有关规定佩戴工作牌。

（6）执业药师应当按照国家专业技术人员继续教育的有关规定接受继续教育，更新专业知识，提高业务水平。国家鼓励执业药师参加实训培养。

五、临床药师

《医疗机构药事管理规定》中指出，临床药师是指以系统药学专业知识为基础，并具有一定医学和相关专业基础知识与技能，直接参与临床用药，促进药物合理应用和保护患者用药安全的药学专业技术人员。临床药师在医疗机构中直接面向患者，为患者提供药学服务，在临床合理用药中发挥了重要作用。

（一）产生背景

临床药学起源于美国，当时由于药物的不良反应及药源性的损害给许多患者、家庭和社会带来了痛苦和沉重的负担，这种社会和患者的需要促成了临床药学的诞生和发展。20世纪五六十年代，美国首先建立了临床药学这一新兴学科，把过去传统的药学教育重点由"药"转向"人"。医院药学工作者除了完成药品的供应分发等工作外，还要到临床去参与医师用药，协助临床选药，以提高疗效、降低毒副反应的发生率。由于美国药学界的成功实践，许多国家纷纷效仿，以患者为中心开展药学服务，提高医院整体药学水平成为医院药学发展的必然趋势。

由此国际药学领域发生了两方面的变化：一方面是以诊断为主的医生在治疗药物的选择和使用上需要药师给予帮助；另一方面，患者自我保护意识的增强使其更加需要了解所用药的情况。这些都导致药师的工作重点转向临床药学。发达国家临床药学40多年的发展表明，临床药师参与治疗对推进合理用药，减少不良反应和卫生资源的浪费起到不容忽视的作用。

（二）临床药师工作制度

1. 临床药师的资质要求

《医疗机构药事管理规定》中规定："临床药师应当具有高等学校临床药学专业或者药学专业本科毕业以上学历，并应当经过规范化培训。"从事临床药师工作能力的要求如下：

（1）符合专科化、专职化要求，对某临床专科或药理学分类的某一类药物，能运用药学知识与技能对疾病的药物治疗提出意见与建议；具有发现、解决、预防潜在的或实际存在的用药问题的能力。

（2）掌握常见疾病的药物治疗方案设计与评价方法，了解常见疾病的诊断与治疗，熟悉临床用药的基本原则与特点，对所从事临床专科的药物治疗有一定研究，并有较强的实际工作能力。

（3）具备对本临床专科的病历以及与疾病相关的医学检验学、影像学及心电图报告的阅读和应用能力，能正确采集与药物临床应用相关的信息。

（4）具备较强的掌握本临床专科用药和相关药物应用知识的能力，并能熟练应用于临床药物治疗工作中。

（5）具备获取药物新信息与药物治疗新知识的能力。

（6）具备一定的文字表达能力与正确书写药历等相关医疗文书的能力。

（7）具备与其他医务人员及患者沟通与交流的能力。

（8）具备提供及时、准确、完整的药物信息咨询，宣传合理用药知识及开展临床用药教育的能力。

2. 临床药师的工作内容

（1）深入临床了解药物应用情况，直接参与临床药物治疗工作，审核用药医嘱或处方，与临床医师共同进行药物治疗方案设计、实施与监护。

（2）参与日常性医疗查房和会诊，参加危重患者的救治和病案讨论，协助临床医师做好药物鉴别遴选工作。在用药实践中发现、解决、预防潜在的或实际存在的用药问题。对用药难度大的患者，应实施药学监护、查房和书写药历。

（3）根据临床药物治疗的需要进行治疗药物的监测，并依据其临床诊断和药动学、药效学的特点设计个体化给药方案。

（4）指导护士做好药品请领、保管和正确使用工作。

（5）掌握与临床用药有关的药物信息，为医务人员和患者提供及时、准确、完整的用药信息及咨询服务；开展合理用药教育，宣传用药知识，指导患者安全用药。

（6）协助临床医师共同做好各类药物临床观察，特别是新药上市后的安全性和有效性监测，并进行相关资料的收集、整理、分析、评估和反馈工作。

（7）结合临床药物治疗实践，进行用药调查，开展合理用药、药物评价和药物利用的研究。

3. 临床药师深入临床工作程序

（1）首先到病房巡视病人，或通过电脑了解病人一般情况和最新检查数据。

（2）参加医护查房，在查房讨论中提出用药建议；对病人用药进行指导，询问和观察用药后的情况，了解药物相互作用、药物和食物间相互作用，保证安全用药，记入药师书写的药历；如发现药物不良反应，进入不良反应处理程序；对病人用药后是否需要进行血液浓度监测提出意见，并对血药浓度监测结果进行分析，根据参数制定和调整给药方案。

（3）对特殊病人的用药进行指导。

（4）参与危重病人的抢救，现场指导用药。

（5）向医生、护士以及病人提供药物咨询。

4. 临床药师的系统规范化培训

（1）参加卫健委临床药师培训基地的培训。

（2）由符合条件的医疗机构根据有关规定拟定科学、规范、可行的培养方案自行培养。

根据经原国家卫生计生委医管中心批准，中华医学会临床药学分会于 2016 年发布的《关于进一步开展临床药师规范化培训的通知》，申报成立培训中心应符合下列基本条件：

① 经省级以上卫健委审核认证的三级甲等综合医院或三级甲等专科医院，具有良好的社会信誉和医疗服务质量。

② 具有已获得临床药师规范化培训证书并参与临床治疗工作的专职临床药师不少于 5 名。

③ 具有已获得临床药师师资培训证书并具备中级以上药学专业技能职务任职资格的带教临床药师不少于 2 名。

第二节　药师的职责及职业道德

本节术语　药师、药师职责、药师的职业道德

一、药师的含义和职责

药师是医药卫生保健体系中不可或缺的重要组成部分，是保障人们用药合理、安全有效的关键人员。关于药师，有着多种不同的定义和理解，其职责和功能也在不断地发展和延伸。

（一）药师的含义

从国际范围药师的历史和现状来看，药师属于一类职业。经过数百年的发展，现在大多数国家都有了规范药师职业行为的法律，都对药师职业进行准入控制，施行注册、执业许可制度。

我国《辞海》对药师的定义是"指受过高等药学教育或在医疗预防机构、药事机构和制药企业从事药品调剂、制备、检定和生产等工作，并经卫生部门审查合格的高级药学人员"。

可见，我国的药师概念与国际上的药师概念不尽相同，我国的执业药师概念实际上与国际上药师的概念相近。

（二）药师类型

1. 药师根据所学专业可分为西药师、中药师、临床药师。

2. 药师根据职称职务可分为药师、主管药师、副主任药师、主任药师。

3. 药师根据工作单位可分为社会药房药师、医院药房药师、药厂药师、药物研究机构药师、药品检验机构药师、药政管理部门药师、药学院校药师、其他部门药师。

4. 药师根据是否依法注册可分为执业药师、药师。

（三）药师的职责

无论处于何种药学工作岗位，药师的根本职责都是要保证所提供的药品和药学服务的质量。但是，分布于不同领域的药师，通过发挥不同的岗位功能，履行药师的根本职责（表 12-3）。

表 12-3　不同工作领域中药师的主要职责

药师工作领域	药师的主要职责
药品生产领域	① 制订生产计划，保证药品供应； ② 制定药品生产工艺规程、岗位操作法、标准操作规程等生产管理文件并严格实施，保证生产出合格的药品；推行 GMP 管理； ③ 依据药品标准，承担药品检验和质量控制工作，出具检验报告； ④ 负责药品质量稳定性考察，确立物料贮存期、药品有效期； ⑤ 从事新产品的研制、质量标准制定及申报工作； ⑥ 负责药品不良反应的监测和报告等工作

药师工作领域	药师的主要职责
药品流通领域	① 构建药品流通领域，沟通药品供需环节； ② 合理储运药品，保证药品在流通过程中的质量； ③ 保证药品流通渠道规范有序，杜绝假、劣药品进入市场； ④ 与医疗专业人员沟通、交流，传递药品信息
医疗机构	① 科学管理药品，为医疗机构选择合适的药品，适当储存药品，进行药品质量检验与控制，特殊药品管理等； ② 审核处方，调配处方； ③ 参与制定本院基本用药目录、处方手册、药物制剂工艺操作规程； ④ 提供用药咨询和药物信息，指导患者合理用药； ⑤ 开展药物治疗监测，进行药物不良反应监测等； ⑥ 提供临床药学服务和药学保健服务
社会药房	① 供应合格药品，根据医生处方调配、供应处方药； ② 进行用药指导，向消费者提供用药方面的信息和指导，促进合理用药； ③ 管理药品，从事药品检验、验收、保管、养护工作； ④ 提供卫生保健服务
科研领域	① 确定药品的物理化学性质和剂型，这些将影响药品均匀一致性、稳定性和生理活性； ② 根据新药管理要求研究处方和生产工艺； ③ 在科学调查研究的基础上，在质量或成本方面，改进现有处方和生产过程； ④ 评价新原料，如赋形剂、溶剂、防腐剂等在药物剂型中潜在的价值； ⑤ 进入临床试验新的制备、包装和质量控制； ⑥ 所有新药的稳定性研究，并提出贮藏的条件要求

二、职业道德

药师所从事的是与人类健康和生命安全息息相关的职业，作为药师，一方面需要遵循各种药事法规对其执业行为的规定，另一方面，也需要遵守药师职业道德规范的约束。

（一）药学职业道德规范

1. 含义

药学职业道德规范是指药学工作人员在药学工作中应遵守的道德规则和道德标准，是社会对药学工作人员行为摹本要求的概括。它是药学职业道德基本原则的具体表现、展开和补充，用以指导人们的言行，协调药学领域中的各种人际关系。

2. 作用

药学职业道德准则是调整和处理药师、药学技术人员在药学职业实践中的道德行为和道德关系的最普遍规律的反映；是药师、药学技术人员在药学职业实践中处理个人与服务对象、个人与同事、个人与社会之间关系的行为准则；是社会对药师、药学技术人员道德行为期望的基本概括，也是评价其道德水平的标准。

3. 主要内容

（1）药学工作人员对服务对象的职业道德规范

① 仁爱救人，文明服务：药学工作人员对服务对象一定要有仁爱之心，同情、体贴患者疾苦，对患者、服务对象极端负责，无论在药品的科研还是生产实践中，都应该始终

把人民的利益放在至高无上的地位，尊重患者、服务对象的人格，一视同仁，满腔热情地为患者、服务对象服务。

② 严谨治学，理明术精：药学是一门科学，药学工作人员要以科学的"求真"态度对待药学实践活动。任何马虎或弄虚作假的行为不仅仅有损科学的尊严，还可能危害人们的生命健康，造成极为严重的后果。

③ 济世为怀，清廉正派：药学事业是一项解除患者痛苦，促进人体健康的高尚职业。药学工作者在工作中应当抵制各种诱惑，一心一意只为患者的健康服务；不能利用自身在专业上的优势欺诈患者，牟取私利。

（2）药学工作人员对社会的职业道德规范

① 坚持公益原则，维护人类健康：药学工作人员在实践中运用自己掌握的知识和技能为患者、服务对象工作的同时，还肩负着对社会公共利益的维护责任。药学工作人员应坚持做到对服务对象负责与对社会负责的高度统一。

② 宣传医药知识，承担保健职责：药品的应用不仅在于治疗疾病，还特别要强调预防疾病发生的作用。提高人口质量和生命质量已成为医药人员的社会职责。为确保药品对人的健康既不构成威胁又能起到治疗、保健的作用，要求医药人员必须自觉履行向社会宣传医药知识的义务，实现社会公众的合理用药。

（3）药学工作者同仁间的职业道德规范

① 谦虚谨慎，团结协作：谦虚的态度是一切求知行为的保障。药学工作者要孜孜不倦地钻研业务知识，以谦虚谨慎的态度向任何对象学习。同时，谦虚也是团结协作的基础，现代药学已经分化出众多的学科，现代药学工作的开展已经离不开各学科之间的精诚合作，唯有合作才能促进药学事业的长足发展。

② 勇于探索创新，献身医药事业：解除人类疾病之痛苦，不断满足广大人民群众日益增长的对健康的需求，不断在科学发展的道路上探索新理论、新技术、新产品是药学工作人员的使命和职责。在科研过程中要全身心地献身于药学科学事业，追求至善至美的境界。

（二）我国执业药师的职业道德规范

2006 年 10 月 18 日，中国执业药师协会在第六届中国执业药师论坛（CLPF）年会开幕式上发布了我国首部《中国执业药师职业道德准则》。2007 年 3 月 13 日，中国执业药师协会发布了《中国执业药师职业道德准则适用指导》，对中国执业药师的职业道德准则的适用做了具体规定。

1. 救死扶伤，不辱使命

执业药师应当将患者及公众的身体健康和生命安全放在首位，以我们的专业知识、技能和良知，尽心尽职尽责为患者及公众提供药品和药学服务。

2. 尊重患者，一视同仁

执业药师应当尊重患者或者消费者的价值观、知情权、自主权、隐私权，对待患者或者消费者应不分年龄、性别、民族、信仰、地位、贫富，一律平等相待。

3. 依法执业，质量第一

执业药师应当遵守药品管理法律、法规，恪守职业道德，依法独立执业，确保药品质量和药学服务质量，科学指导用药，保证公众用药安全、有效、经济、合理。

4. 进德修业，珍视声誉

执业药师应当不断学习新知识、新技术，加强道德修养，提高专业水平和执业能力；知荣明耻，正直清廉，自觉抵制不道德行为和违法行为，努力维护职业声誉。

5. 尊重同仁，密切协作

执业药师应当与同仁和医护人员相互理解，相互信任，以诚相待，密切配合，建立和谐的工作关系，共同为药学事业的发展和人类的健康奉献力量。

知识链接

美国药师管理体制

在美国，药师及药房的实践由美国药房理事会全国联合会（NABP）、各州药房理事会（SBP）和美国药学会（APhA）三个部门监督管理。其中 NABP 负责全国执业药师的考试、注册等有关工作；SBP 通过制定和实施《标准州药房法》，负责州内药师执业许可和管理的具体工作；APhA 根据药学事业的发展需要，制定药师的各种药学实践指导原则，明确药师具体职责。

1. 药师的定义和要求

药师是取得国家执照、从事药学实践的人。药师必须取得执照，经过注册才能从事药房实践工作。

2. 申请药师执照的条件

（1）达到规定年龄（如宾夕法尼亚州规定 21 岁以上）；

（2）品德良好；

（3）从药房理事会认可的药学院校毕业并取得药学专业学位；

（4）完成药房理事会规定的实习年限，或能证明自己具有相应的实践经验；

（5）通过药房理事会的考试；

（6）按药房理事会要求交费并提交书面申请书。

3. 药师职责

《标准州药房法》中规定，药师的药房实践包括：

（1）从病人最大利益出发，解释、调配和评价医生开具的处方；

（2）参与药品及设备的选择、药品的管理、药物方案的评价及药品或与药品有关的研究；

（3）为病人提供咨询以及其他药学保健所需的服务；

（4）安全、适当地储备药品及设备并进行适当记录；

（5）负责药品的混合或贴签工作。

药师的具体职责标准由美国药学会制定。

思考题

1. 说说我国临床药师制度的发展与现状。

2. 简述我国药学技术人员的职称分类以及基本要求。

3. 简述执业药师的定义、资格和主要职责。

4. 如何进一步提高执业药师的职业道德水平？

其他重要法律制度

本章教学主要涉及药品分类管理制度、药品储备制度、药品召回制度和药品质量公告制度、药品上市许可持有人制度、药品追溯制度等内容。通过本章的学习，读者对我国的药事管理法律法规体系有更加全面的认识。

1. 了解：药品储备制度。
2. 熟悉：药品质量公告制度。
3. 掌握：药品召回制度。
4. 重点掌握：药品分类管理制度。

第一节　药品分类管理制度

本节术语　处方药、非处方药

处方药与非处方药分类管理是由国家颁布法律或法规，将药品划为处方药与非处方药两类，根据其特点，分门别类地进行管理的一种管理制度。

一、药品分类管理制度的发展历程

我国在实行分类管理以前，医院药房销售的药品都需要处方，而社会药店除了对麻醉药品、精神药品、医疗用毒性药品、放射性药品、戒毒药品的销售有特殊限制外，包括抗生素、注射剂、大输液等在内的其他药品基本上处于自由销售状态，使得药品滥用、群体耐药性增加等现象无法得到有效抑制，消费者用药存在着安全隐患。

为此，中共中央、国务院在 1997 年 1 月 15 日发布的《关于卫生改革与发展的决定》中明确提出，要建立并完善我国药品分类管理制度。

1999 年 4 月 19 日，原国家药品监督管理局会同原卫生部、国家中医药管理局、劳动和社会保障部、国家工商行政管理局印发了《关于我国实施处方药与非处方药分类管理若干意见的通知》；同年 6 月 18 日，原国家药品监督管理局颁布了《处方药与非处方药分类管理办法（试行）》（以下简称《分类管理办法》）；11 月 19 日颁布了《非处方药专有标识及管理规定（暂行）》；12 月 28 日颁布了《处方药与非处方药流通管理暂行规定》。2001 年颁布的《中华人民共和国药品管理法》第三十七条规定，国家对药品实行处方药与非处方药分类管理制，具体办法由国务院制定。至此，推行药品分类管理制度上升到了法律的高度。此后，国家通过一系列有效举措推动了药品分类制度发展：2001 年，规定零售药店所有的注射剂必须凭医生处方才能销售；2002 年，停止了处方药在大众媒体的广告发布；2004 年，国家基于 1999 年开始的非处方药遴选工作，已公布 4 326 个非处方药制剂品种，实现了对上市药品的初步分类；2004 年，对没有列入非处方药目录的抗菌药实施凭处方销售；2005 年，提出要加强对公众自我药疗存在安全隐患、易造成滥用的处方药的管理，要求从 2006 年 1 月 1 日起，在全国范围内基本实现处方药凭处方销售。2019 年颁布得《中华人民共和国药品管理法》第五十四条也明确规定"国家对药品实行处方药与非处方药分类管理制度。具体办法由国务院药品监督管理部门会同国务院卫生健康主管部门制定。"

二、药品分类管理制度的主要内容

（一）处方药与非处方药的概念

国家根据药品品种、规格、适应症、剂量及给药途径不同，对药品分别按处方药与非处方药进行管理。"处方药"和"非处方药"不是药品的本质属性，而是药品管理制度赋予的概念。

1. 处方药

《药品管理法实施条例》第七十七条指出："处方药，是指凭执业医师和执业助理医师处方方可购买、调配和使用的药品"。

2. 非处方药

《药品管理法实施条例》第七十七条同时指出："非处方药，是指由国务院药品监督管理部门公布的，不需要凭执业医师和执业助理医师处方，消费者可以自行判断、购买和使用用的药品。"消费者可以在药师指导下自主选择非处方药，但应当按照非处方药的标签和说明书合理使用。

国家根据药品的安全性又将非处方药分为甲、乙两类。乙类非处方药更安全，甲类非处方药必须在具有药品经营许可证的零售药店（药房）出售，乙类非处方药经审批后，可以在其他商店（商场、超市、宾馆等）零售。

（二）药品监督管理部门的职责

根据《分类管理办法》第三条、第四条和第六条的规定，国家药品监督管理局负责：处方药与非处方药分类管理办法的制定；非处方药目录的遴选、审批、发布和调整；批准非处方药的标签和说明书；制定、公布非处方药专有标识及其管理规定。各级药品监督管理部门负责对辖区内药品分类管理的实施进行监督管理。

（三）对企业的相关规定

1. 对药品生产企业的要求

《分类管理办法》的第五条、第六条、第七条以及《处方药与非处方药流通管理暂行规定》的第五条规定，处方药、非处方药生产企业必须具有药品生产企业许可证，其生产品种必须取得药品批准文号。非处方药的标签和说明书必须经国家批准，除符合相关规定外，用语应当科学、易懂，便于消费者自行判断、选择和使用；非处方药的包装必须印有国家指定的非处方药专有标识，必须符合质量要求，方便储存、运输和使用。每个销售基本单元包装必须附有标签和说明书。

2. 对药品经营企业的要求

《分类管理办法》第八条、第九条以及《处方药与非处方药流通管理暂行规定》第五条规定：经营处方药、非处方药的批发企业和经营处方药、甲类非处方药的零售企业必须具有药品经营企业许可证；经省级药品监督管理部门或其授权的药品监督管理部门批准的其他商业企业可以零售乙类非处方药。零售乙类非处方药的商业企业必须配备专职的具有高中以上文化程度，经专业培训后，由省级药品监督管理部门或其授权的药品监督管理部门考核合格并取得上岗证的人员。现实中，乙类非处方药在一般商业企业的销售已实行严格的限制。

《处方药与非处方药流通管理暂行规定》第六条和第八条规定，药品批发企业必须按照分类管理、分类销售的原则和规定向相应的具有合法经营资格的药品零售企业和医疗机构销售处方药和非处方药，并按有关药品监督管理规定保存销售记录备查。不得以任何方式直接向病患者推荐、销售处方药。

3. 处方药与非处方药的广告管理

《分类管理办法》第十二条规定，处方药可以在国务院卫生行政部门和国务院药品监督管理部门共同指定的医学、药学刊物上介绍，进行广告宣传，但不得在大众传播媒介发布广告或者以其他方式进行以公众为对象的广告宣传。

非处方药是方便消费者自我保健、治疗的药品，消费者应详细了解其治疗功效，因此，非处方药经批准可在大众媒介上进行广告宣传。

4. 非处方药专有标识管理

原国家药品监督管理局于 1999 年 11 月 19 日颁布《国家药品监督管理局关于公布非处方药专有标识及管理规定的通知》，非处方药专有标识是用于已列入国家非处方药目录，并通过药品监督管理部门审核登记的非处方药药品标签、使用说明书、内包装、外包装的专有标识，也可用作经营非处方药企业的指南性标志。非处方药专有标识图案为椭圆形背景下的 OTC（Over the Counter）三个英文字母的组合，是国际上对非处方药的习惯称谓。

《非处方药专有标识管理规定》第五、六、七条分别对非处方药专有标识做出了以下具体规定：

非处方药专有标识图案分为红色和绿色，红色专有标识用于甲类非处方药药品，绿色专有标识用于乙类非处方药药品和用作指南性标志（图 13-1）。使用非处方药专有标识时，药品的使用说明书和大包装可以单色印刷，标签和其他包装必须按照国家药品监督管理局公布的色标要求印刷。单色印刷时，非处方药专有标识下方必须标示"甲类"或"乙类"字样。非处方药专有标识应与药品标签、使用说明书、内包装、外包装一体化印刷，其大小可根据实际需要设定，但必须醒目、清晰，并按照国家药品监督管理局公布的坐标比例使用。非处方药药品标签、使用说明书和每个销售基本单元包装印有中文药品通用名称（商品名称）的一面（侧），其右上角是非处方药专有标识的固定位置。

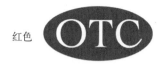
红色

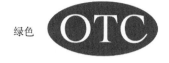
绿色

甲类非处方药专有标识　　　　　　　乙类非处方药专有标识

图 13-1　非处方药标识

（四）处方药与非处方药转换评价

按照药品分类管理工作的整体部署和安排，国务院药品监督管理部门在国家药品标准中进行了非处方药的遴选，到 2004 年已公布了六批 4 326 个非处方药制剂品种，初步对上市药品进行了处方药与非处方药的分类。根据《处方药与非处方药分类管理办法（试行）》，国家发布了《关于开展处方药与非处方药转换评价工作的通知》，决定从 2004 年开始开展处方药与非处方药转换评价工作，并对非处方药目录实行动态管理。

1. 处方药转换评价为非处方药

除以下规定情况外，申请单位均可对其生产或代理的品种提出处方药转换评价为非处方药的申请：

① 监测期内的药品。

② 用于急救和其他患者不宜自我治疗疾病的药品。如用于肿瘤、青光眼、消化道溃疡、精神病、糖尿病、肝病、肾病、前列腺疾病、免疫性疾病、心脑血管疾病、性传播疾病等的治疗药品。

③ 消费者不便自我使用的药物剂型。如注射剂、埋植剂等。

④ 用药期间需要专业人员进行医学监护和指导的药品。

⑤ 需要在特殊条件下保存的药品。

⑥ 作用于全身的抗菌药、激素（避孕药除外）。

⑦ 含毒性中药材，且不能证明其安全性的药品。

⑧ 原料药、药用辅料、中药材、饮片。

⑨ 国家规定的医疗用毒性药品、麻醉药品、精神药品和放射性药品，以及其他特殊管理的药品。

⑩ 其他不符合非处方药要求的药品。

经国务院药品监督管理部门批准上市的药品，符合申请范围，其国内药品生产企业（或进口药品代理商）可向所在地省级药品监督管理部门提出处方药转换评价为非处方药的申请，并按规定填报处方药转换非处方药申请表，提供相关资料，包括综述资料、药学资料（药品制剂及药材、辅料的法定质量标准，药品质量资料）、药品安全性研究（毒理研究资料，不良反应研究资料，依赖性研究资料，与其他药物和食物相互作用情况、消费者进行自我诊断、自我药疗情况下的安全性研究资料，广泛使用情况下的安全性研究资料）、药品有效性研究（药效学研究资料、药品有效性临床研究资料）。

各省级药品监督管理局接到药品生产企业申请资料后，对其申请资格、证明文件、申报资料的完整性和真实性进行初审，对不符合申请条件或文件资料不真实、不完整的予以退审；初审通过品种，在申请表上签署意见并加盖公章后，联同申请资料一式二份，集中并行文报送至国家药品监督管理局的药品安全监管司。

国家药品监督管理局对各省级药品监督管理局报送的品种资料进行审查，符合条件的组织有关单位和专家按照"应用安全、疗效确切、质量稳定、使用方便"的原则进行医学和药学评价，并定期公布处方药转换为非处方药的品种名单及其说明书。

2. 非处方药转换评价为处方药

国家药品监督管理局组织对已批准为非处方药品种的监测和评价工作，对存在安全隐患或不适宜按非处方药管理的品种将及时转换为处方药，按处方药管理。

各省级药品监督管理局要及时收集并汇总对非处方药品种的意见，特别是药品安全性的情况，及时向国家药品监督管理局药品安全监管司反馈。

药品生产、经营、使用、监管单位认为其生产、经营、使用、管理的非处方药存在安全隐患或不适宜按非处方药管理，可填写非处方药转换为处方药意见表，或向所在地省级药品监督管理部门提出转换的申请或意见。

■❙ 知识链接

发达国家药品分类管理制度

美国是世界上第一个创建药品分类管理制度的国家。1951年，美国国会通过了对《食品、药品和化妆品法案》（FDCA）的修正案（即杜哈姆修正案），对医药流通市场上的药品进行了处方药和非处方药（Over the Counter，OTC）的严格划分，正式对药品分类管理进行了立法，规定消费者在购买处方药时必须凭医师处方，而OTC药品消费者可任意选购。

随后，日本、英国、德国等国家于20世纪六七十年代相继通过立法建立起各自的药品分类管理制度。世界上其他建立药品分类管理制度的国家，基本上和美国相近，如英国将药品划分为普通药（General Sales List，简称GSL，即可以在各处出售的药品）、药房药（Pharmacy，简称P，即只能在药房出售的药品）和处方药（Prescription Only Medicines，简称POM，即只有凭医生和牙医开的处方才可以取得的药品）。欧盟在关于人用药品的指令2001/83/EEC中要求药品应当分为处方药和非处方药。日本、新加坡、韩国、印度等国家也都进行了药品分类管理，虽然具体要求有所不同，但都有效地保证了药品的使用安全、方便。

第二节　药品储备制度

本节术语　国家药品储备、公共卫生安全、罕见病药

一、药品储备制度的发展历程

（一）中央一级储备的静态管理阶段

早在20世纪70年代初，我国就建立了中央一级储备、静态管理（指品种和规模）的国家药品储备制度。在此期间国家拨出两亿多元的专款，在全国修建了13个药品储备库，

医药储备工作由原国家医药管理局负责。当时的国家药品储备制度的主要目的是为了满足战备需要。其后，药品储备的作用从最初的战备需要逐步扩大到外援、救灾、防疫和应对突发事件发生后对药品和医疗器械的紧急需要。

（二）中央与地方两级储备的动态管理阶段

1997 年初，《中共中央、国务院关于卫生改革与发展的决定》指出，要建立并完善中央与地方两级医药储备制度。1997 年 7 月 3 日，国务院发布了《国务院关于改革和加强医药储备管理工作的通知》(国发〔1997〕23 号）。通知中规定自 1997 年起，在中央统一政策、统一规划、统一组织实施的原则下，改革现行的国家医药储备体制，建立中央与地方两级医药储备制度，实行动态储备、有偿调用的体制。同时强调要认真落实储备资金，加强医药储备管理，以确保储备资金安全和药品的及时有效供应。同年 12 月 23 日，原国家经济贸易委员会等部门联合颁布了《国家药品医疗器械储备管理暂行办法》，对国家药品储备的部门职责、药品储备计划、储备药品的调用等做了较为详细的规定。

（三）我国现行的药品储备制度

我国现在的药品储备工作，主要是按照 1999 年修订的《国家医药储备管理办法》的规定，在中央统一政策、统一规划、统一组织实施的原则下，建立中央与地方两级医药储备制度，实行统一领导、分级负责的管理体制，实行品种控制、总量平衡、动态管理、有偿调用，以保证储备资金的安全、保值和有效使用。

2019 年新修订的《中华人民共和国药品管理法》第九十二条规定：国家实行药品储备制度，建立中央和地方两级药品储备。发生重大灾情、疫情或者其他突发事件时，依照《中华人民共和国突发事件应对法》的规定，可以紧急调用药品。

例如，2008 年汶川地震发生后，国家医药储备管理部门紧急调用储备药品，以应对突发的地震灾害。中国医药集团（以下简称"国药集团"）作为国务院国资委直属的大型医药企业，承担着中央医药储备任务。5 月 13 日，国药集团已按照国家医药储备管理部门指令将一批呼吸机、心电监护仪、手术器械、输液器紧急运往灾区。5 月 14 日，根据灾区情况，国家医药储备管理部门再次给国药集团下达了包括止痛针药等 31 个品种的医药储备调拨计划。截至 5 月 15 日，国药集团调拨的医药物资价值已超过 3 000 万元，其中已运送到灾区的药品价值达 2 500 万元，有 100 多个品种。

药品储备管理工作是关系到人民生命健康、社会稳定的重要工作。建立药品储备制度有利于维护人民身体健康和安全。《药品管理法》是以法律的形式，把药品储备制度作为一项法定制度确定下来。

二、药品储备制度的主要内容

根据 1999 年 6 月 14 日原国家经济贸易委员会发布的《国家医药储备管理办法》，要求中央和地方分别建立医药储备体制。在中央统一政策、统一规划、统一组织实施的原则下，建立中央与地方（省、自治区、直辖市）两级医药储备制度，实行统一领导、分级负责的管理体制。

中央医药储备主要负责储备重大灾情、疫情及重大突发事故和战略储备所需的特种药品、专项药品及医疗器械；地方医药储备主要负责储备地区性或一般灾情、疫情及突发事故和地方常见病防治所需的药品和医疗器械。

（一）药品储备模式

我国的药品储备模式是：确定几家大的国有医药公司作为药品储备单位，根据国家灾情、疫情突发事件形势的需要，由卫生行政部门提出储备药品目录，国家储备管理部门下达储备计划，经财政部门审核后连同大量储备资金一起安排到储备企业。承担药品储备职能的企业必须按储备目录储备药品，这些药品可以按规定的比例在市场上流动、更新库存，但在国家出现灾情、疫情时，必须首先按时按量提供。

（二）药品储备中的职责体系

1. 政府机构

2008 年机构改革之前，国家发展和改革委员会作为国家医药储备的主要管理部门，负责全国的医药储备管理工作，主要包括地方对中央医药储备动用的审批、地方医药储备调用的审批、国家医药储备管理政策的制定调整及其执行情况的监督检查、中央医药储备计划的制订、中央储备药品及医疗器械品种的确定和适时调整、承担中央医药储备的企业的选择工作等等。省、自治区、直辖市药品储备管理部门负责协调地方的医药储备工作。2008 年 3 月，国务院机构改革方案出台后，医药储备管理职能已移交至国家工业和信息化部。

2. 承储企业

承储企业应当将承担医药储备任务视为国家赋予的一项光荣的社会责任，应当依照医药储备管理部门下达的调用通知单执行储备药品、医疗器械的调用任务，确保调用时及时有效地供应；还应当按照科学、合理的储备周期，制定相应的轮换办法，在确保储备品种和数量的前提下，及时对储备药品和医药器械进行轮换；在调出药品、医疗器械后，应按储备计划及时补齐储备药品、医疗器械品种及数量。

医药生产企业应优先满足承担储备任务企业对储备药品、医疗器械的收购要求，部分供应短缺品种，各级医药储备管理部门应帮助承担储备任务的企业协调解决。

（三）药品储备的管理

医药储备实行品种控制、总量平衡、动态管理、有偿调用的原则，以保证储备资金的安全、保值和有效使用。

1. 计划管理

医药储备实行严格的计划管理。中央和地方医药储备计划分别由国家医药储备管理部门和省级医药储备管理部门下达。国家医药储备管理部门制订年度中央医药储备计划，下达给有关企业执行；地方医药储备年度计划则参照中央医药储备计划并结合当地实际情况制订，上报国家医药储备管理部门备案。

承担医药储备任务的企业必须与相应的医药储备管理部门签订"医药储备责任书"，并且认真执行储备计划。在调出药品、医疗器械后，应按储备计划及时补齐储备药品、医疗器械品种及数量。

2. 储存管理

医药储备实行品种控制、总量平衡的动态储备。在保证储备药品、医疗器械的品种、质量、数量的前提下，承担储备任务的企业要根据具体药品、医疗器械的有效期及质量要求对储备药品、医疗器械进行适时轮换，储备药品、医疗器械的实物总量不得低于计划总量的 70%。

承储企业应加强储备药品、医疗器械的入、出库管理，储备药品、医疗器械入、出库实行复核签字制。在药品的储备过程中，要切实加强其储备药品、医疗器械的质量管理，落实专人负责，建立月检、季检制度，检查记录参照 GSP 实施指南。有关部门和企业要不断提高医药储备管理水平，逐步实行计算机联网管理。

3. 调用管理

《国家医药储备管理办法》中规定医药储备的动用原则是：

（1）发生一般灾情、疫情及突发事故或一个省、自治区、直辖市区域范围内发生灾情、疫情及突发事故需紧急动用医药储备的，由本省、自治区、直辖市在省级医药储备内负责供应。

（2）发生较大灾情、疫情及突发事故或发生灾情、疫情及突发事故涉及若干省、自治区、直辖市时，首先动用本省、自治区、直辖市医药储备，不足部分按有偿调用的原则，向相邻省、自治区、直辖市人民政府或其指定的部门请求动用其医药储备予以支援，仍难以满足需要时，再申请动用中央医药储备。

（3）发生重大灾情、疫情及重大突发事故时，首先动用地方医药储备，难以满足需要时，可申请动用中央医药储备。

（4）没有建立地方医药储备的省、自治区、直辖市原则上不得申请动用中央医药储备。

对承担医药储备任务的企业而言，在接到调用通知单后，须在规定的时限内将药品、医疗器械发送到指定地区和单位，并对调出药品、医疗器械的质量负责。遇有紧急情况如中毒、爆炸、突发疫情等事故发生，承担储备任务的企业应该按要求先发送储备药品、医疗器械，一周内再完善调用手续。

上述规定，为危机状况下救治药品的及时供给提供了法律依据和保障。对储备单位延误救灾防疫及突发事故的药品、医疗器械供应，弄虚作假，挪用储备资金，管理严重混乱，造成严重后果和损失，构成犯罪的，依法追究有关负责人和直接负责人的刑事责任；不构成犯罪的，给予行政处分。

4. 资金管理

储备药品、医疗器械实行有偿调用。根据这些年来的实际情况，全国医药储备资金规模达 12 亿元，其中，中央医药储备资金规模为 5.5 亿元，地方医药储备资金规模为 6.5 亿元，分别由国务院及各省、自治区、直辖市人民政府负责落实。

中央和地方医药储备资金由国家医药储备管理部门和省级医药储备管理部门按照各自的储备计划会同同级财政部门下达。医药储备资金是政府的专项资金，必须严格管理，专款专用，不得挤占挪用，以确保储备资金的安全和保值。财政、审计等有关部门和银行负责对医药储备资金的监督和检查。承担医药储备任务的企业，如出现管理混乱、账目不清、不合理损失严重、企业被兼并或拒报各项医药储备统计报表等情况，取消其医药储备任务，并收回储备资金。

第三节　药品召回制度

本节术语　药品召回、安全风险、缺陷药品

一、我国药品召回制度的发展历程

（一）药品召回的萌芽阶段

我国为药品召回的专门性立法做出重要铺垫的法律法规包括《中华人民共和国药品管理法》《中华人民共和国药品管理法实施条例》《药品生产质量管理规范》《药品经营质量管理规范》《药品不良反应报告和监测管理办法》《药品和医疗器械突发性群体不良事件应急预案》《中华人民共和国产品质量法》等。然而，上述法规只规定了行政停产、停售、停用、撤销批号、企业调整等制度，尚未直接涉及缺陷药品的召回。

2007 年 7 月 26 日，国务院正式颁布了《关于加强食品等产品安全监督管理的特别规定》，其中明确提出生产企业和监管部门对于可能对人体健康和生命安全造成损害的产品应当实行召回。

（二）地方性法规与行业自律承诺的发展

随着我国对药品安全问题的愈加重视，关于药品召回的地方规范性文件开始不断涌现。北京市食品药品监督管理局在 2003 年提出要将"不合格药品"强制召回；武汉市 2006 年出台了《关于限期召回违法药品的暂行规定》，并于 2006 年 5 月 1 日正式施行；上海、大连等一些城市为了加强对医疗器械上市后的监管，也陆续实行了医疗器械产品的召回制度，引起了社会上的广泛关注。

此外，行业的自律行为也为药品召回的发展起到了积极的作用。例如，武汉地区 20 家制药企业于 2004 年 11 月 8 日联合倡议实行"问题药品"召回制度；2005 年 5 月 21 日，全国各地 23 家知名医药企业承诺实行药品召回制度。

（三）全国性专门法律规范出台

原国家食品药品监督管理总局于 2007 年 9 月 19 日公布了《药品召回管理办法（征求意见稿）》，并于 2007 年 12 月 6 正式颁布并施行了《药品召回管理办法》。《药品召回管理办法》对于加强药品安全监管，保障公众用药安全具有重大意义，它的出台是我国药品监管科学发展的一个里程碑。

二、药品召回制度的主要内容

（一）药品召回制度的相关概念

1. 召回的对象

《药品召回管理办法》规定，药品召回是指药品生产企业（包括进口药品的境外制药厂商，下同）按照规定的程序收回已上市销售的存在安全隐患的药品。其中，安全隐患是指由于研发、生产等原因可能使药品具有的危及人体健康和生命安全的不合理危险。

药品召回的对象应该是本身符合生产标准的合格产品，只是由于曾经的技术水平和工艺缺陷导致了某些方面的不合理，表现为"工艺技术缺陷"或"告知缺陷"，这两类缺陷

均不是企业自身原因所致。比如"龙胆泄肝丸"，其中含有的"关木通"成分经过科学验证具有肾毒性后，该药被实施召回。

值得注意的是，根据《中华人民共和国药品管理法》第九十八条对假劣药的定义，假劣药不属于合格药品，因此不在召回范围之内。

2. 召回的分类

药品召回的实施分为以下两种情形：

主动召回，企业依据药品不良反应的监测，通过对药品的风险评估，得知其产品存在缺陷和安全隐患后，主动从市场上撤回药品。

责令召回，药品监督管理部门经过调查评估，认为药品存在安全隐患，药品生产企业应当召回药品而未主动召回的，应当责令药品生产企业召回药品。必要时，药品监督管理部门可以要求药品生产企业、经营企业和使用单位立即停止生产、销售和使用该药品。

（二）药品召回的责任主体

药品召回制度的责任主体是药品安全第一责任人——药品上市持有人。《药品管理法》中规定，药品存在质量问题或者其他安全隐患的，药品上市许可持有人应当立即停止销售，告知相关药品经营企业和医疗机构停止销售和使用，召回已销售的药品，及时公开召回信息，必要时应当立即停止生产，并将药品召回和处理情况向省、自治区、直辖市人民政府药品监督管理部门和卫生健康主管部门报告。药品生产企业、药品经营企业和医疗机构应当配合。

（三）药品召回程序

1. 药品安全隐患的调查

药品安全隐患调查的内容应当包括：① 已发生药品不良事件的种类、范围及原因；② 药品使用是否符合药品说明书、标签规定的适应证、用法用量的要求；③ 药品质量是否符合国家标准，药品生产过程是否符合 GMP 等规定，药品生产与批准的工艺是否一致；④ 药品储存、运输是否符合要求；⑤ 药品主要使用人群的构成及比例；⑥ 可能存在安全隐患的药品批次、数量及流通区域和范围；⑦ 其他可能影响药品安全的因素。

2. 药品安全隐患的评估

药品安全隐患评估主要涉及：① 该药品引发危害的可能性以及是否已经对人体健康造成了危害；② 对主要使用人群的危害影响；③ 对特殊人群，尤其是高危人群的危害影响，如老年、儿童、孕妇、肝肾功能不全者、外科病人等；④ 危害的严重与紧急程度；⑤ 危害导致的后果等。药监部门应通过药品不良反应监测，及时对风险和缺陷进行评估，并做出是否需要召回的决定。发生药品不良反应后，药监部门要敦促生产企业修改或补充药品说明书，提醒用药者注意使用事项。

3. 召回分级

根据药品安全隐患的严重程度，药品召回分为：

一级召回：使用该药品可能引起严重健康危害的；

二级召回：使用该药品可能引起暂时的或者可逆的健康危害的；

三级召回：使用该药品一般不会引起健康危害，但由于其他原因需要收回的。

药品生产企业应当根据召回分级与药品销售和使用情况，科学设计召回计划并组织实施。一级召回在 24 小时内，二级召回在 48 小时内，三级召回在 72 小时内，通知到有关药品经营企业、使用单位停止销售和使用，同时向所在地省、自治区、直辖市药品监督管理部门报告。

药品生产企业在启动药品召回后，一级召回在 1 日内，二级召回在 3 日内，三级召回在 7 日内，将调查评估报告和召回计划提交给所在地省、自治区、直辖市药品监督管理部门备案。由省、自治区、直辖市药品监督管理部门将收到的一级药品召回的调查评估报告和召回计划向国家药品监督管理局报告。

4. 召回计划的制订和实施

召回计划应当包括以下内容：① 药品生产销售情况及拟召回的数量；② 召回措施的具体内容，包括实施的组织、范围和时限等；③ 召回信息的公布途径与范围；④ 召回的预期效果；⑤ 药品召回后的处理措施；⑥ 联系人的姓名及联系方式。

省、自治区、直辖市药品监督管理部门可以根据实际情况组织专家对药品生产企业提交的召回计划进行评估，如果认为还不能有效消除安全隐患的话，可以要求药品生产企业扩大召回范围、缩短召回时间。

5. 召回的完成与评价

药品生产企业在完成召回后，应当对召回效果进行评价，向所在地省、自治区、直辖市药品监督管理部门提交药品召回总结报告。

省、自治区、直辖市药品监督管理部门应当自收到总结报告之日起 10 日内对报告进行审查，并对召回效果进行评价，必要时组织专家进行审查和评价。审查和评价结论应当以书面形式通知药品生产企业。经过审查和评价，认为召回不彻底或者需要采取更为有效的措施的，药品监督管理部门应当要求药品生产企业重新召回或者扩大召回范围。

（四）罚则

药品监督管理部门确认药品生产企业因违反法律、法规造成上市药品存在安全隐患，依法应当给予行政处罚。但该企业已经采取召回措施主动消除或者减轻危害后果的，依照《行政处罚法》的规定可以从轻或者减轻处罚。违法行为轻微并及时纠正，没有造成危害后果的，不予处罚。药品生产企业召回药品的，不免除其依法应当承担的其他法律责任。药品生产企业违反本办法规定，发现药品存在安全隐患而不主动召回药品的，责令召回药品，并处应召回药品货值金额 3 倍的罚款；造成严重后果的，由原发证部门撤销药品批准证明文件，直至吊销药品生产许可证。

▌知识链接

发达国家药品召回制度

美国是全球最早诞生产品召回制度的国家，也是至今世界上实际运用产品召回措施最频繁的国家。在美国最早实施产品召回的领域是汽车行业，1966 年美国国会通过的《国家交通及机动车安全法》在全球开创了产品召回制度的先河。随后这一制度又逐步扩大到与人体健康安全有关的众多产品。美国《联邦法典》第 21 部（*Code of Federal Regulations*，Title 21）和美国《食品、药品和化妆品法案》（FDCA）中，对药品召回都有明确规定。目前全球范围内，欧盟、澳大利亚和加拿大等国家和地区也已先后建立了药品召回的法律法规、操作规程。

　　其他国家的药品召回制度包括美国 - 欧盟的《欧美关于严重或危及生命的人用 / 兽用药品召回信息的交换程序》(Joint Procedure for the Exchange of Serious or Life-Threatening Human/Animal Pharmaceutical Product Recalls)；澳大利亚的《医药产品统一召回程序》(Uniform Recall Procedure for Therapeutic Goods)、《1989 年医药产品法案有关产品召回的规定》(Product recall provisions under the Therapeutic Goods Act 1989)、《医药产品统一召回程序评估》(Review of the Uniform Recall Procedure for Therapeutic Goods)；加拿大的《加拿大产品召回程序》(Product Recall Procedures) 等。

第四节　药品质量公告制度

本节术语　*药品质量公告*

一、药品质量公告制度的发展历程

　　《中华人民共和国产品质量法》第十五条规定："国家对产品质量实行以抽查为主要方式的监督检查制度，对可能危及人体健康和人身、财产安全的产品，影响国计民生的重要工业产品以及消费者、有关组织反映有质量问题的产品进行抽查。"同时，该法第二十四条规定："国务院和省、自治区、直辖市人民政府的产品质量监督部门应当定期发布其监督抽查产品的质量状况公告。"质量信息公告在我国法律中是绝大多数产品质量监管所运用的主要手段之一，其重要性不言而喻。

　　对于药品监管来说，质量公告则更是不可或缺的。首先，人类对药品的认识有局限性。药品作用于人体的机理极其复杂，人们对它的认识只有随着科学技术的发展而不断深入，因此药品质量是一个动态概念，它会随时间、环境的改变而变化。其次，药品质量易受人为因素影响。药品研制具有高科技、高投入、高风险等特点，必然也会带来高利润，容易成为不法分子牟取非法利益的对象，导致生产或销售假劣药等违法行为的发生。

　　药品质量问题的产生，无论来自条件因素还是人为因素，都难以避免或彻底消除，这正是世界各国通过立法和机构设置对药品质量加以严格规制的原因所在。因此，鉴于药品的特殊性，我国的药事法规在药品质量公告方面作了专门的规定（表 13-1）。

表 13-1　药品质量公告制度的法定依据

时间	法律、条例和规定	内容
2001 年 8 月 17 日	《药品质量监督抽查检验工作管理暂行规定》	第 31～34 条对国家和省、自治区、直辖市的药品监督管理部门建立药品质量公告制度作出了具体要求
2002 年 9 月 15 日	《中华人民共和国药品管理法实施条例》	第 54 条规定："国务院和省、自治区、直辖市人民政府的药品监督管理部门应当根据药品质量抽查检验结果，定期发布药品质量公告。药品质量公告应当包括抽验药品的品名、检品来源、生产企业、生产批号、药品规格、检验机构、检验依据、检验结果、不合格项目等内容。药品质量公告不当的，发布部门应当自确认公告不当之日起 5 日内，在原公告范围内予以更正。"

时间	法律、条例和规定	内容
2003 年 2 月 17 日	《药品质量监督抽验管理规定》	在药品质量公告制度方面做了一定的修改（比如国家级药品质量公告发布前负责信息核实工作单位的变更）和补充（比如信息核实工作细节上的规定），使公告制度更具合理性和可操作性
2007 年 1 月 17 日	《中华人民共和国政府信息公开条例》	第三章主动公开第 19 条规定："对涉及公众利益调整、需要公众广泛知晓或者需要公众参与决策的政府信息，行政机关应当主动公开。"这表明了对关系民生的信息进行公开已成为政府工作的基本内容。毋庸置疑，药品质量公告制度是我国政府信息公开的一个重要体现
2019 年 8 月 12 日	《药品质量抽查检验管理规定》	第 52 条中"组织抽查检验的国务院药品监督管理部门和省级药品监督管理部门应当按照有关规定公开药品质量抽查检验结果。"第 53 条中"药品质量抽查检验结果公开内容应当包括抽查检验药品的品名、检品来源、标示生产企业、生产批号、药品规格、检验机构、检验依据、检验结果、不符合规定项目等。有证据证实药品质量不符合规定原因的，可以适当方式备注说明。药品质量抽查检验结果公开不当的，应当自确认公开内容不当之日起 5 个工作日内，在原公开范围内予以更正。"
2019 年 12 月 1 日	《中华人民共和国药品管理法》	第 101 条规定："国务院和省、自治区、直辖市人民政府的药品监督管理部门应当定期公告药品质量抽查检验结果。"

二、药品质量公告制度的主要内容

药品质量公告，即药品监督管理部门将药品质量抽查检验的结果向社会进行公布。据抽检药品的质量状况，公告的形式可以分为符合国家标准的药品质量公告和不合格药品的质量公告。从实行对药品严格规范管理的角度出发，药品质量公告的重点应当是不符合国家标准的药品。

国家药品监督管理局根据国家药品抽验计划，在全国范围内组织开展药品评价抽验。在质量信息核实过后，将抽验品种的检验结果予以公告，并对各省（区、市）药品监督管理部门提出具体要求，即依据《药品管理法》等有关法律法规的规定，对本期质量公告中不合格药品及相关单位进行查处，加大对不合格品种的监督抽验与跟踪抽验力度，并在公告规定时间内将查处结果报送国家药品监督管理局稽查局，同时抄送国家药品监督管理局药品市场监督办公室。

药品抽验结果在药品质量公告的附件中公开，其主要内容包括药品品名、标示生产厂家、生产批号、药品规格、检品来源、检验依据、检验机构、检验结果、不合格项目等。

药品质量公告制度的实施，既要保证社会公众及时了解药品质量状况，又要避免误导药品监管部门的正常工作以及维护药品企业的合法权益。因此需通过法律法规的合理制定来明确药品质量公告的发布主体和责任主体，并保证公告的及时性和准确性。

（一）药品质量公告的发布主体

《药品管理法》第一百零一条规定，"国务院和省、自治区、直辖市人民政府的药品监督管理部门应当定期公告药品质量抽查检验结果；公告不当的，必须在原公告范围内予以更正。"《药品管理法实施条例》第五十四条规定,"国务院和省、自治区、直辖市人民政府的药品监督管理部门应当根据药品质量抽查检验结果,定期发布药品质量公告。"依据以上两条规定,药品质量公告的发布主体为国务院和省、自治区、直辖市人民政府的药品监督管理部门。

(二)药品质量公告的责任主体

根据《药品质量抽查检验管理规定》,国家药品质量公告发布前,涉及内容的核实由省级药品监督管理部门负责。省级药品监督管理部门可以组织省级药品检验机构具体落实。核实结果应当经省级药品监督管理部门加盖印章予以确认后按要求报中国药品生物制品检定所汇总;省级药品质量公告发布前,由省级药品监督管理部门组织核实,涉及外省(自治区、直辖市)不合格药品的,应当及时通知相关的省级药品监督管理部门协助核实;省级药品质量公告应当及时通过国务院药品监督管理部门网站向社会公布,并在发布后5个工作日内报国务院药品监督管理部门备案。

(三)药品质量公告的时间

国家药品质量公告应当根据药品质量状况定期或及时发布,尤其是对于因质量问题严重危害用药者身体健康的药品;对药品的评价抽验,应给出药品质量分析报告,定期在药品质量公告上予以发布。省级药品质量公告的发布由省级药品监督管理部门自行规定。药品质量抽验结果的公告时间,应当与药品监督管理部门制订的抽验计划同步,并且适应抽查检验的动态性、灵活性等特点。

(四)药品质量公告不当的补救

药品质量公告使用得当,有利于严厉打击各种违法犯罪行为,规范药品生产流通秩序。但如果发布错误公告,就会严重影响企业的形象和声誉,带来消极后果。因此,必须对错误公告造成的不良后果给予救济。《中华人民共和国药品管理法》和《药品质量抽查检验管理规定》中明确指出:"公告不当的,必须在原公告范围内予以更正。"旨在最大限度地消除因原公告不当而产生的恶劣影响。当然,事前避免比事后补救更加有益,药品监管部门既要积极主动又要慎重稳妥地进行药品检验与质量公告。

第五节 药品上市许可持有人制度

一、药品上市许可持有人制度的发展历程

2015年8月18日,国务院出台《关于改革药品医疗器械审评审批制度的意见》,该意见提出开展药品上市许可持有人制度试点。2015年11月4日,第十二届全国人民代表大会常务委员会第十七次会议授权国务院在北京、天津、河北、上海、江苏、浙江、福建、山东、广东、四川等10省(市)开展药品上市许可持有人制度试点。2016年6月6日,国务院办公厅出台《药品上市许可持有人制度试点方案》(以下简称《方案》)。该方案是有关上市许可持有人制度真正落地的标志性文件,充分体现了药品注册管理制度向上

市许可持有人制度转变的核心理念，即鼓励新药创制，促进产业升级，优化资源配置，落实主体责任。2017 年 8 月 21 日，国家食品药品监督管理总局颁布《总局关于推进药品上市许可持有人制度试点工作有关事项的通知》，以加快推进持有人制度试点工作，进一步探索持有人的权利义务和法律责任、委托生产中的质量管理体系和生产销售全链条的责任体系、跨区域药品监管机构监管衔接、职责划分以及责任落地等事宜。2018 年 10 月 26 日，第十三届全国人民代表大会常务委员会第六次会议决定，将 2015 年 11 月 4 日第十二届全国人民代表大会常务委员会第十七次会议授权国务院在部分地方开展药品上市许可持有人制度试点工作的三年期限延长一年。2019 年 12 月 1 日实施的《药品管理法》第六条规定"国家对药品管理实行药品上市许可持有人制度"。

二、药品上市许可持有人制度的主要内容

（一）药品上市许可持有人制度优势

药品上市许可持有人（Marketing Authorization Holder，MAH）制度起源于欧美国家，是一种将药品上市许可与生产许可分离管理的制度模式，通常指拥有药品技术的药品研发机构、科研人员、药品生产企业等主体，通过提出药品上市许可申请并获得药品上市许可批件，对药品质量在其整个生命周期内承担主要责任的制度。在该制度下，上市许可持有人和生产许可持有人可以是同一主体，也可以是两个相互独立的主体。根据自身状况，上市许可持有人可以自行生产，也可以委托其他生产企业进行生产。如果委托生产，上市许可持有人依法对药品的安全性、有效性和质量可控性负全责，生产企业则依照委托生产合同的规定就药品质量对上市许可持有人负责。

MAH 制度施行之前，我国的药品注册制度是上市许可与生产许可"捆绑制"的管理模式，即药品上市许可（药品批准文号）只颁发给具有药品生产许可证的生产企业，药品研发机构、科研人员则不具备独立获取药品上市许可的资质。在我国市场经济体制不断完善，医药产业创新研发能力不断发展，人民群众对安全、有效和可及药品的需求不断增长的情况下，这种"捆绑制"注册管理的弊端日益凸显，已成为制约我国药品行业进一步发展的因素之一。相比而言，药品上市许可持有人制度更符合我国药品行业发展的要求，优势尽显。

（1）有利于药品研发和创新：药品上市许可和生产许可分离的管理模式有助于研发者获得和集中资金、技术和人力进行持续研究和新药研发；有助于明确和强化研发者在药品研发、生产、流通和使用的整个周期中承担相应的法律责任，促使其不断改进和完善技术，保障药品安全，提高药品质量；有助于改变研发者为眼前利益而"一女多嫁"或"隐形持有"的现象；有助于成为上市许可持有人的研发者通过技术转让、委托生产或其他合作形式生产药品，提高现有生产设备利用率，促进药品产业的专业化分工，真正实现产学研紧密结合的机制，从而改变我国药品研发投入不足和研发乏力的被动局面。

（2）有利于优化行业资源配置：该制度有利于改变生产企业把"批文号"作为资本，以逐利为导向，忽视药品安全，低层次重复，低水平发展的表面"繁荣"，而实际上设备重复或空置浪费的混乱现状，进而优化药品产业的资源配置；有利于药品研发和生产企业的优胜劣汰、结构调整和升级换代。

（3）有利于提升行政监管效能：该制度能够使药品监管机构集中精力和资源建立与上市许可持有人进行沟通交流的稳定和有效机制，对"上市许可申请"进行全过程监管并落实其主要责任；能够以"上市许可持有人"为龙头，并通过其在药品整个生命周期的全程参与和监管，形成"政府主导、多元参与"的药品监管新模式。

（4）有利于厘清各主体法律责任：该制度有助于厘清和落实药品生命周期中所有参与方的法律责任，强化研发者、生产者和其他参与者的药品质量、安全责任意识，有利于在发生药品安全事件时明确各主体相应的法律责任，更好地保障用药者的健康权益。

（二）药品上市许可持有人的条件

《药品管理法》第三十条规定："药品上市许可持有人是指取得药品注册证书的企业或者药品研制机构等。"

（三）药品上市许可持有人的权利

《药品管理法》第三十二条规定：

（1）药品上市许可持有人可以自行生产药品，也可以委托药品生产企业生产。

（2）药品上市许可持有人可以自行销售其取得药品注册证书的药品，也可以委托药品经营企业销售。药品上市许可持有人从事药品零售活动的，应当取得药品经营许可证。

（3）经国务院药品监督管理部门批准，药品上市许可持有人可以转让药品上市许可。受让方应当具备保障药品安全性、有效性和质量可控性的质量管理、风险防控和责任赔偿等能力，履行药品上市许可持有人义务。

（四）药品上市许可持有人的义务

1.《药品管理法》第三章的规定

（1）药品上市许可持有人应当建立药品质量保证体系，配备专门人员独立负责药品质量管理。

（2）药品上市许可持有人应当对受托药品生产企业、药品经营企业的质量管理体系进行定期审核，监督其持续具备质量保证和控制能力。

（3）药品上市许可持有人自行生产药品的，应当依照本法规定取得药品生产许可证；委托生产的，应当委托符合条件的药品生产企业。药品上市许可持有人和受托生产企业应当签订委托协议和质量协议，并严格履行协议约定的义务。

（4）药品上市许可持有人应当建立药品上市放行规程，对药品生产企业出厂放行的药品进行审核，经质量受权人签字后方可放行。不符合国家药品标准的，不得放行。

（5）药品上市许可持有人自行销售药品的，应当具备《药品管理法》第五十二条规定的条件；委托销售的，应当委托符合条件的药品经营企业。药品上市许可持有人和受托经营企业应当签订委托协议，并严格履行协议约定的义务。

（6）药品上市许可持有人委托储存、运输药品的，应当对受托方的质量保证能力和风险管理能力进行评估，与其签订委托协议，约定药品质量责任、操作规程等内容，并对受托方进行监督。

（7）药品上市许可持有人应当建立并实施药品追溯制度，按照规定提供追溯信息，保证药品可追溯。

（8）药品上市许可持有人应当建立年度报告制度，每年将药品生产销售、上市后研究、风险管理等情况按照规定向省、自治区、直辖市人民政府药品监督管理部门报告。

2. 药品上市许可持有人在药品生产中的义务

药品上市许可持有人中直接接触药品的工作人员，应当每年进行健康检查。患有传染病或者其他可能污染药品的疾病的，不得从事直接接触药品的工作。

3. 药品上市许可持有人在药品经营中的义务

（1）药品上市许可持有人应当从药品上市许可持有人或者具有药品生产、经营资格的企业购进药品；但是，购进未实施审批管理的中药材除外。

（2）药品上市许可持有人通过网络销售药品，应当遵守《药品管理法》中药品经营的有关规定。

4. 药品上市许可人在药品上市后的义务

（1）药品上市许可持有人应当制订药品上市后风险管理计划，主动开展药品上市后研究，对药品的安全性、有效性和质量可控性进行进一步确证，加强对已上市药品的持续管理。

（2）对附条件批准的药品，药品上市许可持有人应当采取相应风险管理措施，并在规定期限内按照要求完成相关研究。

（3）药品上市许可持有人应当按照国务院药品监督管理部门的规定，全面评估、验证变更事项对药品安全性、有效性和质量可控性的影响。

（4）药品上市许可持有人应当开展药品上市后不良反应监测，主动收集、跟踪分析疑似药品不良反应信息，对已识别风险的药品及时采取风险控制措施。

（5）药品上市许可持有人应当经常考察本单位所生产的药品质量、疗效和不良反应。发现疑似不良反应的，应当及时向药品监督管理部门和卫生健康主管部门报告。

（6）药品存在质量问题或者其他安全隐患的，药品上市许可持有人应当立即停止销售，告知相关药品经营企业和医疗机构停止销售和使用，召回已销售的药品，及时公开召回信息，必要时应当立即停止生产，并将药品召回和处理情况向省、自治区、直辖市人民政府药品监督管理部门和卫生健康主管部门报告。

（7）药品上市许可持有人应当对已上市药品的安全性、有效性和质量可控性定期开展上市后评价。

5. 药品上市许可持有人在药品价格上的义务

（1）依法实行市场调节价的药品，药品上市许可持有人应当按照公平、合理和诚实信用、质价相符的原则制定价格，为用药者提供价格合理的药品。

（2）药品上市许可持有人应当遵守国务院药品价格主管部门关于药品价格管理的规定，制定和标明药品零售价格，禁止暴利、价格垄断和价格欺诈等行为。

（3）药品上市许可持有人应当依法向药品价格主管部门提供其药品的实际购销价格和购销数量等资料。

（4）禁止药品上市许可持有人在药品购销中给予、收受回扣或者其他不正当利益。

（5）禁止药品上市许可持有人或者代理人以任何名义给予使用其药品的医疗机构的负责人、药品采购人员、医师、药师等有关人员财物或者其他不正当利益。

6. 药品上市许可持有人在药品储备上的义务

（1）药品上市许可持有人停止生产短缺药品的，应当按照规定向国务院药品监督管理部门或者省、自治区、直辖市人民政府药品监督管理部门报告。

（2）对短缺药品，国务院可以限制或者禁止出口。必要时，国务院有关部门可以采取组织生产、价格干预和扩大进口等措施，保障药品供应。药品上市许可持有人、药品生产企业、药品经营企业应当按照规定保障药品的生产和供应。

（五）药品上市许可持有人的责任

《药品管理法》规定：

（1）药品上市许可持有人的法定代表人、主要负责人对药品质量全面负责。

（2）药品上市许可持有人依法对药品研制、生产、经营、使用全过程中药品的安全性、有效性和质量可控性负责。

（3）药品上市许可持有人应当依法对药品的非临床研究、临床试验、生产经营、上市后研究、不良反应监测及报告与处理等承担责任。

（4）药品上市许可持有人为境外企业的，应当由其指定的在中国境内的企业法人履行药品上市许可持有人义务，与药品上市许可持有人承担连带责任。

第六节　药品追溯制度

一、药品追溯制度的发展历程

2016 年 1 月 12 日，国务院办公厅颁布《关于加快推进重要产品追溯体系建设的意见》，《意见》指出，"推进药品追溯体系建设。以推进药品全品种、全过程追溯与监管为主要内容，建设完善药品追溯体系。在完成药品制剂类品种电子监管的基础上，逐步推广到原料药（材）、饮片等类别药品。抓好经营环节电子监管全覆盖工作，推进医疗信息系统与国家药品电子监管系统对接，形成全品种、全过程完整追溯与监管链条"。2016 年 9 月 27 日，原国家食品药品监督管理总局发布《关于推动食品药品生产经营者完善追溯体系的意见》。2017 年 2 月 16 日，商务部、工业和信息化部等七部门联合印发《关于推进重要产品信息化追溯体系建设的指导意见》，《意见》提出了重要产品信息化追溯体系建设基本原则、建设目标、主要任务和保障措施。2018 年 11 月 1 日，国家药品监督管理局发布《国家药监局关于药品信息化追溯体系建设的指导意见》。2019 年 4 月 19 日，国家药品监督管理局编制了《药品信息化追溯体系建设导则》《药品追溯码编码要求》两项信息化标准。2019 年 8 月 27 日，国家药监局组织制定了《药品追溯系统基本技术要求》《疫苗追溯基本数据集》《疫苗追溯数据交换基本技术要求》等 3 项信息化标准。2019 年 12 月实施的《药品管理法》第十二条指出："国家建立健全药品追溯制度。国务院药品监督管理部门应当制定统一的药品追溯标准和规范，推进药品追溯信息互通互享，实现药品可追溯。"

二、药品追溯制度的主要内容

为贯彻落实药品追溯相关法规，国家药监局规划实施药品信息化追溯体系，按照药品剂型、类别分步推进。根据《中华人民共和国疫苗管理法》中关于国家实行疫苗全程电子追溯制度的要求，疫苗作为重点产品应率先建立疫苗信息化追溯体系。

（一）专业术语解释

药品追溯是指通过记录和标识，正向追踪和逆向溯源药品的生产、流通和使用情况，获取药品全生命周期追溯信息的活动。

药品信息化追溯体系是指药品上市许可持有人／生产企业、经营企业、使用单位、监管部门和社会参与方等，通过信息化手段，对药品生产、流通、使用等各环节的信息进行追踪、溯源的有机整体。

药品信息化追溯体系参与方主要包括药品上市许可持有人／生产企业、经营企业、使用单位、监管部门和社会参与方等。各参与方应按照有关法规和标准，履行共建药品信息化追溯体系的责任和义务。

（二）疫苗追溯标准规范

1. 疫苗信息化追溯体系

疫苗信息化追溯体系是药品信息化追溯体系的重要组成部分，是指疫苗上市许可持有人／生产企业、配送单位、疾病预防控制机构、接种单位、监管部门等疫苗追溯参与方，通过信息化手段，对疫苗生产、流通、使用等各环节的信息进行追踪、溯源的有机整体。疫苗追溯各参与方在疫苗信息化追溯体系建设过程中，既需要遵照《疫苗追溯基本数据集》和《疫苗追溯数据交换基本技术要求》2个标准，还需要遵循《药品信息化追溯体系建设导则》《药品追溯码编码要求》和《药品追溯系统基本技术要求》等基础通用的药品追溯标准。这5项标准将指导各方共同开展疫苗信息化追溯体系建设。

2. 疫苗追溯标准规范的适用范围

《药品信息化追溯体系建设导则》《药品追溯码编码要求》和《药品追溯系统基本技术要求》是3项基础通用标准。《疫苗追溯基本数据集》和《疫苗追溯数据交换基本技术要求》2项标准是根据疫苗管理的特殊性，为疫苗追溯量身定制的。

《药品信息化追溯体系建设导则》规定了药品信息化追溯体系的基本构成及功能要求，以及药品上市许可持有人／生产企业、经营企业、使用单位、监管部门等药品信息化追溯体系参与方的具体任务。

《药品追溯码编码要求》规定了药品追溯码的具体要求，包括编码原则、编码对象和构成要求，药品上市许可持有人／生产企业应根据编码对象选择符合本标准要求的具体编码规则进行编码，完成"一物一码"的药品序列化工作等。

《药品追溯系统基本技术要求》对企业自建或第三方建设的药品追溯系统提出了系统功能、数据存储和安全运维等具体要求，指导药品上市持有人／生产企业根据标准自建或者选择符合要求的第三方药品追溯系统。

《疫苗追溯基本数据集》对疫苗上市许可持有人／生产企业、配送单位、疾病预防控制机构和接种单位提出了追溯信息采集和存储的具体要求，明确了上述追溯参与方在追溯过程中应采集和存储的数据内容。

《疫苗追溯数据交换基本技术要求》对疫苗上市许可持有人 / 生产企业、配送单位、疾病预防控制机构和接种单位提出了追溯数据交换的具体要求，明确了交换技术、交换内容和交换格式，提出了交换安全要求。

第七节　药物警戒制度

一、药物警戒制度的发展历程

（1）1989—1999 年萌芽期

1989 年，原卫生部在中国生物制品鉴定所设立了药物警戒制度（ADR）监察中心。各省、自治区、直辖市相继成立药品不良反应监测中心。

1998 年《药品生产质量管理规范》中提出了制药企业应设立投诉与 ADR 报告制度。

（2）1999—2004 年初步发展期

1999 年 11 月，原国家药监局与原卫生部颁布了《药品不良反应监测管理办法（试行）》，标志着我国药品不良反应报告制度实施的开始。同年，国家药品不良反应监测中心成立。

2001 年，《药品管理法》修订，明确规定我国实行药品不良反应报告制度。

2002 年，各省、市、自治区建立药品不良反应监测中心。

2003 年，《药物临床试验质量管理规范》实施，推动了药物 ADR 预警机制的建立。

（3）2004—2011 年快速发展期

2004 年《药品不良反应监测管理办法》法规文件正式颁布，同年 7 月由原国家食品药品监督管理总局、药品评价中心、国家药品不良反应监测中心主办的《中国药物警戒》（*Chinese Journal of Pharmacovigilance*）杂志创刊。11 月全国药品不良反应与临床安全用药学术会议在上海召开，大会主题为"加强药物警戒，促进合理用药"。

2004 年，原卫生部和 SFDA 联合发布《药品不良反应报告和监测管理办法》，要求制药厂家、药品流通者和卫生组织必须对所有的不良反应进行监测和报告。

2007 年 11 月 29 日举行第一届中国药物警戒研讨会，我国将在现有药品不良反应监测体系基础上建立药物警戒制度。

（4）2011—2017 年稳步发展期

2011 年新修订的《药品不良反应报告和监测办法》的实施，标志着药物警戒体系进入稳步发展期。

（5）2017 年之后高速发展期

2017 年 2 月 14 日，国务院印发《十三五国家药品安全规划》的通知，指出"全面落实药物医疗器械警戒"。

2017 年 6 月，中国 CFDA 正式成为 ICH 成员国，中国医药卫生事业与世界接轨，药物警戒进入高速发展期。

2018 年 5 月 29 日，《药物警戒质量管理规范（草案）》项目顺利结题。

2019 年 12 月实施的《药品管理法》第十二条规定："国家建立药物警戒制度，对药品不良反应及其他与用药有关的有害反应进行监测、识别、评估和控制。"

二、药物警戒制度的主要内容

（一）药物警戒概念

药物警戒是与发现、评价、理解和预防不良反应或其他任何可能与药物有关问题的科学研究与活动。药物警戒不仅涉及药物的不良反应，还涉及与药物相关的其他问题，如不合格药品、药物治疗错误、缺乏有效性的报告、对没有充分科学根据而不被认可的适应证的用药、急慢性中毒的病例报告、与药物相关的病死率的评价、药物的滥用与错用、药物与化学药物、其他药物和食品的不良相互作用。

（二）药物警戒的工作内容

（1）药品安全性信息收集与报告：通过各种途径收集大家在用药过程中产生的不良反应、用药错误等信息。

（2）药物警戒科学：分析评价＋信号检测＋风险控制＋重点监测：通过大数据监测、分析药品使用过程中的风险信号，并通过各种风险管控措施提高用药安全。

（3）药物警戒培训：根据公司不同岗位制定不同的培训内容，提高药物警戒意识，丰富合理用药知识。

第八节　短缺药品清单管理制度

一、短缺药品清单管理制度的发展历程

2017 年 6 月 27 日，卫计委、发改委等 8 部门发布《关于改革完善短缺药品供应保障机制的实施意见》，改革完善短缺药品供应保障机制，更好地满足人民健康和临床合理用药需求。2019 年 12 月实施的《药品管理法》中第九十五条规定"国家实行短缺药品清单管理制度"。

二、短缺药品清单管理制度的内容

2019 年 12 月实施的《药品管理法》在第九十四、九十五、九十六、九十七条中对短缺药品有如下规定：

第九十四条　国家建立药品供求监测体系，及时收集和汇总分析短缺药品供求信息，对短缺药品实行预警，采取应对措施。

第九十五条　国家实行短缺药品清单管理制度。具体办法由国务院卫生健康主管部门会同国务院药品监督管理等部门制定。药品上市许可持有人停止生产短缺药品的，应当按照规定向国务院药品监督管理部门或者省、自治区、直辖市人民政府药品监督管理部门报告。

第九十六条　国家鼓励短缺药品的研制和生产，对临床急需的短缺药品、防治重大传

染病和罕见病等疾病的新药予以优先审评审批。

第九十七条 对短缺药品，国务院可以限制或者禁止出口。必要时，国务院有关部门可以采取组织生产、价格干预和扩大进口等措施，保障药品供应。药品上市许可持有人、药品生产企业、药品经营企业应当按照规定保障药品的生产和供应。

第九节 药品安全信息统一公布制度

一、药品安全信息统一公布制度的发展历程

2017 年 12 月，原国家食品药品监督管理总局制定了《食品药品安全监管信息公开管理办法》。2019 年 12 月实施的《药品管理法》第一百零七条规定："国家实行药品安全信息统一公布制度。国家药品安全总体情况、药品安全风险警示信息、重大药品安全事件及其调查处理信息和国务院确定需要统一公布的其他信息由国务院药品监督管理部门统一公布。药品安全风险警示信息和重大药品安全事件及其调查处理信息的影响限于特定区域的，也可以由有关省、自治区、直辖市人民政府药品监督管理部门公布。未经授权不得发布上述信息。"

二、药品安全信息统一公布制度的内容

（一）公开的范围

《食品药品安全监管信息公开管理办法》中第二章规定：

（1）食品药品监督管理部门依职责在其政府网站公开下列行政审批信息：① 食品、药品、医疗器械、化妆品审评审批服务指南、产品（配方）注册证书（批件）、标签和说明书样稿等信息；② 食品、药品、医疗器械、化妆品生产经营许可服务指南、生产经营许可证等信息；③ 保健食品、特殊医学用途配方食品、药品和医疗器械广告审查服务指南、审查结果等信息；④ 其他行政审批事项服务指南、批准文件等相关信息。

（2）食品药品监督管理部门依职责在其政府网站公开食品、药品、医疗器械、化妆品的备案日期、备案企业（产品）、备案号等备案信息。食品药品监督管理部门依职责在其政府网站公开食品、药品、医疗器械、化妆品日常监督检查和飞行检查等监督检查结果信息。

（3）食品药品监督管理部门依职责在其政府网站公开食品、药品、医疗器械、化妆品监督抽检结果中的有关被抽检单位、抽检产品名称、标示的生产单位、标示的产品生产日期或者批号及规格、检验依据、检验结果、检验单位等监督抽检信息。

（4）食品药品监督管理部门依职责在其政府网站公开食品、药品、化妆品、医疗器械的行政处罚决定的下列信息：① 行政处罚案件名称、处罚决定书文号；② 被处罚的自然人姓名、被处罚的企业或其他组织的名称、统一社会信用代码（组织机构代码、事业单位法人证书编号）、法定代表人（负责人）姓名；③ 违反法律、法规和规章的主要事实；④ 行政处罚的种类和依据；⑤ 行政处罚的履行方式和期限；⑥ 做出行政处罚决定的行政执法机关名称和日期。

（5）食品药品监督管理部门责令食品药品生产经营者召回相关食品、药品、医疗器

械、化妆品的，应当在决定作出后 24 小时内，在省级以上食品药品监督管理部门政府网站公开下列产品召回信息：① 生产经营者的名称、住所、法定代表人（主要负责人）、联系电话、电子邮箱等；② 产品名称、注册证书（批件）号、规格、生产日期或者批号等；③ 责令召回的原因、起始时间等；④ 法律、法规和规章规定的其他信息。

（6）食品药品监督管理部门统计调查取得的统计信息，依据法律法规及时公开，供社会公众查询。

（二）公开的要求

《食品药品安全监管信息公开管理办法》中第三章规定：

（1）食品药品监督管理部门主要负责人对食品药品安全监管信息公开工作负总责，建立健全监管信息公开工作机制，加快信息化建设，推进食品药品安全监管信息公开工作。没有政府网站的，应当在上级食品药品监督管理部门政府网站或者同级人民政府的政府网站公开。

（2）食品药品监督管理部门应当积极听取社会公众对食品药品安全监管信息公开工作的意见和建议。鼓励通过第三方评估、公众满意度调查等方式，了解食品药品安全监管信息公开工作的实效。

（3）食品药品监督管理部门应当建立舆情收集和回应机制。通过多种方式开展食品药品安全监管信息公开的政策解读，及时回应社会关注。

（4）食品药品监督管理部门应当自行政许可、行政处罚等行政决定送达之日起 7 个工作日内，在政府网站公开其信息。因特殊情形需要延长期限的，经本部门负责人批准，可以延长至 20 个工作日。法律、法规和规章另有规定的，从其规定。

第十节　基本药物制度

2009 年 8 月 18 日，国家发改委、原卫生部等 9 部委发布了《关于建立国家基本药物制度的实施意见》，这标志着我国建立国家基本药物制度工作正式实施。此外，9 部委还同时发布了《国家基本药物目录管理办法（暂行）》，2015 年 2 月对之进行修订。2019 年 12 月《药品管理法》第九十三条规定："国家实行基本药物制度，遴选适当数量的基本药物品种，加强组织生产和储备，提高基本药物的供给能力，满足疾病防治基本用药需求"。

思考题

1. 简述我国药品分类制度对企业的主要规定内容。
2. 简述处方药转换评价非处方药的申请范围。
3. 简述药品召回的责任主体。
4. 简述药品召回的主要程序。
5. 列举药品质量公告不当的补救措施。

参考文献

［1］邵蓉.中国药事法理论与实务［M］.北京：中国医药科技出版社，2010.

［2］杨世民.药事管理学［M］.3版.北京：中国医药科技出版社，2008.

［3］孟锐.药事管理学［M］.2版.北京：科学出版社，2009.

［4］杨世民，丁勇.药事管理与法规［M］.北京：人民卫生出版社，2009.

［5］宿凌.药事管理与法规［M］.北京：中国医药科技出版社，2008.

［6］谢金洲.药品不良反应与监测［M］.北京：中国医药科技出版社，2004.

［7］邦樱花，夏伟.论藏药的商业秘密保护［J］.南方论刊，2007（10）：18-19.

［8］唐镜波.我国不合理用药的现状及对策［J］.中华儿科杂志，2002，40（8）：449-450.

［9］崔怡.药品利益论衡——2005药品数据保护国际研讨会综述［J］.WTO经济导刊，2005（4）：46-50.

［10］邵明立.保障公众用药安全，促进药品的可获得性［J］.中国药事，2005（8）：451-456.

［11］丁静，梁毅.我国农村药品消费问题的分析和管理对策的研究［J］.上海医药，2006（5）：200-203.

［12］王瑞莲.新药临床研究实用手册：设计、执行和分析［M］.北京：化学工业出版社，2003.

［13］梁毅.GMP教程［M］.北京：中国医药科技出版社，2003.

［14］马凤余，张琳琳.药事管理学［M］.西安：第四军医大学出版社，2007.

［15］黄泰康.现代药事管理学［M］.北京：中国医药科技出版社，2004.

［16］邵瑞琪.药事管理学［M］.北京：人民卫生出版社，2007.

［17］宋晓亭.中医药知识产权保护指南［M］.北京：知识产权出版社，2008.

［18］孙东雅.医药数据知识产权法律保护［J］.人民司法，2005（7）：57-58.